3/19

D1459672

ADICTO
AL PAN

DESCUBRE LOS SECRETOS
MÁS OSCUROS DEL TRIGO

WILLIAM DAVIS, MD

ADICTO
AL PAN

AGUILAR

Adicto al pan
Descubre los secretos más oscuros del trigo

Primera edición: julio de 2014
Primera reimpresión: marzo de 2015
Segunda reimpresión: mayo de 2015

D. R. © 2014, William Davis

Título original: *Wheat Belly*, publicado en inglés por Rodale, Inc.
Nueva York

D. R. © 2015, derechos de edición mundiales en lengua castellana:
    Penguin Random House Grupo Editorial, S. A. de C. V.
    Blvd. Miguel de Cervantes Saavedra núm. 301, 1er piso,
    colonia Granada, delegación Miguel Hidalgo, C. P. 11520,
    México, D. F.

www.megustaleer.com.mx

Diseño de cubierta: Amy C. King
Fotografías de cubierta: Getty Images
Fotografía del autor: Dawn Davis
Traducción: María Andrea Giovine

Comentarios sobre la edición y el contenido de este libro a:
megustaleer@penguinrandomhouse.com

ISBN 978-607-113-327-4

Impreso en México/*Printed in Mexico*

Para Dawn, Bill, Lauren y Jacob,
mis compañeros en este viaje sin trigo.

ÍNDICE

INTRODUCCIÓN

S
i hojeas los álbumes de fotos de padres o abuelos, es probable que te sorprenda lo *delgado* que se ve todo mundo. Las mujeres probablemente usaban vestidos talla cuatro y los hombres eran 32 de cintura. El sobrepeso se medía con unos cuantos kilos; la obesidad era poco común. ¿Niños con sobrepeso? Casi nunca. ¿Cinturas talla 42? Aquí no. ¿Adolescentes de noventa kilos? Claro que no.

¿Por qué las June Cleaver de los cincuenta y sesenta, las amas de casa que no trabajaban, así como otras personas de esa época eran mucho más delgadas que las personas que vemos ahora en la playa, en el centro comercial o en nuestro propio espejo? Mientras en aquella época las mujeres por lo general pesaban de 45 a 52 kilos y los hombres de 68 a 74, hoy cargamos con 20, 30 o hasta 90 *más*.

Las mujeres de ese mundo no hacían mucho ejercicio que digamos. (Se consideraba indecoroso, como tener pensamientos impuros en la iglesia.) ¿Cuántas veces viste a tu mamá ponerse sus tenis para salir a correr cinco kilómetros? Para mi mamá, hacer ejercicio era aspirar las escaleras. En la actualidad, cuando hace bonito día, salgo y veo docenas de mujeres corriendo, caminando, andando en bicicleta… algo que prácticamente *nunca* veíamos hace 40 o 50 años. Y, no obstante, engordamos más y más cada año.

Mi esposa es triatleta y entrenadora de triatlones, así que cada año veo varias de esas competencias deportivas. Los triatletas entrenan intensamente durante meses o años antes de nadar de 1 a 5 kilómteros en aguas abiertas, recorrer en bicicleta de 90 a 180, para terminar corriendo de 20 a 40. El simple hecho de terminar una carrera es una hazaña, dado que requiere varios miles de calorías y una resistencia espectacular. La mayoría de los triatletas tiene hábitos alimenticios bastante saludables.

Entonces, ¿por qué una tercera parte de esos hombres y mujeres disciplinados tiene sobrepeso? Yo les doy todavía más crédito por tener que cargar esos 13, 18 o 22 kilos de más. Pero, con ese nivel extremo de actividad constante y con un programa de entrenamiento demandante, ¿cómo es que tienen sobrepeso?

Si seguimos la lógica convencional, los triatletas con sobrepeso necesitan *hacer más ejercicio* o *comer menos* para bajar de peso. Creo que es una idea francamente ridícula. En este libro argumento que el problema con la dieta de la mayoría de los norteamericanos no es la grasa y el azúcar ni el surgimiento del Internet y el fin del estilo de vida agrario. Es el *trigo*... o lo que nos quieren hacer pasar por "trigo".

Verás que lo que comemos, inteligentemente disfrazado de un muffin integral o una chapata de cebolla, en realidad no es trigo en lo más mínimo, sino el producto transformado de investigaciones genéticas realizadas durante la última mitad del siglo xx. El trigo moderno es verdadero en la misma medida en que un chimpancé se aproxima a un ser humano. Aunque nuestros peludos parientes primates comparten 99% del total de genes en los seres humanos, con brazos más largos, el cuerpo cubierto de pelo y menos probabilidades de ganar el premio mayor en Jeopardy, confío en que de inmediato identificas la diferencia que representa ese uno por ciento. En comparación con su ancestro de hace apenas 40 años, el trigo moderno ni siquiera está tan cerca.

Creo que el aumento en el consumo de granos —o, más precisamente, el aumento en el consumo de esa cosa genéticamente modificada llamada trigo moderno— explica el contraste entre las personas sedentarias más delgadas de los años cincuenta y las personas con sobrepeso del siglo xx, incluidos los triatletas.

Reconozco que declarar que el trigo es un alimento maligno es como decir que Ronald Reagan era comunista. Puede sonar absurdo, incluso poco patriótico, degradar un alimento básico emblemático al estatus de riesgo de salud pública. Sin embargo, defenderé la idea de que el grano más popular del mundo es también el ingrediente más destructivo de nuestras dietas.

Algunos efectos peculiares documentados del trigo en los seres humanos incluyen estimulación del apetito, exposición a *exorfinas* activas en el cerebro (la contraparte de las endorfinas generadas internamente), incrementos exagerados en el nivel de azúcar en la sangre que detonan ciclos de saciedad alternados con aumento en el apetito, el proceso de *glicación* que subyace a las enfermedades y el envejecimiento, efectos inflamatorios y en el pH que erosionan cartílagos y dañan huesos, así como activación de respuestas inmunológicas alteradas. Un rango complejo de enfermedades resultan del consumo de trigo, desde enfermedad celíaca —devastadora enfermedad intestinal que se desarrolla a partir de la exposición al gluten del trigo— hasta una amplia variedad de trastornos neurológicos, diabetes, enfermedades cardiacas, artritis, erupciones extrañas y delirios paralizantes de la esquizofrenia.

Si eso que llamamos trigo es un problema tan grave, dejarlo de lado debería producir beneficios enormes e inesperados. Y, de hecho, así es. Como cardiólogo que trata a miles de pacientes con riesgo de padecer enfermedades cardiacas, diabetes y miles de efectos destructivos de la obesidad, personalmente he visto cómo *se desvanecieron* las panzas que se desbordaban por encima del cinturón, cuando mis pacientes eliminaron el trigo de su dieta, bajando 9, 13 o 22 kilos sólo en los primeros meses. Una pérdida de peso rápida y sin esfuerzo por lo general trae consigo beneficios para la salud que aún me sorprenden después de haber presenciado este fenómeno miles de veces.

He visto cambios radicales en la salud, como en el caso de la mujer de 38 años con colitis ulcerativa que estaba por enfrentar una extirpación de colon y *se curó* al eliminar el trigo y conservó su colon intacto. O el del hombre de 26 años, incapacitado y sin poder caminar a causa del dolor de las articulaciones, que experimentó un alivio total y volvió a caminar y correr libremente después de quitar de su menú al trigo.

Por extraordinarios que parezcan esos resultados, muchas investigaciones científicas implican que el trigo es la raíz de esas enfermedades e indican que eliminarlo reduce o alivia los síntomas por completo. Verás que, sin quererlo, hemos intercambiado conveniencia, abundancia y bajos costos para la salud por panzas de trigo, muslos abultados y enormes papadas. Muchos de mis argumentos en los siguientes capítulos han sido demostrados en estudios científicos disponibles para todos. Resulta increíble que muchas de las lecciones que he aprendido fueron demostradas en estudios realizados *hace décadas*; pero, de alguna manera, nunca llegaron a la superficie de la conciencia médica o pública. Yo simplemente sumé dos más dos para sacar algunas conclusiones que tal vez te sorprendan.

No es tu culpa

En la película *Good Will Hunting* (conocida en español como *En busca del destino* o *Mente indomable*), el personaje de Matt Damon, quien posee un genio poco común pero alberga los demonios del abuso que vivió en el pasado, rompe en llanto cuando el psicólogo Sean Maguire (Robin Williams) repite una y otra vez "no es tu culpa".

De manera similar, muchas personas afectadas por una fea pancita de trigo nos culpamos: demasiadas calorías, poco ejercicio, muy poca mesura. Sin embargo, es más preciso decir que el consejo que hemos seguido de comer "más granos enteros" nos ha restado control sobre nuestro apetito y nuestros impulsos, haciéndonos gordos y poco saludables, a pesar de nuestros mejores esfuerzos y buenas intenciones.

Yo comparo el consejo ampliamente aceptado de comer granos enteros con decirle a un alcohólico que, si una copa o dos no hacen daño, nueve o diez podrían ser aún mejores. Tomar ese consejo tiene repercusiones desastrosas para la salud.

No es tu culpa.

Si andas por ahí cargando una panza de trigo protuberante e incómoda, si te esfuerzas, sin éxito, por entrar en los *jeans* del año pasado y le aseguras a tu médico que no has comido mal, pero sigues con sobrepeso, prediabetes, presión y colesterol altos o intentas desesperadamente ocultar un par de humillantes senos masculinos, piensa en decirle adiós al trigo.

Elimina el trigo, elimina el problema.

¿Qué tienes que perder excepto tu pancita de trigo, tus senos masculinos y tu trasero con forma de bagel?

PARTE UNO

TRIGO: EL GRANO ENTERO *NO* SALUDABLE

CAPÍTULO 1

¿*Cuál* panza?

Los médicos científicos dan la bienvenida a la creación de una hogaza de pan elaborada conforme a la mejor evidencia científica... Un producto así se puede incluir en la dieta de enfermos y sanos, si se entiende claramente el efecto que puede tener en la digestión y el crecimiento.

DOCTOR MORRIS FISHBEIN
Editor del *Diario de la Asociación Médica Americana*, 1932.

En siglos pasados, una panza prominente era exclusiva de privilegiados, señal de riqueza y éxito, símbolo de no tener que limpiar tus propios establos ni arar tu propia tierra. En este siglo, no debes arar tu propia tierra. Hoy, la obesidad se ha democratizado: *Todo mundo* puede tener una panza grande. Tu papá llamaba a su rudimentario equivalente de mediados del siglo xx panza cervecera o panza chelera. Sin embargo, ¿qué hacen con una panza cervecera las amas de casa, los niños y la mitad de nuestros amigos y vecinos que no toman cerveza?

Yo la llamo panza de trigo, aunque igual hubiera podido llamar a esta enfermedad "cerebro de pretzel", "intestino de bagel" o "cara de galleta", ya que no hay ningún órgano que no se vea afectado por el trigo. Sin embargo, su impacto en la talla de nuestra cintura es la característica más visible y definitoria, una expresión

19

externa de las grotescas distorsiones que los seres humanos experimentamos al consumir este grano.

Una panza de trigo representa la acumulación de grasa durante años de consumir alimentos que detonan la insulina, la hormona del almacenamiento de la grasa. Aunque algunas personas almacenan grasa en nalgas y muslos, la mayoría la acumula alrededor de la cintura. Esta grasa "central" o "visceral" es única: a diferencia de la grasa en otras áreas del cuerpo, provoca fenómenos inflamatorios, distorsiona las respuestas de la insulina y libera señales metabólicas anormales al resto del cuerpo. En el hombre con panza de trigo no deseada, la grasa visceral también produce estrógenos, lo que ocasiona "senos masculinos".

Sin embargo, las consecuencias de su consumo no sólo se manifiestan en la superficie del cuerpo; el trigo también llega prácticamente a todos los órganos, desde intestinos, hígado, corazón y glándula tiroidea hasta el cerebro. De hecho, casi no hay ningún órgano que *no* sea afectado por el trigo de alguna forma potencialmente dañina.

Jadear y sudar en el área del corazón

Me dedico a la cardiología preventiva en Milwaukee. Como muchas otras ciudades del Medio Oeste, es un buen lugar para vivir y formar una familia. Los servicios de la ciudad funcionan bastante bien, las bibliotecas son de primera, mis hijos asisten a escuelas públicas de calidad y la población es apenas lo bastante grande para contar con los sucesos culturales de una gran ciudad, como una sinfónica y un museo de arte excelentes. Las personas que viven aquí son bastante amistosas. Pero… están *gordas*.

Y no quiero decir un poco gordas. Quiero decir muy, muy gordas. Me refiero al tipo que jadea y suda después de subir un piso de escaleras. Me refiero a mujeres de 18 años que pesan 108 kilos, a camionetas superinclinadas hacia el lado del conductor, sillas de ruedas del doble de ancho; a equipo de hospitales incapaz de atender a pacientes que inclinan la balanza a 158 kilos o más.

(No sólo no caben en el escáner para tomografía computarizada ni en ningún otro aparato para diagnóstico, y aunque cupieran, no *verías* nada. Es como determinar si la imagen en el agua turbia del océano es un delfín o un tiburón.)

En tiempos lejanos, un individuo que pesara 100 kilos o más era una rareza; hoy, encontrar casos así entre hombres y mujeres que caminan en el centro comercial es tan común como encontrar *jeans* en Gap. Las personas jubiladas tienen sobrepeso u obesidad, al igual que adultos de mediana edad o jóvenes, adolescentes y hasta niños. Los oficinistas son gordos, los obreros son gordos. Las personas sedentarias son gordas y también los atletas. Los blancos son gordos, los negros son gordos, los latinos son gordos, los asiáticos son gordos. Los carnívoros son gordos, los vegetarianos son gordos. Los norteamericanos padecen obesidad en una escala nunca antes vista en la experiencia humana. Ningún grupo demográfico escapa a la crisis del aumento de peso.

Pregúntale al USDA o a la Oficina del Cirujano General y te dirán que los norteamericanos están gordos porque beben demasiados refrescos, comen demasiadas papas fritas, ingieren demasiada cerveza y no hacen suficiente ejercicio. Y esas cosas pueden ser ciertas. Pero no es la historia completa.

De hecho, muchas personas con sobrepeso son bastante conscientes en términos de salud. Pregúntale a cualquiera que pese más de 100 kilos: ¿qué originó un aumento de peso tan increíble? Te sorprendería cuántos *no* dicen: "Tomo Big Gulps, como Pop Tarts y veo televisión todo el día". La mayoría dirá algo como: "No lo entiendo. Hago ejercicio cinco veces al día. He reducido la grasa y he aumentado los granos enteros. No obstante, ¡parece no dejo de engordar!"

¿Cómo llegamos aquí?

La tendencia nacional de reducir el consumo de grasa y colesterol, y aumentar las calorías provenientes de los carbohidratos ha creado una situación peculiar en que los productos hechos de trigo no sólo aumentan su presencia en nuestras dietas, sino que han llegado a *dominarlas.* Para la mayoría de los norteamericanos, cada comida y cada refrigerio contienen alimentos hechos con harina de trigo. Puede ser el plato principal, puede ser la guarnición, puede ser el postre… y probablemente son *todos* los anteriores.

El trigo se ha convertido en un ícono nacional de salud: "Come más granos enteros saludables", nos dicen, y la industria alimenticia se sumó gustosa, creando versiones "saludables para el corazón" de nuestros productos favoritos retacados de granos enteros.

La triste verdad es que la proliferación de productos de trigo en la dieta norteamericana es proporcional al ensanchamiento de nuestra cintura. El consejo de reducir grasa y colesterol y reemplazar las calorías con granos enteros que dio en 1985 el Instituto Nacional del Corazón, los Pulmones y la Sangre mediante su Programa Nacional de Educación sobre el Colesterol, coincide perfectamente con el inicio de un ascenso notable en el peso de hombres y mujeres. Irónicamente, 1985 marca también el año en que los Centros para el Control y la Prevención de Enfermedades (CDC, por sus siglas en inglés) comenzaron a elaborar estadísticas de peso corporal, documentando ordenadamente la explosión de la obesidad y la diabetes en ese año en particular.

De todos los granos de la dieta humana, ¿por qué ensañarse sólo con el trigo? Porque el trigo, con un margen considerable, es la fuente dominante de proteína de gluten en la dieta de los seres humanos. A menos que seas Euell Gibbons, la mayoría de las personas no comen mucho centeno, cebada, espelta, triticale, bulgur, kamut, ni ningunas otras fuentes menos comunes de gluten; el consumo de trigo eclipsa el de otros granos que contienen gluten por más de cien a uno. También tiene atributos únicos que otros granos no tienen y lo hacen especialmente nocivo para nuestra salud, de lo cual hablaré en capítulos posteriores. Sin embargo, me enfoco en el trigo porque, en la gran mayoría de las dietas norteamericanas, la exposición al gluten se puede considerar sinónimo de exposición al trigo. Por esa razón, con frecuencia uso el trigo para referirme a todos los granos que contienen gluten.

El impacto para la salud del *Triticum aestivum*, pan de trigo común, y sus amigos genéticos tiene un espectro muy amplio, con efectos curiosos de la boca al ano, del cerebro al páncreas, del ama de casa apalache al ejecutivo de Wall Street.

Si suena loco, dame un voto de confianza. Hago estas afirmaciones con una conciencia clara: sin trigo.

Granos malvados

Como la mayoría de los niños de mi generación —nací a mediados del siglo xx y crecí con pan Wonder y Devil Dogs— tengo una larga y estrecha relación con el trigo. Mis hermanas y yo éramos verdaderos conocedores de cereales para el desayuno, hacíamos nuestras propias mezclas individuales de Trix, Lucky Charms y Froot Loops y nos tomábamos felices la leche dulce y de colores pastel que quedaba en el fondo del tazón. Por supuesto, la "gran experiencia norteamericana de los alimentos procesados" no terminaba en el desayuno. De refrigerio, mi mamá por lo general nos mandaba sándwiches de mantequilla de cacahuate o salchicha, preludio a pastellitos Ho Ho y Scooter Pies envueltos en celofán. A veces, también incluía unas cuantas galletas Oreo o Vienna Fingers. En la cena, nos encantaba comer frente a la televisión comidas que venían empacadas en su propio plato de aluminio, lo cual nos permitía consumir nuestro pollo empanizado, panque de elote y tarta de manzana mientras veíamos el programa *Get Smart*.

En mi primer año de licenciatura, armado con un pase que me permitía comer todo lo que quería en el comedor universitario, me embutía waffles y hot cakes para el desayuno, *fettuccine* Alfredo para el almuerzo, pasta con pan italiano para la cena. ¿Un muffin de semilla de amapola o un bizcocho de postre? ¡Faltaba más! No sólo gané una llanta considerable alrededor de la cintura a los 19, sino que me sentía exhausto todo el tiempo. Durante los siguientes 20 años, combatí ese efecto bebiendo galones de café, luchando por sacudirme el constante estupor que persistía sin importar cuántas horas durmiera todas las noches.

23

No obstante, no registré nada de esto hasta que vi una foto que me tomó mi esposa mientras estábamos de vacaciones con los niños, que entonces tenían ocho y cuatro años, en la Isla Marco en Florida. Era 1999.

En la foto, estaba dormido en la arena, con mi flácido abdomen desparramado a ambos lados y la papada recargada sobre mis flácidos brazos cruzados.

En ese momento realmente me pegó: no sólo tenía unos cuantos kilos de más, sino trece kilos de peso acumuladas alrededor de la cintura. ¿Qué debían pensar mis pacientes cuando les aconsejaba ponerse a dieta? No era mejor que los médicos de los sesenta que fumaban Marlboro mientras aconsejaban a sus pacientes que tuvieran una vida saludable.

¿Por qué tenía esos kilos extra alrededor de la cintura? Después de todo, corría de ocho a dieciséis kilómetros todos los días, llevaba una dieta razonable, balanceada, que no incluía cantidades excesivas de carne ni de grasas, evitaba la comida chatarra y comer entre comidas, y me concentraba en los granos enteros saludables. ¿Qué estaba pasando?

Claro, tenía mis sospechas. No podía evitar darme cuenta de que, en los días que desayunaba pan tostado, waffles o bagles, pasaba varias horas con somnolencia y letargo. Sin embargo, si me comía un omelet con tres huevos y queso, me sentía bien. No obstante, análisis de laboratorio básicos me pararon en seco. Triglicéridos: 350 mg/dl; colesterol HDL ("bueno"): 27 mg/dl. Y tenía diabetes, con un nivel de azúcar en la sangre en ayuno de 161 mg/dl. Corría todos los días, ¿pero tenía sobrepeso y diabetes? Algo debía estar muy mal en mi dieta. De todos los cambios hechos en mi alimentación en nombre de la salud, aumentar mi consumo de granos enteros saludables fue el más significativo. ¿Quizá los granos en realidad me estaban haciendo engordar?

Ese momento de flácida epifanía representó el inicio de un viaje que me llevó a seguir el rastro de las migajas que dejaron el sobrepeso y todos los problemas de salud que éste trae consigo.

Sin embargo, cuando observé efectos aún mayores en una escala superior a mi experiencia personal me convencí de que ocurría algo interesante.

Lecciones de un experimento sin trigo

Un hecho interesante: el pan de trigo entero (índice glucémico 72) eleva el azúcar de la sangre tanto o *más* que el azúcar de mesa o la sacarosa (índice glucémico 59). (La glucosa eleva el azúcar de la sangre a 100, de ahí que su índice glucémico sea 100. La medida en que un alimento eleva el azúcar de la sangre en relación con la glucosa determina el índice glucémico de ese alimento). Así es que, cuando estaba creando una estrategia para ayudar a mis pacientes con sobrepeso y propensión a la diabetes a reducir el azúcar de la sangre de una manera más eficaz, me pareció lógico que la manera más rápida y simple de obtener resultados sería eliminar los alimentos que ocasionaban una elevación más profunda del azúcar: en otras palabras, no el azúcar, sino el trigo. Elaboré un manual sencillo sobre cómo reemplazar alimentos basados en trigo con otros alimentos naturales de bajo índice glucémico para crear una dieta saludable.

Después de tres meses, mis pacientes regresaban para seguir adelante con la tarea. Como había previsto, con pocas excepciones, el azúcar de la sangre (glucosa) había bajado de un rango diabético (126 mg/dl o más) a un rango normal. Sí, los diabéticos se volvieron *no* diabéticos. Así es: la diabetes en muchos casos se puede curar —y no nada más controlar—, si se eliminan de la dieta los carbohidratos, en especial el trigo. Muchos de mis pacientes también bajaron 13 y hasta 18 kilos.

Sin embargo, lo que *no* esperaba fue lo que me dejó asombrado.

Reportaron que las agruras desaparecieron igual que los retortijones y la diarrea cíclicos del síndrome del intestino irritable. Su energía había mejorado, estaban más concentrados, dormían más profundamente. Las erupciones desaparecieron, incluso las padecidas durante años. Los dolores de artritis reumatoide habían mejorado o desaparecido, lo cual les permitió reducir, o incluso eliminar, los desagradables medicamentos para combatirlos. Los síntomas de asma mejoraron o se resolvieron por completo, lo cual permitió a muchos de ellos desechar sus inhaladores. Los atletas reportaron un desempeño más consistente.

Más delgados. Con más energía. Con más claridad de pensamiento. Intestinos, articulaciones y pulmones más sanos. Una y otra vez. Obviamente esos resultados eran razón suficiente para renunciar al trigo.

Lo que terminó por convencerme fueron los muchos ejemplos en que las personas eliminaban el trigo y luego se permitían algún antojo con trigo: un par de pretzels, un canapé en un coctel. En minutos, muchos experimentaban diarrea, hinchazón y dolor en las articulaciones o dificultad para respirar. Retomarlo, eliminarlo, el fenómeno se volvía a repetir.

Lo que comenzó como un simple experimento para reducir el azúcar de la sangre se convirtió en un análisis de múltiples enfermedades y en una pérdida de peso que aún hoy me sorprende.

Una trigoectomía radical

Para muchos, la idea de quitar el trigo de su dieta, por lo menos en términos psicológicos, es tan dolorosa como pensar en una endodoncia sin anestesia. Para algunos, el proceso puede tener efectos adversos incómodos similares a dejar el cigarro o el alcohol. Sin embargo, este procedimiento *debe* realizarse para que el paciente se recupere.

Adicto al pan explora la propuesta de que los problemas de salud de los norteamericanos, desde fatiga hasta artritis, afecciones gastrointestinales y obesidad, se originan con el inocente muffin de salvado o el bagel de canela y pasas que te comes con tu café todas las mañanas.

La buena noticia: hay cura para esta enfermedad llamada panza de trigo… o, si lo prefieres, cerebro de pretzel, intestino de bagel o cara de galleta.

La conclusión: eliminar este alimento, que ha formado parte de la cultura humana durante más siglos de los que Larry King ha estado al aire, te hará más atractivo, más rápido y más feliz. Bajar de peso, en particular, se puede llevar a cabo a un ritmo que no creías posible. Y puedes perder selectivamente la grasa más visible, que se opone a la insulina, genera diabetes e inflamaciones y te avergüenza: la grasa abdominal. Es un proceso que se realiza sin pasar hambre ni privaciones, con un amplio espectro de beneficios para la salud.

Entonces, ¿por qué eliminar el trigo en vez de, digamos, el azúcar o todos los granos en general? El siguiente capítulo explicará por qué el trigo es único entre los granos modernos en su capacidad de convertirse rápidamente en azúcar en la sangre. Además, tiene una conformación genética poco entendida y no ha sido lo suficientemente estudiada, así como propiedades adictivas que nos hacen comer en exceso todavía *más*; se ha relacionado con decenas de padecimientos debilitantes más allá de los asociados con el sobrepeso y ha infiltrado todos los aspectos de nuestra dieta. Claro, reducir el azúcar refinada es buena idea, dado que aporta poco o ningún beneficio nutricional y además tendrá un impacto negativo en el azúcar de tu sangre. Sin embargo, la cereza del pastel es que eliminar el trigo es el paso más fácil y efectivo para proteger tu salud y adelgazar tu cintura.

CAPÍTULO 2

NO SON LOS MUFFINS QUE HACÍA TU ABUELA: LA CREACIÓN DEL TRIGO MODERNO

Es tan bueno como el buen pan.

MIGUEL DE CERVANTES, *Don Quijote*

El trigo, más que cualquier otro alimento (incluyendo azúcar, grasa y sal), está entramado en la tela de la experiencia de la comida norteamericana, tendencia que comenzó antes de que Ozzie conociera a Harriet. Se ha convertido en una parte tan ubicua de la dieta norteamericana de tantas maneras que parece esencial para nuestro estilo de vida. ¿Qué sería un plato de huevos sin pan tostado, el almuerzo sin sándwiches, la cerveza sin pretzels, los días de campo sin pan de hot dogs, los dips sin galletas, el hummus sin pan pita, el salmón ahumado sin bagels, el pan de manzana sin corteza?

Si es martes, debe ser trigo

Una vez medí la longitud del pasillo del pan en el supermercado local: 20 metros.

Eso representa 20 metros de pan blanco, de trigo entero, multigrano, de siete granos, de centeno, negro, de masa fermentada, italiano, francés, palitos de pan, bagels blancos, de pasas, de queso, de ajo, pan de avena, de linaza, de pita, bollos, rollos de Kaiser, pan de semilla de amapola, bollos para hamburguesas y catorce variedades de pan para hot dogs. Eso sin contar la panadería y los 12 metros adicionales de anaqueles repletos de productos de trigo "artesanales".

Y además está el pasillo de las botanas, con aproximadamente 40 marcas de galletas y 27 de pretzels. El pasillo de ingredientes para hornear tiene pan molido y crutones. La zona de lácteos docenas de esos tubos que abres para hornear roles, brioches y cuernitos.

Los cereales para el desayuno son un mundo en sí mismos y por lo general disfrutan del monopolio de un pasillo completo del supermercado, de arriba abajo de los anaqueles.

Hay casi un pasillo completo dedicado a cajas y bolsas de pasta y fideos: espagueti, lasaña, plumas, coditos, conchas, pasta de trigo entero, de espinacas, de jitomate, fideos de huevo, desde cuscús de granos diminutos hasta láminas de pasta de tres pulgadas de grosor.

¿Y qué hay de los alimentos congelados? El congelador tiene cientos de fideos, pastas y guarniciones que contienen trigo para acompañar un pastel de carne y un filete al punto.

De hecho, aparte del pasillo de detergentes y jabones, prácticamente no hay anaquel que *no* contenga productos con trigo. ¿Puedes culpar a los norteamericanos si han permitido que este grano domine su dieta? Después de todo, está prácticamente en todos los alimentos.

El trigo como cosecha ha tenido éxito a una escala sin precedentes, superada sólo por el maíz en términos de hectáreas de tierra cultivada. Está, por mucho, entre los granos más consumidos de la tierra y constituye 20 por ciento del total de calorías que se consumen.

Y el trigo ha sido un éxito financiero innegable. ¿De qué otras muchas maneras un productor puede transformar el valor de cinco centavos de materia prima en 3.99 dólares de producto deslumbrante y atractivo para el consumidor, adicionado con recomendaciones de la Asociación Americana del Corazón? En la mayoría de los casos, el costo de publicitar estos productos excede el de los ingredientes mismos.

Los alimentos para el desayuno, la comida, la cena y los refrigerios elaborados parcial o totalmente de trigo se han convertido en la regla. De hecho, una dieta así haría felices al USDA, el Consejo de Granos Enteros, el Consejo del Trigo Entero, la Asociación Americana de Dietética, la Asociación Americana de Diabetes y la Asociación Americana del Corazón, sabiendo que su mensaje de comer más "granos enteros saludables" ha ganado numerosos y entusiastas seguidores.

Entonces, ¿por qué esta planta aparentemente benigna que alimentó a generaciones de seres humanos de repente se volvió contra nosotros? Por un lado, no es el mismo grano que nuestros antepasados ponían en su pan de cada día. El trigo evolucionó de manera natural sólo hasta cierto punto durante siglos, pero ha cambiado drásticamente en los últimos 50 años bajo la influencia de los científicos agrícolas. Las cepas de trigo han sido hibridadas, cruzadas e introgresadas para lograr que la planta de trigo sea resistente a las condiciones del medio ambiente, como sequías o patógenos, como los hongos. Pero, más que nada, los cambios genéticos han sido realizados para incrementar la *cantidad de cosecha por hectárea*. La cosecha promedio de una granja norteamericana es más de diez veces mayor que las de las granjas de hace un siglo. Esos enormes incrementos en la cosecha han requerido cambios drásticos en el código genético, incluyendo la reducción de las orgullosas "olas ámbar de grano" de antaño por la producción actual de trigo "enano" de 45 centímetros de alto. Cambios genéticos tan fundamentales como ésos, como verás, han costado caro.

Incluso en las pocas décadas desde que nuestros abuelos sobrevivieron a la Prohibición y bailaban el Big Apple, el trigo ha pasado por incontables transformaciones. A medida que la genética ha progresado en los últimos 50 años, permitiendo la intervención humana a una escala mucho más rápida que la lenta influencia de reproducción de la naturaleza en ciclos anuales, el ritmo del cambio ha aumentado de manera exponencial. La columna vertebral genética de tu muffin de semilla de amapola de alta tecnología ha llegado a su condición actual mediante un proceso de aceleración evolutiva que nos hace ver como *Homo habilis* atrapados en algún punto de los inicios del Pleistoceno.

Del potaje natural a los agujeros de dona

"Danos hoy nuestro pan de cada día."

Está en la Biblia. En el Deuteronomio, Moisés describe la tierra prometida como "una tierra de trigo, cebada y viñedos". El pan es fundamental para el ritual religioso. Los judíos celebran la Pascua con pan ácimo para conmemorar la huida de los judíos de Egipto. Los cristianos consumen hostias que representan el cuerpo de Cristo. Los musulmanes consideran que el pan sin levadura llamado *naan* es sagrado e insisten en que hay que almacenarlo hacia arriba y nunca debe ser tirado en público. En la Biblia, el pan es una metáfora de una cosecha abundante, de un tiempo de plenitud, de estar libre de morir de hambre, incluso de salvación.

¿No partimos el pan con amigos y familiares? ¿No es algo nuevo y maravilloso "lo mejor desde el pan en rebanadas"? "Quitarle el pan de la boca a alguien" es privar a esa persona de una necesidad fundamental. El pan es un alimento básico casi universal: *chapati* en India, *tsoureki* en Grecia, *pita* en Medio Oriente, *aebleskiver* en Dinamarca, *naan bya* para desayuno en Myanmar, donas glaseadas en cualquier momento del día en Estados Unidos.

La idea de que un alimento tan fundamental y tan profundamente engranado en la experiencia humana pueda ser malo para nosotros es perturbadora y va en contra de visiones culturales sostenidas durante mucho tiempo sobre el trigo y el pan. Sin embargo, el pan actual se parece muy poco a las hogazas que salían de los hornos de nuestros antepasados. El trigo ha cambiado de la misma manera en que un Cabernet Sauvignon moderno de Napa está muy lejos del tosco fermento del siglo IV a. C. de los vinicultores de Georgia que enterraron urnas de vino en túmulos bajo tierra. El pan y otros alimentos hechos de trigo han alimentado a los seres humanos durante siglos, pero el trigo de nuestros ancestros no es igual al moderno que llega a tu desayuno, comida o cena. De las cepas originales de pasto silvestre que cosechaban los primeros seres humanos, el trigo ha aumentado de manera exponencial a más de 25 000 variedades y todas ellas prácticamente son resultado de la intervención humana.

En la decadencia del Pleistoceno, alrededor del 8 500 a. C., milenios antes de que ningún cristiano, judío o musulmán caminara sobre la Tierra, antes de los imperios egipcios, griegos y romanos, los natufianos llevaban una vida seminómada a lo largo del Fértil Creciente (actualmente Siria, Jordán, Líbano, Israel e Irak) y complementaban la caza y la recolección con la cosecha de plantas regionales. Ellos cosechaban el ancestro del trigo moderno, el einkorn, en campos que florecían de manera silvestre en llanuras abiertas. Comidas compuestas por gacela, jabalí, aves silvestres y cabras montesas eran acompañadas con platos de granos y frutas que crecían de manera natural. Reliquias como las excavadas en el asentamiento de Tell Abu Hureyra, en lo que ahora es la zona central de Siria, sugieren el uso hábil de herramientas como hoces y morteros para cosechar y moler granos, así como pozos de almacenamiento para guardar la comida cosechada. Se han encontrado restos de trigo en excavaciones arqueológicas como Tell Aswad, en Jericó; Nahal Hemar, en Navali Cori y otros lugares. El trigo se molía a mano y luego se comía como potaje. El concepto moderno de pan con levadura aparecería muchos miles de años después.

Los natufianos cosechaban trigo einkorn silvestre y es probable que intencionalmente almacenaran semillas para sembrarlas en áreas de su elección la siguiente estación. El trigo einkorn se convirtió en componente esencial de la dieta de los natufianos, reduciendo la necesidad de cazar y recolectar. El cambio de cosechar granos silvestres a cultivarlos fue fundamental y dio forma al comportamiento migratorio subsecuente, así como al desarrollo de herramientas, lengua y cultura. Marcó el inicio de la agricultura, un estilo de vida que requería un compromiso a largo plazo de establecerse en un sitio más o menos permanente, un parteaguas en el curso de la civilización humana. Sembrar granos y otros alimentos generó un excedente de comida que dio origen a la especialización ocupacional, el gobierno y todos los elementos relacionados con la cultura (mientras que, en contraste, la *ausencia* de agricultura detuvo el desarrollo cultural en algo similar a la vida neolítica).

Durante más de los 10 000 años en que el trigo ha ocupado un lugar prominente en cavernas, chozas, casas de adobe y en las mesas de los seres humanos, lo que comenzó como einkorn cosechado, luego emmer, seguido por el *Triticum aestivum* cultivado, ha cambiado gradualmente y en intervalos irregulares. El trigo del siglo XVII era el del siglo XVIII, el cual, a su vez, era muy similar al trigo del XIX y de la primera mitad del siglo XX. Al conducir tu carreta por el campo en cualquiera de esos siglos, hubieras visto campos de "olas ámbar de granos" de un metro de alto meciéndose con la brisa. Esfuerzos humanos primitivos por cultivar trigo produjeron modificaciones azarosas cada vez mayores año con año, algunas exitosas, la mayoría no, e incluso un ojo perspicaz tendría complicaciones para identificar la diferencia entre el trigo de las granjas de principios del siglo XX y sus predecesores de hace muchos siglos.

Durante los siglos XIX y XX, como en muchos anteriores, el trigo cambió poco, la harina Pillsbury's Best XXXX, que mi abuela usaba para preparar sus famosos muffins de crema en 1940, era un poco diferente de la de su bisabuela 60 años antes o de la de algún pariente dos siglos atrás. Moler el trigo se había vuelto más mecánico en el siglo XX, produciendo una harina más fina a mayor escala, pero su composición básica seguía siendo en gran medida la misma.

Todo eso terminó en la última parte del siglo xx, cuando un incremento en los métodos de hibridación transformó este grano. Lo que ahora pasa por trigo ha cambiado, no por medio de las fuerzas de la sequía, la enfermedad o una mezcla darwiniana para sobrevivir, sino mediante la intervención humana. Como resultado, el trigo pasó por una transformación más drástica que la de Joan Rivers: estirado, cosido, cortado y vuelto a coser para producir algo totalmente único, casi irreconocible cuando lo comparas con el original y que, no obstante, se sigue llamando de la misma manera: trigo.

La producción comercial moderna ha tenido el propósito de producir mayores cosechas, menores costos y producción a mayor escala. Mientras tanto, no se formula ninguna pregunta sobre si esas características eran compatibles con la salud humana. Yo opino que, en algún punto de su historia, tal vez hace cinco mil años, pero más probablemente hace 50, el trigo cambió.

El resultado: una hogaza de pan, una galleta o un hot cake diferentes de lo que fueron hace miles de años, incluso de los que preparaba nuestra abuela. Tal vez se vean igual e incluso sepan parecido, pero hay diferencias bioquímicas. Pequeños cambios en la estructura de su proteína pueden representar la diferencia entre una respuesta inmunológica devastadora a la proteína de trigo versus ninguna respuesta inmunológica.

El trigo *antes* de que los genetistas le pusieran las manos encima

Se adapta de manera única a condiciones del medio ambiente y puede crecer en Jericó, a 260 metros por encima del nivel del mar, lo mismo que en las regiones montañosas del Himalaya, a 3 048 metros por encima del nivel del mar. Su rango latitudinal también es amplio y varía desde muy al norte en Noruega, a 65° de latitud norte, hasta Argentina, a 45° de latitud sur. El trigo ocupa 24 millones de hectáreas de tierra de cultivo en Estados Unidos, un área equivalente al Estado de Ohio. A nivel mundial, el trigo crece en un área diez veces más grande que esa cifra, o el doble del tamaño de Europa Occidental.

El primer trigo silvestre y luego cultivado fue el einkorn, tatarabuelo de todo el posterior. El einkorn tiene el código genético más simple, con sólo 14 cromosomas. Alrededor del 3300 a. C., el einkorn tolerante al frío fue un grano popular en Europa. Era la época del hombre de hielo tirolés, a quien de cariño se le llama Otzi. Al examinar los contenidos del intestino de este cazador de finales del Neolítico que se momificó de manera natural tras ser asesinado por unos atacantes y abandonado en los glaciares de los Alpes italianos, se revelaron restos parcialmente digeridos de este trigo en forma de pan plano sin levadura, con restos de plantas, venado y carne de cabra montés.[1]

Poco después del cultivo de la primera planta einkorn, la variedad de trigo emmer, su descendiente natural y un pasto silvestre no relacionado (el *Aegilops speltoides*, o hierba de cabras), hizo su aparición en Medio Oriente.[2] La hierba de cabras sumó su código genético al del einkorn, dando como resultado el trigo emmer, más complejo, con 28 cromosomas. Las plantas como el trigo tienen la habilidad de conservar la *suma* de los genes de sus antepasados. Imagina que, cuando tus padres se unieron para concebirte, en vez de mezclar cromosomas y contar con 46 para crear su descendencia, hubieran *combinado* 46 de mamá y otros tantos de papá, para dar un total de noventa y dos cromosomas en ti. Esto, por supuesto, no sucede en especies más desarrolladas. Esta acumulación de cromosomas en las plantas se denomina poliploidía.

El einkorn y su sucesor, el emmer, fueron populares durante varios miles de años, suficientes para ganar su lugar como alimentos básicos e iconos religiosos, a pesar de su cosecha relativamente pobre y sus características de horneado menos deseables en comparación con el trigo moderno. (Esas harinas más densas y menos refinadas habrían producido chapatas o garras de oso horribles). El trigo emmer es probablemente a lo que Moisés se refería en sus discursos, así como el *kussemeth* mencionado en la Biblia y la gran variedad que persistió hasta la caída del Imperio romano.

Los sumerios, quienes tienen el crédito por haber desarrollado el primer lenguaje escrito, nos dejaron decenas de miles de tablillas cuneiformes. Los caracteres pictográficos dibujados en varias de ellas, con fecha del 3000 a. C., describen recetas para preparar panes y pasteles, elaborados al moler trigo emmer en un mortero o con un molino de rueda manual. A menudo, se añadía arena a la mezcla para apresurar el laborioso proceso de molido, dejando con arena entre los dientes a los sumerios comedores de pan.

El trigo emmer floreció en el antiguo Egipto, ya que su ciclo de crecimiento correspondía al aumento y disminución de las corrientes del Nilo según las estaciones. Los egipcios tienen el crédito de hacer que el pan "se levantara" al agregar levadura. Cuando los judíos abandonaron de prisa Egipto, no lograron llevar consigo la mezcla de levadura, lo que los obligó a consumir pan ácimo hecho con trigo emmer.

En algún momento en el milenio previo a los tiempos bíblicos, el trigo emmer de 28 cromosomas (*Triticum turgidum*) se unió de manera natural a otro pasto, (el *Triticum tauschii*), produciendo el *Triticum aestivum*, de 42 cromosomas, genéticamente más cercano a lo que actualmente llamamos trigo. Como contiene la suma total del contenido de cromosomas de tres plantas únicas con 42 cromosomas, es el más complejo genéticamente. Por tanto, el más "maleable" en términos genéticos, característica que servirá a los futuros investigadores especializados en genética en los milenios por venir.

Con el tiempo, las especies de *Triticum aestivum*, más rendidoras y compatibles para hornear, opacaron a sus padres, los trigos einkorn y emmer. Durante muchos siglos, el *Triticum aestivum* cambió poco. Para mediados del siglo XVIII, el gran botánico y catalogador biológico, Carolo Linneo, padre del sistema Linneo de categorización de las especies, incluía cinco variedades diferentes bajo el género *Triticum*.

El trigo no evolucionó de manera natural en el Nuevo Mundo, fue introducido por Cristobal Colón, cuya tripulación sembró algunos granos en Puerto Rico en 1493. Los exploradores españoles lo llevaron accidentalmente a México en un costal de arroz en 1530 y, después, lo introdujeron en el suroeste norteamericano. Bartolomé Gosnold, quien puso nombre a Cabo Cod y descubrió Viña de Martha, lo llevó por primera vez a Nueva Inglaterra en 1602, seguido poco tiempo después por los pioneros, quienes lo trajeron consigo en el *Mayflower*.

Y así sucedió, una expansión gradual de las plantas de trigo, con una selección evolutiva modesta.

Hoy en día, el einkorn, el emmer y las cepas originales silvestres y cultivadas de *Triticum aestivum* han sido reemplazados por miles de descendientes creados por el hombre a partir de *Triticum aestivum*, de *Triticum durum* (pasta) y *Triticum compactum* (harinas muy finas usadas para hacer cupcakes y otros productos). Hoy, para encontrar einkorn o emmer, deberás buscar en las limitadas colecciones silvestres o en las modestas plantaciones esparcidas en Medio Oriente, sur de Francia y norte de Italia. Por cortesía de las hibridaciones modernas de los seres humanos, las especies de *Triticum* están a cientos, quizá miles, de genes de distancia del einkorn que crecía de manera natural.

El *Triticum* de hoy se cultiva para generar más cosechas y obtener características como resistencia a las enfermedades, la sequía y el calor. De hecho, el trigo ha sido modificado por los seres humanos hasta tal punto que las cepas modernas son incapaces de sobrevivir en la naturaleza sin el apoyo humano de la fertilización de nitratos y el control de plagas.[3] (Imagina esta situación en el mundo de los animales domesticados: uno sólo capaz de sobrevivir con ayuda de los humanos mediante una alimentación especial, o de lo contrario morir).

Las diferencias entre el trigo de los natufianos y lo que llamamos trigo en el siglo XXI sería evidente a simple vista. El einkorn y el emmer originales venían en forma "de vaina", en la que las

El trigo *real*

¿Cómo era el trigo que crecía hace diez mil años y se cosechaba a mano de los campos? Esa sencilla pregunta me llevó a Medio Oriente, o más precisamente, a una pequeña granja orgánica al oeste de Massachusetts.

Ahí encontré a Elisheva Rogosa, maestra de ciencias, granjera orgánica dedicada a la agricultura sustentable y fundadora de Heritage Wheat Conservacy (www.growseed.org), organización dedicada a preservar cosechas antiguas y cultivarlas con principios orgánicos. Después de vivir en Medio Oriente diez años y trabajar con el proyecto Gen Bank en Jordania, Israel y Palestina para recopilar cepas de trigo antiguas casi extintas, Eli regresó a Estados Unidos con semillas que descienden de las plantas originales de trigo del antiguo Egipto y Canaán. Desde entonces, se dedica a cultivar los granos antiguos que alimentaron a sus ancestros.

Mi primer contacto con la señora Rogosa comenzó con un intercambio de correos electrónicos a partir de mi petición de 900 gramos de grano einkorn. No pudo evitar proporcionarme información sobre su cosecha única que, después de todo, no era nada más cualquier viejo grano. Eli describió el sabor del pan einkorn como "rico, sutil, con un sabor más complejo", a diferencia del pan elaborado con harina de trigo moderna, que según ella sabe a cartón.

Eli se enfurece ante la idea de que los productos de trigo sean poco saludables y, en cambio, plantea que las prácticas de la agricultura dedicadas incrementar cosechas y aumentar ganancias de las últimas décadas son la fuente de los problemas de salud derivados del trigo. Ella ve el einkorn y el emmer como la solución, restaurando cultivos originales, para que crezcan en condiciones orgánicas y reemplacen el trigo industrial moderno.

semillas colgaban firmemente del tallo. Los trigos modernos vienen en formas "desnudas" y las semillas se separan del tallo con mayor facilidad, característica que facilita el trillado (proceso de separar el grano comestible de la cascarilla no comestible) y lo vuelve más eficaz por mutaciones en los genes Q y *Tg (gluma tenaz)*.[4] Sin embargo, otras diferencias son aún más obvias. Los altos campos de trigo ondeando grácilmente con el viento han sido reemplazados por variedades "enanas" y "semienanas" que apenas miden si acaso medio metro de alto, otro resultado de los experimentos para incrementar la cosecha.

Lo pequeño ahora es grande

Durante todo el tiempo en que los seres humanos han practicado la agricultura, los granjeros lucharon por incrementar las cosechas. Casarse con una mujer que tuviera una dote de varias hectáreas de tierra fue, durante muchos siglos, el medio principal de incrementar la producción de cosechas y los acuerdos a menudo iban acompañados de varias cabras y un costal de arroz. El siglo XX introdujo la maquinaria a las granjas, que reemplazó la fuerza animal, incrementó la eficiencia y produjo más con menos mano de obra; ello proporcionó otro aumento en la cosecha por hectárea. Aunque la producción de Estados Unidos por lo general era suficiente para cumplir la demanda (con una distribución limitada más por la pobreza que por el suministro), muchos otros países del mundo eran incapaces de alimentar a su población, lo que ocasionaba hambruna generalizada.

En los tiempos modernos, los seres humanos han intentado incrementar las cosechas al crear nuevas cepas, cruzando distintos trigos y pastos y generando nuevas variedades genéticas en el laboratorio. Estos esfuerzos incluyen técnicas como la introgresión y la "cruza híbrida", en la cual la descendencia de la planta cultivada es cruzada con sus padres o con diferentes cepas de trigo o incluso otros pastos. Esos esfuerzos, aunque fueron descritos por primera vez por el sacerdote y botánico austriaco Gregorio Mendel, en 1866, no comenzaron en serio sino hasta mediados del siglo xx, cuando se entendieron mejor conceptos como heterocigoto y dominación genética. Desde los primeros esfuerzos de Mendel, los genetistas han desarrollado técnicas elaboradas para obtener un rasgo deseado, aunque de todas formas se requiere de mucho ensayo y error.

Hoy, gran parte del suministro mundial de pan de trigo modificado intencionalmente desciende de cepas desarrolladas en el Centro Internacional de Mejoramiento de Maíz y Trigo (CIMMYT), ubicado al este de la Ciudad de México, a los pies de las montañas de la Sierra Madre Oriental. El CIMMYT comenzó como un programa de investigación sobre agricultura en 1943 mediante la colaboración de la Fundación Rockefeller y el gobierno mexicano para alcanzar autosuficiencia en términos de agricultura. Se convirtió en un esfuerzo internacional enorme para incrementar cosechas de maíz, soya y trigo, con la admirable meta de reducir el hambre en el mundo. México proporcionó una tierra eficiente donde experimentar la hibridación de las plantas, ya que el clima permite dos estaciones de siembra al año, reduciendo a la mitad el tiempo requerido para hibridar las cepas. Para 1980, esos esfuerzos habían producido miles de nuevas cepas de trigo, de las cuales las que más producen han sido adoptadas desde Mésico a nivel mundial por países del Tercer Mundo e incluso naciones industrializadas, entre las que se encuentra Estados Unidos.

Una de las dificultades prácticas que se resolvieron durante el esfuerzo del CIMMYT para incrementar las cosechas es que, cuando se aplican grandes cantidades de fertilizantes ricos en nitrógeno a los campos de trigo, la cabeza de la semilla en la parte superior de la planta crece demasiado. Sin embargo, esa pesada cabeza hace que el tallo se doble (lo que los científicos agrícolas denominan "alojamiento"). El alojamiento mata la planta y cosechar se vuelve problemático. El genetista Norman Borlaug, quien se formó en la Universidad de Minnesota y trabaja en el CIMMYT, recibe el crédito por haber desarrollado el trigo enano de rendimiento excepcional, más corto y más robusto, lo que significa una temporada de crecimiento más corta con menos fertilizante para generar el tallo que de otro modo era inútil.

Los logros del doctor Borlaug en la hibridación del trigo le merecieron el título de "padre de la revolución verde" entre la comunidad agrícola, y lo llevaron a ganar la Medalla Presidencial de la Libertad, la Medalla de Oro del Congreso y el Premio Nobel de la Paz en 1970. A su muerte, en 2009, el *Wall Street Journal* lo elogió de la siguiente manera: "Más que cualquier otra persona, Borlaug demostró que la naturaleza no es rival para el ingenio humano en lo que respecta a fijar los verdaderos límites del crecimiento". El Dr. Borlaug vivió para ver su sueño convertido en realidad: su trigo enano de alto rendimiento ayudó a resolver el hambre en el mundo, por ejemplo, haciendo que la cosecha de trigo en China fuera ocho veces mayor de 1961 a 1999.

Hoy en día, el trigo enano prácticamente reemplazó a la mayoría de las demás cepas de trigo en Estados Unidos y en gran parte del mundo gracias a la extraordinaria capacidad de rendimiento de la cosecha. De acuerdo con el doctor Allan Fritz, profesor de cultivo de trigo de la Universidad Estatal de Kansas, el trigo enano y semienano representa más de 99 por ciento de todo el trigo que se cultiva en el mundo.

Una mala reproducción

El peculiar olvido ante el frenesí por la actividad de reproducción, como la realizada en el CIMMYT, fue que, a pesar de los drásticos cambios en la conformación genética del trigo y de otras cosechas, no se llevó a cabo ninguna prueba de seguridad en animales ni en seres humanos con la creación de nuevas cepas genéticas. Tan decididos eran los esfuerzos por incrementar la cosecha, tan confiados estaban los genetistas de plantas de que la hibridación generaba productos seguros para el consumo humano, tan urgente era la causa del hambre en el mundo que esos productos de investigación agrícola fueron lanzados al mercado alimenticio sin que la seguridad de los seres humanos fuera parte de la ecuación.

Simplemente se asumió que, dado que la hibridación y el cultivo producían plantas que en esencia seguían siendo "trigo", las nuevas cepas serían toleradas por el público consumidor. De hecho, los científicos agrícolas se burlaron de la idea de que el procedimiento generaría híbridos no saludables para los seres humanos. Después de todo, las técnicas de hibridación han sido usadas desde hace siglos, si bien de manera rudimentaria, en cosechas, animales e incluso seres humanos. Si juntas dos variedades de tomates, sigues obteniendo tomates, ¿verdad? ¿Cuál es el problema? El tema de hacer pruebas de seguridad en animales o seres humanos nunca se menciona. Con el trigo, de la misma manera, se asumió que las variaciones en estructura y contenido de gluten, cualidades que le confieren susceptibilidad o resistencia a varias enfermedades de las plantas, no tendrían ninguna consecuencia para los seres humanos.

A juzgar por los descubrimientos de las investigaciones de los genetistas agrícolas, dichas suposiciones pueden ser infundadas o estar totalmente equivocadas. Análisis realizados a proteínas expresadas por un híbrido de trigo en comparación con las dos cepas de sus padres demostraron que, aunque aproximadamente 95 por ciento de las proteínas en la descendencia son las mismas, el otro 5 por ciento es único, y no se encuentra en *ninguno* de los dos padres.[5] Las proteínas del gluten de trigo, en particular, sufren un cambio estructural considerable con la hibridación. En un experimento de hibridación, *catorce* nuevas proteínas de gluten fueron identificadas en la descendencia que no estaban en la planta de trigo de los padres.[6] Además, en comparación con las cepas de siglos de antigüedad del trigo, las modernas de *Triticum aestivum* poseen más genes de proteínas de gluten asociados con la enfermedad celíaca.[7]

Multiplica esas alteraciones por cientos de miles de hibridaciones a las cuales el trigo ha sido sometido y tendrás el potencial de cambios drásticos en rasgos determinados genéticamente como la estructura del gluten. Y nota que las modificaciones genéticas

¿Un grano bueno que se volvió malo?

Dada la distancia genética generada entre el trigo moderno y sus predecesores evolutivos, ¿es posible que antiguos granos como emmer y einkorn se puedan consumir sin efectos indeseables asociados con otros productos de trigo?

Decidí poner a prueba el einkorn, moliendo 900 gramos de grano entero para producir harina, que después usé para hacer pan. También molí harina de trigo entero orgánico convencional, usando únicamente agua y levadura, sin azúcar ni saborizantes. La harina einkorn se veía muy similar a la de trigo entero convencional pero, cuando añadí agua y levadura, las diferencias se hicieron evidentes: la masa ligeramente café se volvió menos elástica, menos flexible y más pegajosa que la tradicional y carecía de la maleabilidad de la de harina de trigo convencional. Además, la masa olía diferente, más como a mantequilla de cacahuate que al olor neutro de la masa. Se elevó menos que la moderna, sólo se levantó un poco, en comparación con la duplicación de tamaño que se espera en el pan moderno. Y, como afirmaba Eli Rogosa, el producto final sabía diferente: más fuerte, más a nueces y dejaba un sabor astringente. Podía imaginar esta rudimentaria hogaza de pan einkorn en las mesas de los amoritas o mesopotamios del siglo III a. C.

Yo tengo sensibilidad al trigo. Entonces, por el bien de la ciencia, llevé a cabo mi propio experimento: 113 gramos de pan einkorn un día versus 113 gramos de pan de trigo entero moderno al día siguiente. Me preparé para lo peor, dado que en el pasado mis reacciones habían sido bastante desagradables.

Además de evaluar mi reacción física, medí mi nivel de azúcar pinchándome el dedo después de comer cada tipo de pan. Las diferencias fueron asombrosas.

El nivel de azúcar en la sangre al inicio fue de 84 mg/dl. Después de consumir el pan einkorn, estaba en 110 mg/dl. Era más o menos la respuesta esperada a comer algunos carbohidratos. No obstante, después no sentí ningún efecto perceptible: sueño, náusea o algún dolor. En resumen, me sentía bien. ¡Qué alivio!

Al día siguiente, repetí el procedimiento, reemplazándolo por 113 gramos de pan de trigo entero orgánico convencional. El azúcar de la sangre al inicio fue de 84 mg/dl. Después de consumir el pan convencional, estaba en 167 mg/dl. Además, pronto sentí náuseas y casi vomito el almuerzo. El efecto de mareo persistió durante 36 horas, acompañado de unos retortijones que duraron muchas horas. Dormí de modo irregular, aunque tuve sueños vívidos. No podía pensar con claridad ni lograba entender los artículos científicos que trataba de leer a la mañana siguiente, por lo que debía releer los párrafos cuatro o cinco veces; finalmente me rendí. Hasta un día y medio después, empecé a sentirme normal.

Sobreviví a mi pequeño experimento con el trigo, pero me impresionó la diferencia en las respuestas ante el antiguo y el moderno pan de trigo etero. A todas luces, algo raro estaba pasando.

Mi experiencia personal, por supuesto, no califica como prueba clínica. Sin embargo, pone sobre la mesa algunas preguntas sobre las diferencias potenciales que marcan una distancia de diez mil años: el trigo que antecede a los cambios introducidos por la intervención genética de los seres humanos versus el trigo moderno.

creadas por la hibridación de las plantas de trigo básicamente fueron fatales, dado que los miles de nuevos tipos estaban indefensos si se les dejaba crecer en la naturaleza y, por tanto, dependían del hombre para sobrevivir.[8]

La nueva agricultura de cosechas de trigo de alto rendimiento en un inicio fue recibida con escepticismo en el Tercer Mundo, con objeciones basadas principalmente en expresiones del tipo "así no es como solíamos hacerlo". El doctor Borlaug, héroe de la hibridación, respondía a los críticos del trigo de alto rendimiento culpando al explosivo crecimiento demográfico y diciendo que éste hacía que la agricultura de alta tecnología fuera una "necesidad". Las cosechas maravillosamente incrementadas que se disfrutaron en países azotados por el hambre como India, Pakistán, China, Colombia, entre otros, rápidamente callaron a los detractores. Las cosechas mejoraron exponencialmente, convirtiendo la escasez en excedente y haciendo que los productos de trigo fueran más baratos y accesibles.

¿Puedes culpar a los granjeros por preferir cepas híbridas enanas que producen más cosecha? Después de todo, muchos pequeños granjeros tienen dificultades económicas. Si incrementan diez veces la cosecha por hectárea, con temporadas de crecimiento más cortas y cosechas más simples, ¿por qué no habrían de hacerlo?

En el futuro, la ciencia de la modificación genética podrá cambiar más aún el trigo. Los científicos ya no necesitan manipular cepas, cruzar los dedos y esperar el intercambio de la mezcla adecuada de cromosomas. En cambio, se pueden insertar o extraer a voluntad genes individuales y preparar las cepas para ser resistentes a enfermedades y pesticidas, tolerantes al frío o a la sequía y muchas otras características determinadas genéticamente. En particular, nuevas cepas pueden diseñarse genéticamente para que sean compatibles con fertilizantes o pesticidas específicos. Es un proceso económicamente satisfactorio para los grandes productores de la industria agropecuaria y para los productores de semillas y químicos para granjas, como Cargill, Monsanto y ADM: cepas específicas de semillas pueden protegerse con patentes y, por tanto, traer consigo mejores ventas de los tratamientos químicos compatibles.

La modificación genética se construye con base en la premisa de insertar un solo gen en el lugar adecuado sin alterar la expresión genética de otras características. Aunque el concepto parece lógico, no siempre funciona de manera tan limpia. En la primera década de modificación, no se requería ninguna prueba de seguridad en animales ni en humanos para las plantas alteradas genéticamente, dado que no se consideraba distinta de la de hibridación, considerada benigna. Más recientemente, la presión pública ha hecho que las agencias regulatorias, como la rama de la FDA que regula los alimentos, requieran pruebas antes de lanzar al mercado productos modificados genéticamente. Sin embargo, los críticos de la modificación genética han citado estudios que identifican problemas potenciales con cosechas así modificadas. Animales de prueba alimentados con granos de soya tolerante al glifosato (conocidos como Roundup Ready, son creados genéticamente para permitir que el granjero los rocíe libremente con un asesino de hierba llamado Roundup sin dañar la cosecha) muestran alteraciones en el tejido de hígado, páncreas, intestino y testículos en comparación con animales alimentados con granos de soya convencionales. Se cree que la diferencia se debe a un reacomodo inesperado del ADN cerca del sitio de inserción de los genes, lo cual genera una alteración de las proteínas de los alimentos con potenciales efectos tóxicos.[9]

La introducción de modificaciones fue necesaria para que finalmente saliera a la luz la idea de realizar pruebas de seguridad en plantas genéticamente alteradas. La protesta pública ha llevado a la comunidad agrícola internacional a desarrollar lineamientos, como el Código Alimentario de 2003, esfuerzo conjunto de la Organización para la Agricultura y la Alimentación de las Naciones Unidas y la Organización Mundial de la Salud, para determinar qué nuevas cosechas modificadas genéticamente deberían ser sometidas a pruebas de seguridad, qué tipos de pruebas deben realizarse y qué debe evaluarse.

Sin embargo, no hubo tal protesta años antes cuando granjeros y genetistas llevaron a cabo cientos de miles de experimentos de hibridación. No cabe duda de que los reacomodos genéticos inesperados que podrían generar algunas propiedades deseables, como mayor resistencia a la sequía o masa con mejores propiedades, pueden verse acompañados por cambios en las proteínas que no son evidentes para ojos, nariz o lengua; sin embargo, pocos esfuerzos se han concentrado en estos efectos secundarios. Los esfuerzos de hibridación continúan, creando nuevo trigo "sintético". Aunque la hibridación se queda corta en cuanto a la precisión de las técnicas de modificación genética, sigue teniendo el potencial de "encender" o "apagar" inadvertidamente los genes no relacionados con el efecto deseado, generando características únicas, y no todas pueden identificarse en este momento.[10]

En consecuencia, las alteraciones del trigo que podrían tener efectos indeseables en los seres humanos *no* se deben a inserción o supresión de genes, sino a experimentos de hibridación que preceden a la modificación genética. Como resultado, en los últimos 50 años, miles de nuevas cepas han entrado en el mercado de alimentos humanos sin que se haya hecho un solo esfuerzo por realizar pruebas de seguridad. Se trata de un desarrollo con implicaciones tan enormes para la salud de los seres humanos que lo repito: el trigo moderno, a pesar de las alteraciones genéticas para modificar cientos, quizá miles, de sus características genéticas, se abrió paso al mercado de alimentos para seres humanos a nivel mundial sin formularse ninguna pregunta respecto a su pertinencia para el consumo humano.

Como los experimentos de hibridación no requieren documentación de pruebas realizadas en animales o seres humanos, resulta imposible señalar dónde, cuándo y cómo los híbridos han amplificado los efectos negativos del trigo. Tampoco se sabe si sólo *alguno* o *todo* el trigo híbrido generado puede tener efectos indeseables en la salud de los seres humanos.

El incremento en las variaciones genéticas introducido con cada ronda de hibridación puede hacer un mundo de diferencia. Toma por ejemplo a machos y hembras de los seres humanos. Aunque hombres y mujeres, en su esencia genética, son en gran medida iguales, las diferencias son responsables de una conversación interesante, sin mencionar los devaneos románticos. Las diferencias cruciales entre hombres y mujeres, originadas en el diminuto cromosoma Y de los hombres y sus pocos genes, sentaron las bases de miles de años de vida y muerte humana, dramas shakespereanos y el abismo que separa a Homero de Marge Simpson.

Y lo mismo sucede con este pasto diseñado por los seres humanos que seguimos llamando "trigo". Las diferencias genéticas a través de miles de hibridaciones hechas por los seres humanos son responsables de variaciones sustanciales en composición, apariencia y cualidades importantes, no sólo para chefs y procesadores de alimentos, sino, potencialmente, para la salud humana.

CAPÍTULO **3**

EL TRIGO DECONSTRUIDO

Ya sea que se trate de una hogaza de pan multigrano orgánico de alto contenido de fibra o de un Twinkie, ¿exactamente qué comes? Todos sabemos que el Twinkie es nada más una golosina procesada, pero el consejo convencional nos dice que el primero es una opción más saludable, una fuente de fibra y de vitaminas B, rico en carbohidratos "complejos".

Sin embargo, la historia siempre tiene otra cara. Demos un vistazo a los contenidos de este grano para entender por qué, a pesar de su forma, color, contenido de fibra, orgánico o no, le hace cosas raras a los seres humanos.

El trigo: un supercarbohidrato

La transformación del pasto silvestre domesticado de los tiempos neolíticos en los Cinnabons, buñuelos franceses o las Dunkin' Donuts actuales requiere una importante destreza manual. Esas configuraciones modernas no fueron posibles con la masa del antiguo trigo.

Un intento por hacer una dona de jalea moderna con trigo einkorn, por ejemplo, produciría un desastre de migajas que no conservaría el relleno y sabría, se sentiría y vería, bueno, pues como un desastre de migajas. Además de hibridar el trigo para aumentar las cosechas, los genetistas de plantas también generan híbridos con propiedades más adecuadas para convertirse, por ejemplo, en un cupcake de chocolate y crema o en un pastel de bodas de siete pisos.

La harina de trigo *Triticum aestivum* moderna, en promedio, es 70 por ciento carbohidratos del total de su peso y las proteínas y la fibra indigerible corresponden cada una al 10 o 15 por ciento. El poco peso que queda de la harina de trigo *Triticum aestivum* es grasa, en su mayoría fosfolípidos y ácidos grasos poliinsaturados.[1] (Resulta interesante que el trigo antiguo tiene un contenido más alto de proteínas. El trigo emmer, por ejemplo, contiene 28 por ciento más proteínas.[2])

Los almidones del trigo son los carbohidratos complejos que adoran los nutriólogos. "Complejo" significa que los carbohidratos en el trigo están compuestos por polímeros (cadenas repetidas) de azúcar y glucosa simples, a diferencia de los carbohidratos simples como la sacarosa, que son estructuras de azúcar con una a dos unidades. (La sacarosa es una molécula de dos azúcares, glucosa + fructuosa). La sabiduría popular, como la de tu nutriólogo o el USDA, dice que todos deberíamos reducir nuestro consumo de carbohidratos simples en forma de dulces y refrescos e incrementar nuestro consumo de carbohidratos complejos.

De los carbohidratos complejos del trigo, 75 por ciento corresponde a la cadena de unidades de glucosa en forma de ramificaciones, la *amilopectina*, y el 25 por ciento restante corresponde la cadena lineal de unidades de glucosa llamada *amilosa*. En el tracto gastrointestinal de los seres humanos, tanto la amilopectina como la amilosa se digieren gracias a la enzima amilasa de la saliva y del estómago. La amilopectina es digerida de manera eficaz por la amilasa en glucosa, mientras la amilosa es digerida de manera menos eficaz y una parte llega al colon sin ser digerida. Como resultado, el carbohidrato complejo amilopectina se convierte rápidamente en glucosa y se absorbe en el torrente sanguíneo; como se digiere de una manera más eficaz, es el principal responsable del aumento de azúcar en la sangre que produce el trigo.

Otros alimentos con carbohidratos también contienen amilo-pectina, pero no el mismo tipo de amilopectina que el trigo. Su estructura con forma de ramificaciones varía dependiendo de su fuente.[3] La amilopectina de las legumbres, conocida como amilo-pectina C, es la menos digerible, de ahí la cancioncita que cantan los niños: "Frijoles, frijoles, buenos para el corazón, entre más los comes, más..."* La amilopectina no digerida llega al colon, donde las bacterias simbióticas se regodean en el banquete de almidones no digeridos y generan gases como el nitrógeno y el hidrógeno, impidiendo que digieras los azúcares.

La amilopectina B de los plátanos y las papas se digiere mejor que la amilopectina C de los frijoles, pero hasta cierto punto se resiste a la digestión. La forma *más* digerible de amilopectina, la amilopectina A, se encuentra en el trigo. Como es la más digeri-ble, es la que incrementa de manera más entusiasta el azúcar de la sangre. Esto explica por qué, gramo a gramo, el trigo incrementa el azúcar de la sangre en un nivel mayor que, por ejemplo, los frijoles rojos (alubias o porotos) o las papas fritas. La amilopectina A de los productos de trigo, complejos o no, podría ser considerada un supercarbohidrato altamente digerible que se convierte en azúcar en la sangre con mayor facilidad que casi todos los demás alimentos con carbohidratos, simples o complejos.

Esto significa que no todos los carbohidratos complejos están creados igual y que el trigo, que contiene amilopectina A, eleva más el nivel de azúcar en la sangre que otros carbohidratos com-plejos. Sin embargo, la del trigo, que tiene una digestión única, también significa que los carbohidratos complejos de los productos de trigo, en una proporción de gramo a gramo, no resultan me-jores, y a menudo son peores, que los carbohidratos simples como la sacarosa.

---

* [N. de T.: Para ejemplificar que las legumbres se digieren menos fácilmente, el autor hace referencia a una canción popular entre los niños de edad esco-lar, cuya letra dice: "Beans, beans, they're good for your heart, the more you eat'em the more *you fart*."

Las personas por lo general se sorprenden cuando les digo que el pan de trigo entero aumenta el azúcar de la sangre a un nivel más alto que la sacarosa.[4] Aparte de un poco de fibra adicional, comer dos rebanadas de pan de trigo entero no es distinto, y a menudo es peor, que beber una lata de refresco endulzada con azúcar o comer una barra de chocolate.

Esta información no es nueva. Un estudio realizado en 1981 en la Universidad de Toronto generó el concepto de índice glicémico, es decir, los efectos comparativos que producen los carbohidratos en el azúcar de la sangre: entre más alta sea el azúcar en la sangre después de consumir un alimento específico en comparación con la glucosa, más alto es su índice glicémico (IG). El estudio original demostró que el IG del pan blanco era 69, mientras que el IG del pan de granos enteros era 72 y el del cereal Shreded Wheat era 67, en tanto que el de la sacarosa (azúcar de mesa) era 59.[5] Sí, el IG del pan de granos enteros es más alto que el de la sacarosa. Por cierto, el IG de un chocolate Mars bar (nougat, chocolate, azúcar, caramelo y demás) es de 68. Eso es *mejor* que el pan de grano entero. El IG de un chocolate Snickers es de 41… *mucho* mejor que el del pan de grano entero.

De hecho, el grado de procesamiento, desde el punto de vista del azúcar de la sangre, representa poca diferencia: el trigo es trigo, con varias formas de procesar o sin procesar, simple o complejo, alto en fibra o bajo en fibra y todos generan una azúcar alta similar. Igual que "los chicos seguirán siendo chicos", la amilopectina A seguirá siendo amilopectina A. En voluntarios saludables, delgados, dos rebanadas medianas de pan de trigo entero aumentaron su azúcar en 30 mg/dl (de 93 a 123 mg/dl), lo cual no es distinto que el pan blanco.[6] En personas con diabetes, tanto el pan blanco como el pan de grano entero incrementan el azúcar en la sangre de 70 a 120 mg/dl con base en los niveles iniciales.[7]

Una observación constante, que también fue hecha en el estudio original de la Universidad de Toronto, así como en esfuerzos posteriores, es que la pasta tiene un IG dos horas más bajo y que el espagueti de trigo entero tiene un índice glucémico de 42 en comparación con el IG de 50 del espagueti de harina blanca. La pasta se encuentra aparte de otros productos de trigo, debido a la compresión de la harina de trigo que tiene lugar durante el proceso de extrusión, lo cual disminuye la digestión de la amilasa. (La pasta fresca enrollada, como el fettuccine, tiene propiedades glicémicas similares a las pastas que se preparan mediante extrusión). Por lo general, las pastas están hechas de *Triticum durum* y no de *aestivum*, lo que las hace más cercanas al emmer en términos genéticos. Sin embargo, incluso el IG favorable es engañoso, dado que es una observación de sólo dos horas y la pasta tiene la curiosa habilidad de generar azúcar alta por periodos de cuatro a seis horas después de su consumo, elevando los niveles de azúcar en 100 mg/dl durante periodos sostenidos en personas que padecen diabetes.[8,9]

Los científicos agrícolas y de alimentos, quienes mediante manipulación genética intentan incrementar el contenido del denominado almidón resistente (almidón que no se digiere por completo) y reducir la cantidad de amilopectina, no han difundido estos hechos irritantes. La amilosa es el almidón resistente más común e incluye una cantidad tan alta como 40 a 70 por ciento del peso total en algunas variedades de trigo hibridadas de manera intencional.[10]

En consecuencia, los productos de trigo elevan los niveles de azúcar más que prácticamente cualquier otro carbohidrato, desde los frijoles hasta las barras de chocolate. Esto tiene importantes implicaciones en el peso corporal, dado que la glucosa se ve inevitablemente acompañada por insulina, la hormona que permite la entrada de glucosa en las células del cuerpo, convirtiendo la glucosa en grasa. Cuanto más alta sea la glucosa en la sangre después del consumo de alimento, mayor el nivel de insulina y mayor la grasa depositada. Por eso, comer un omelet de tres huevos que no detona ningún incremento en la glucosa no agrega grasa al cuerpo, mientras que dos rebanadas de pan de trigo llevan a niveles altos la glucosa en la sangre, liberando insulina y detonando la acumulación de grasa, en particular grasa abdominal o visceral profunda.

Aún hay más respecto al comportamiento del trigo respecto a la glucosa. La elevación de glucosa y la insulina detonada por la amilopectina A después del consumo de trigo es un fenómeno de 120 minutos de duración que produce la "elevación" en el pico de glucosa, seguida por la "baja" producida por la inevitable disminución de la glucosa. La elevación y la baja crean un pase de dos horas por la montaña rusa de la saciedad y el hambre que se repite a lo largo de todo el día. La "baja" de glucosa es responsable de que el estómago te gruña a las 9 de la mañana, apenas dos horas después de que comiste un tazón de cereal de trigo o un muffin inglés, seguida de los antojos de las 11 de la mañana previos al almuerzo, así como de la obnubilación mental, la fatiga y lo tembloroso que genera el punto más bajo de la hipoglucemia.

Si se detona un aumento del azúcar de la sangre repetidamente y/o en periodos sostenidos, el resultado es más acumulación de grasa. Las consecuencias de que se deposite glucosa-insulina-grasa son especialmente visibles en el abdomen, lo cual da como resultado, exactamente, la panza de trigo. Cuanto más grande sea tu panza de trigo, más pobre será tu respuesta a la insulina, ya que la grasa visceral profunda se asocia con una capacidad de respuesta pobre o una pobre "resistencia" a la insulina, requiriendo niveles de insulina cada vez más altos, una situación que genera diabetes. Además, cuanto más grande es la panza de trigo en los hombres, más estrógenos producen los tejidos grasos y más grandes son los senos. Cuanto más grande sea tu panza de trigo, más respuestas inflamatorias se detonan: enfermedades cardiacas y cáncer.

Debido al efecto del trigo similar a la morfina (del cual hablaré en el siguiente capítulo) y al ciclo de glucosa-insulina que genera la amilopectina A que contiene, el trigo, en efecto, es un *estimulante* del apetito. En consecuencia, las personas que eliminan el trigo de su dieta consumen menos calorías, algo de lo que hablaré más adelante en el libro.

Si el ciclo glucosa-insulina-grasa que produce el consumo de trigo es un fenómeno importante que subyace en el aumento de peso, entonces la *eliminación* del trigo de la dieta debería revertir ese fenómeno. Y eso es exactamente lo que sucede.

Durante años, se ha observado una pérdida de peso relacionada con el trigo en pacientes con enfermedad celíaca, quienes deben eliminar de su dieta todos los alimentos que contienen gluten para detener una respuesta inmunológica negativa, la cual, en los pacientes celíacos básicamente destruye el intestino delgado. Las dietas libres de trigo y de gluten también son libres de amilopectina A.

Sin embargo, los efectos de la pérdida de peso de la eliminación del trigo no quedan claros de inmediato a partir de los estudios clínicos. Muchos de quienes padecen enfermedad celíaca son diagnosticados después de años de sufrimiento y comienzan el cambio en su dieta en un estado de desnutrición severa debido a la diarrea prolongada y a la mala absorción de nutrientes. Bajos de peso y desnutridos, quienes padecen enfermedad celíaca de hecho pueden *subir* de peso al eliminar el trigo gracias a la mejoría en su función digestiva.

Sin embargo, si consideramos sólo a personas con sobrepeso que no están gravemente desnutridas en el momento del diagnóstico y eliminan el trigo de su dieta, queda claro que les permite una pérdida de peso sustancial. Un estudio realizado por la Clínica Mayo y la Universidad de Iowa en 215 pacientes celíacos con obesidad demostró una pérdida de peso de 12 kilos en los primeros seis meses de llevar una dieta sin trigo.[11] En otro estudio, la eliminación del trigo redujo el número de personas clasificadas como obsesas (con un índice de masa corporal, o IMC, de 30 o más) a la mitad en el transcurso de un año.[12] Es extraño que los investigadores que llevan a cabo estos estudios por lo general atribuyen la pérdida de peso de las dietas libres de trigo y de gluten a la falta de variedad de alimentos. (Por cierto, esta variedad puede ser muy amplia y maravillosa después de eliminar el trigo, como explicaré después.)

El consejo de consumir más granos enteros saludables, en consecuencia, ocasiona un mayor consumo de la amilopectina A que hay en los carbohidratos del trigo que, para todo efecto práctico, son un poco diferentes y en algunas formas es peor que meter la cuchara en el frasco del azúcar.

Gluten: ¡apenas te conocemos!

Si agregaras agua a la harina de trigo, amasaras la mezcla y luego la enjuagarás bajo el chorro del agua para lavar los almidones y la fibra, te quedaría una mezcla de proteína llamada gluten.

El trigo es la fuente principal de gluten en la dieta, porque los productos de trigo han llegado a dominar y porque la mayoría de los norteamericanos no tienen el hábito de consumir grandes cantidades de cebada, centeno, bulgur, kamut o triticale, las demás fuentes de gluten. Entonces, para efectos prácticos, cuando hablo de gluten, principalmente me estoy refiriendo al trigo.

Aunque el trigo es en su mayoría carbohidrato en forma de amilopectina A, la proteína del gluten hace que el trigo sea "trigo". El gluten es el único componente del trigo que hace consistente la masa, es decir, que se pueda estirar, enrollar, extender y torcer, ejercicios gimnásticos del horneado que no se logran con la harina de arroz, de maíz, ni de ningún otro grano. El gluten permite que el pizzero haga círculos con la masa y luego la lance y le dé esa característica forma aplanada; permite que la masa se estire y se levante cuando la fermentación de la levadura la llena de bolsas de aire. La cualidad de masa distintiva de la simple mezcla de harina de trigo y agua, propiedades que los científicos de los alimentos llaman viscoelasticidad y cohesión, se deben al gluten. Mientras el trigo es en su mayoría carbohidrato y sólo de 10 a 15 por ciento proteína, 80 por ciento de esa proteína es gluten. El trigo *sin* gluten perdería sus cualidades únicas que transforman la masa en bagels, pizza o facaccias.

Aquí tienes una rápida lección sobre algo llamado gluten (una lección que podrías clasificar bajo el título: "Conoce a tu enemigo"). Los glútenes son las proteínas de almacenamiento de la planta del trigo, un medio de almacenar carbón y nitrógeno para que la semilla germine y forme nuevas plantas de trigo. El levado, el proceso de "levantamiento" creado por el matrimonio entre el trigo y la levadura, no ocurre sin el gluten y, por tanto, es exclusivo de la harina de trigo.

El término "gluten" engloba dos familias primarias de proteínas, las gliadinas y las gluteínas. Las gliadinas, el grupo de proteínas que detona de manera más vigorosa la respuesta inmunológica en la enfermedad celíaca, tiene tres subtipos: α/β-gliadinas, γ-gliadinas y ϖ-gliadinas. Como la amilopectina, las gluteínas son estructuras repetidas grandes, o polímeros, de estructuras más básicas. La fuerza de la masa se debe a las grandes gluteínas poliméricas, una característica programada genéticamente de manera intencional por los que se dedican a manipular plantas.[13]

El gluten de una cepa de trigo puede ser muy distinto en estructura del de otra cepa. Las proteínas de gluten producidas por el trigo einkorn, por ejemplo, son distintas de las proteínas del emmer que, a su vez, son diferentes de las proteínas de gluten del *Triticum aestivum*.[14,15] Como el einkorn de 14 cromosomas, que contiene el denominado genoma A (serie de genes), tiene el conjunto de cromosomas más pequeño, codifica para el menor número y la menor variedad de glútenes. El emmer, de 28 cromosomas, que contiene el genoma A con el genoma B agregado, codifica para la variedad más grande de gluten. El *Triticum aestivum* de 42 cromosomas, con los genomas A, B y D, tiene la variedad de gluten más grande, aun antes de cualquier manipulación realizada por los seres humanos. Los esfuerzos de hibridación de los últimos 50 años han generado numerosos cambios adicionales en los genes que codifican para el gluten en el *Triticum aestivum* y la mayoría son modificaciones intencionales del genoma D que confieren las características estéticas y de horneado a la harina.[16] De hecho, los genes localizados en el genoma D son los más frecuentemente señalados como fuente de glútenes que detonan la enfermedad celíaca.[17]

En consecuencia, es el genoma D del moderno *Triticum aestivum* el que, al ser foco de todas las travesuras de los genetistas de las plantas, ha acumulado un cambio sustancial en las características determinadas genéticamente de las proteínas del gluten. También es potencialmente la fuente de muchos de los extraños fenómenos de salud que experimentan los seres humanos que los consumen.

No *todo* es cuestión del gluten

El gluten no es el único villano potencial que merodea en la harina de trigo.

Más allá del gluten, el otro 20 por ciento, aproximadamente, de otras proteínas en el trigo incluyen albúminas, prolaminas y globulinas, cada una de las cuales puede variar de una cepa a otra. En total, hay más de 1 000 proteínas adicionales que pretenden cumplir funciones como proteger al grano de patógenos, generar resistencia al agua y proporcionar funciones reproductivas. Hay aglutininas, peroxidasas, α-amilasas, serpinas y acil CoA oxidasas, sin mencionar cinco formas de gliceraldehído-3-fosfato deshidrogenasas. No olvido la β-purotionina, las puroindolinas a y b y las almidón-sintasas. El trigo no es sólo gluten, de la misma manera que la comida del sur no es sólo polenta.

Por si este bufét de proteínas y enzimas no fuera suficiente, los fabricantes de alimentos también emplean enzimas de hongos, como celulasas, glucoamilasas, xilanasas y β-xilosidasas para mejorar el levado y la textura de los productos de trigo. Muchos panaderos también agregan harina de soya para mejorar la mezcla y la blancura, introduciendo otro conjunto de proteínas y enzimas.

En la enfermedad celíaca, el ejemplo aceptado comúnmente (aunque no se realizan los diagnósticos necesarios) de enfermedad intestinal relacionada con el trigo, la proteína de gluten, en específico la α-gliadina, provoca una respuesta inmunológica que inflama el intestino delgado, ocasionando dolores de estómago y diarrea que incapacitan a quienes los padecen. El tratamiento es simple: evitar por completo cualquier cosa que contenga gluten.

No obstante, más allá de la enfermedad celíaca, hay reacciones alérgicas o anafilácticas (una reacción severa que provoca *shock*) a las proteínas que no son gluten, incluyendo las α-amilasas, tioredoxina y gliceraldehído-3-fosfato deshidrogenasa, con aproximadamente una docena más.[18] En individuos susceptibles, la exposición detona asma, erupciones (dermatitis atópica y urticaria) y una enfermedad rara y peligrosa denominada anafilaxis inducida por el ejercicio dependiente del trigo (WDEIA, por sus siglas en inglés), en la cual, erupciones, asma o anafilaxis son provocadas durante el ejercicio. La WDEIA se asocia más comúnmente con el trigo (también se puede presentar con mariscos) y ha sido atribuida a varias ϖ-gliadinas y gluteínas.

En resumen, el trigo no es sólo un carbohidrato complejo con gluten y salvado: es un conjunto complejo de compuestos bioquímicamente únicos que varían ampliamente según el código genético. Con sólo ver un muffin de semillas de amapola no serías capaz de discernir la increíble variedad de gliadinas, proteínas de gluten y otras distintas que contiene, muchas de ellas exclusivas del trigo enano moderno que es la fuente de tu muffin. Al dar la primera mordida, disfrutarías de inmediato la dulzura de la amilopectina A mientras envía al cielo tu nivel de azúcar.

A continuación, exploraremos la increíble variedad de efectos para la salud que tiene tu muffin y otros alimentos que contienen trigo.

PARTE DOS

EL TRIGO Y LA MANERA EN QUE DESTRUYE LA SALUD DE LOS PIES A LA CABEZA

CAPÍTULO **4**

OYE, TÚ, ¿QUIERES COMPRAR UN POCO DE EXORFINAS? LAS PROPIEDADES ADICTIVAS DEL TRIGO

Adicción. Abstinencia. Delirios. Alucinaciones. No describo una enfermedad mental ni una escena de *Atrapados sin salida*. Hablo de ese alimento que invitas a tu cocina, compartes con tus amigos y bebes con tu café.

Te explicaré por qué el trigo es único entre los alimentos que desata curiosos efectos en el cerebro, que comparte con las drogas opiáceas. Eso explica por qué algunas personas experimentan una increíble dificultad para eliminar el trigo de su dieta. No es un asunto de falta de voluntad, inconveniencia, ni hábitos difíciles de romper; se trata de terminar una relación con algo que se apodera de tu psique y tus emociones, de una manera que no dista mucho de cómo la heroína lo hace con el adicto desesperado.

Aunque consumes café y alcohol con la conciencia de que deseas obtener efectos específicos en la mente, el trigo es algo que consumes por "nutrición" no para tener un "efecto". Como al tomar Kool-Aid en la reunión de Jim Jones, quizá no estés consciente de que esta cosa, apoyada por todas las "agencias" oficiales, juega con tu mente.

Las personas que eliminan el trigo de su dieta comúnmente reportan un mejor estado de ánimo, menos cambios de humor, una mejor capacidad para concentrarse y un sueño más profundo, apenas días o semanas después de darle la última mordida a un bagel o a una lasaña al horno. Sin embargo, ese tipo de experiencias subjetivas "suaves" son difíciles de cuantificar en nuestra mente. También están sujetas al efecto placebo, por ejemplo, la gente simplemente *piensa* que se siente mejor. Sin embargo, a mí me sorprenden lo consistentes que son esas observaciones, experimentadas por la mayoría de las personas una vez que se diluyen los efectos iniciales de la abstinencia que consisten en confusión mental y fatiga. Yo personalmente he experimentado esos efectos y también he sido testigo de ellos en miles de personas.

Es fácil subestimar la presión psicológica del trigo. Después de todo, ¿qué tan peligroso puede ser un inocente muffin de salvado?

"¡El pan es mi droga!"

El trigo es el Haight-Ashbury de los alimentos, sin parangón en cuanto a su potencial para generar efectos totalmente únicos en el cerebro y en el sistema nervioso. No cabe duda: para algunas personas, el trigo es adictivo hasta el punto de la obsesión.

Algunas personas con adicción al trigo simplemente *saben* que tienen una adicción al trigo. O tal vez la identifican como una adicción a algunos alimentos que contienen trigo, como la pasta o la pizza. Entienden, incluso antes de que yo se lo diga, que su adicción por alimentos con trigo les hace sentirse un poquito "*high*". Todavía me dan escalofríos cuando una madre de familia bien vestida de los suburbios me confiesa: "El pan es mi droga. ¡Simplemente no lo puedo dejar!"

El trigo puede dictar elección de alimentos, consumo de calorías y la hora de comidas y refrigerios. Puede influir en el comportamiento y en el estado de ánimo. Incluso, dominar los pensamientos. Muchos de mis pacientes, cuando recibieron la sugerencia de eliminar el trigo de sus vidas, reportaron sentirse obsesionados con los productos de trigo al punto de pensar en ellos, hablar sobre ellos y salivar por ellos constantemente durante semanas. "No puedo dejar de pensar en el pan. ¡*Sueño* con pan!", me dicen, lo cual lleva a algunos a sucumbir al frenesí de consumir trigo y rendirse pocos días después de empezar.

Por supuesto, hay otra cara de la moneda en esta adicción. Cuando las personas se divorcian de los productos que contienen trigo, 30 por ciento experimenta algo que sólo se podría considerar como síndrome de abstinencia.

Yo personalmente he sido testigo de cientos de personas que reportan fatiga extrema, confusión mental, irritabilidad, incapacidad de funcionar en el trabajo o en la escuela e incluso depresión en los primeros días o semanas después de eliminar el trigo. El alivio total se obtiene con un bagel o un cupcake (o, tristemente, más bien con cuatro bagels, dos cupcakes, una bolsa de pretzels, dos muffins y un montón de brownies, seguido a la mañana siguiente por un desagradable caso de remordimiento). Es un círculo vicioso: te abstienes de una sustancia y resulta una experiencia sin lugar a dudas desagradable; vuelves a consumirla y la experiencia desagradable termina… en mi opinión, eso suena muy parecido a la abstinencia.

Las personas que no han experimentado esos efectos lo minimizan, pensando que resta credibilidad creer que algo tan rudimentario como el trigo afecta al sistema nervioso central tanto como la nicotina o el crack.

Hay una razón científicamente verosímil tanto para la adicción como para los efectos de abstinencia. El trigo no sólo afecta el cerebro normal, sino también el anormal vulnerable, con resultados que van más allá de la simple adicción y la abstinencia. Estudiar los efectos del trigo en el cerebro anormal nos puede enseñar algunas lecciones sobre cómo y por qué el trigo se asocia con esos fenómenos.

El trigo y la mente esquizofrénica

La primera lección importante sobre los efectos del trigo en el cerebro surgió al estudiar sus efectos en personas que padecen esquizofrenia.

Los esquizofrénicos llevan una vida difícil. Luchan por diferenciar la realidad de la fantasía interna, a menudo tienen delirios de persecución e incluso creen que sus mentes y sus acciones son controladas por fuerzas externas (¿te acuerdas de David Berkowitz, "el hijo de Sam", el asesino serial de Nueva York que acosaba a sus víctimas con base en instrucciones que le daba su perro? Por fortuna, el comportamiento violento es poco habitual en los esquizofrénicos, pero ilustra la profundidad posible de la patología). Una vez que la esquizofrenia es diagnosticada, hay poca esperanza de llevar una vida normal en el trabajo, con familia e hijos. Te espera una vida de reclusión, medicamentos con terribles efectos secundarios y una lucha constante con los oscuros demonios internos.

Entonces, ¿cuáles son los efectos del trigo en la vulnerable mente esquizofrénica?

La primera conexión formal de los efectos del trigo en el cerebro esquizofrénico comenzó con el trabajo del psiquiatra F. Curtis Dohan, cuyas observaciones iban desde Europa hasta Nueva Guinea. El doctor Dohan siguió esta línea de investigación porque observó que, durante la Segunda Guerra Mundial, hombres y mujeres de Finlandia, Noruega, Suecia, Canadá y Estados Unidos requirieron menos hospitalizaciones por esquizofrenia cuando la escasez de alimentos hizo que no hubiera pan disponible, sólo para requerir un mayor número de hospitalizaciones cuando se retomó el consumo de trigo al término de la guerra.[1]

El doctor Dohan observó un patrón similar en los cazadores-recolectores de Nueva Guinea que tenían una cultura similar a la de la Edad de Piedra. Antes de la introducción de la influencia occidental, la esquizofrenia era prácticamente desconocida, diagnosticada en apenas 2 de 65 000 habitantes. A medida que los hábitos alimenticios occidentales se infiltraron en la población de Nueva

Guinea y se introdujeron productos de trigo cultivado, cerveza hecha de cebada y maíz, Dohan observó cómo aumentó estratosféricamente la incidencia de esquizofrenia y se volvió *65 veces* más común.[2] En este contexto, se propuso desarrollar observaciones que establecieran si había una relación de causa y efecto entre el consumo de trigo y la esquizofrenia.

A mediados de los sesenta, mientras trabajaba en el Hospital de la Administración de Veteranos en Filadelfia, el doctor Dohan y sus colegas decidieron eliminar todos los productos de trigo de las comidas que daban a los pacientes con esquizofrenia sin su conocimiento ni su autorización. (Era una época anterior a que se requirieran consentimientos informados y antes de que se hiciera público el terrible experimento Tuskegee sobre sífilis, el cual desató la indignación del público y condujo a la creación de una legislación que requiere del consentimiento totalmente informado del participante). Y he aquí que después de cuatro semanas sin trigo había mejoras identificables y cuantificables en los rasgos distintivos de la enfermedad: un menor número de alucinaciones auditivas, menos delirios, menos desapego de la realidad. Entonces, los psiquiatras volvieron a agregar los productos de trigo a la dieta de sus pacientes y las alucinaciones, los delirios y el desapego social regresaron. Volvieron a quitar el trigo y los pacientes y sus síntomas mejoraron; los volvieron a agregar y empeoraron.[3]

Las observaciones realizadas en Filadelfia en los esquizofrénicos fueron corroboradas por psiquiatras de la Universidad de Sheffield en Inglaterra, con conclusiones similares.[4] Desde entonces, ha habido reportes de remisión total de la enfermedad, como el caso que describen los doctores de la Universidad de Duke de una mujer de setenta años que padecía esquizofrenia: sufría delirios, alucinaciones e intentos suicidas con objetos punzantes y líquidos para limpieza durante 53 años, la cual experimentó un alivio completo de la psicosis y los deseos suicidas ocho días después de dejar el trigo.[5]

Aunque parece poco probable que la exposición al trigo haya *ocasionado* la esquizofrenia en primer lugar, las observaciones del doctor Dohan y otros investigadores sugieren que el trigo empeora de modo notable los síntomas.

Otra enfermedad en la que el trigo puede ejercer efectos en una mente vulnerable es el autismo. Los niños autistas tienen problemas para interactuar socialmente y comunicarse. La frecuencia de la enfermedad ha aumentado en los últimos 40 años, de poco común a mediados del siglo XX a 1 de cada 150 niños en el XXI.[6] Pequeñas muestras iniciales han demostrado mejoría en los comportamientos autistas al eliminar el gluten del trigo.[7,8] El estudio clínico más completo hasta la fecha incluyó a 55 niños autistas de Dinamarca, cuyas mediciones formales de comportamiento autista mostraron mejorías con la eliminación del gluten (y con la eliminación de la caseína de los lácteos).[9]

Aunque sigue siendo tema de debate, una parte sustancial de niños y adultos con trastorno por déficit de atención con hiperactividad (TDAH) también responden a la eliminación del trigo. Sin embargo, las respuestas con frecuencia se ven enturbiadas debido a la sensibilidad a otros componentes de la dieta, como azúcares, endulzantes artificiales, aditivos y lácteos.[10]

Es poco probable que la exposición al trigo haya sido la *causa* inicial del autismo o el TDAH, pero, como en el caso de la esquizofrenia, parece asociarse con un empeoramiento de los síntomas característicos de las enfermedades.

Aunque el trato similar a ratas de laboratorio que recibieron los pacientes esquizofrénicos del Hospital de Veteranos de Filadelfia que no estaban al tanto de nada nos puede hacer sentir escalofríos desde la comodidad de nuestro siglo XXI en que debemos estar informados y dar nuestro consentimiento, no obstante, es una ilustración gráfica del efecto del trigo en la función mental. Pero, ¿por qué diablos la esquizofrenia, el autismo y el TDAH se exacerban con el trigo? ¿Qué hay en ese grano que empeora la psicosis y otros comportamientos anormales?

Investigadores de los Institutos Nacionales de Salud (NIH, por sus siglas en inglés) buscaron algunas respuestas.

Exorfinas: la conexión entre el trigo y el cerebro

La doctora Christine Zioudrou y sus colegas de los NIH sometieron al gluten, la proteína principal del trigo, a un proceso digestivo simulado para imitar lo que sucede después de que comemos pan u otros productos que lo contienen.[11] Expuesto a la pepsina (una enzima del estómago) y al ácido clorhídrico (ácido del estómago), el gluten se degrada a una mezcla de polipéptidos. Los polipéptidos dominantes fueron aislados y administrados a ratas de laboratorio. Se descubrió que dichos polipéptidos tenían una habilidad particular para penetrar la barrera de la sangre del cerebro que separa el torrente sanguíneo del cerebro. Esta barrera está ahí por una razón: el cerebro es altamente sensible a la amplia variedad de sustancias que entran al cuerpo, algunas de las cuales provocan efectos indeseables si cruzan tus amígdalas, hipocampo, corteza cerebral o alguna otra estructura del cerebro. Una vez en el cerebro, los polipéptidos del trigo se unen al receptor de morfina, el mismo al que se unen las drogas opiáceas.

La doctora Zioudrou y sus colegas llamaron a esos polipéptidos "exorfinas", nombre corto de "compuestos exógenos similares a la morfina", distinguiéndolas de las endorfinas, los compuestos endógenos (de fuente interna) similares a la morfina que se presentan, por ejemplo, cuando un corredor se siente "*high*". Al polipéptido dominante que cruzaba la barrera entre la sangre y el cerebro lo denominaron "gluteomorfina", o compuesto similar a la morfina proveniente del gluten (aunque a mí el nombre me suena más a una inyección de morfina en el trasero). Los investigadores especularon que las endorfinas podrían ser los factores activos derivados del trigo responsables del deterioro de los síntomas de los esquizofrénicos del Hospital de Filadelfia y otros lugares.

Aún más revelador, la administración de la naloxona bloquea el efecto que tienen en el cerebro los polipéptidos derivados del gluten.

Imaginemos que eres un adicto a la heroína que vive en un barrio pobre. Mientras hacías una transacción con drogas que se puso difícil, te acuchillan y te llevan en camilla a la sala de emergencias más cercana. Como estás drogado con heroína, pateas y gritas al personal del hospital que trata de ayudarte. Así que esas buenas personas te atan y te inyectan una droga llamada naloxona e, instantáneamente, ya *no* estás drogado. A través de la magia de la química, la naloxona revierte de inmediato la acción de la heroína o de cualquier otro opiáceo como la morfina o la oxicodona.

En animales de laboratorio, la administración de naloxona bloquea la unión de las exorfinas del trigo a los receptores de morfina de las neuronas. Sí, la naloxona, que bloquea opiáceos, impide que las exorfinas derivadas del trigo se unan al cerebro. La misma droga que apaga la heroína en el adicto a las drogas bloquea los efectos de las exorfinas del trigo.

En un estudio realizado por la Organización Mundial de la Salud en 32 personas con esquizofrenia que padecían alucinaciones auditivas se demostró que la naloxona las reducía.[12] Por desgracia, el siguiente paso lógico, administrar naloxona a los pacientes que comen una dieta "normal" con trigo y a pacientes sin trigo, no ha sido estudiado. (Los estudios clínicos que podrían llevar a conclusiones que no apoyan el uso de medicamentos a menudo no se llevan a cabo. En este caso, si la naloxona hubiera mostrado beneficios en los esquizofrénicos que consumían trigo, la conclusión inevitable habría sido eliminar el trigo, no prescribir el medicamento).

La experiencia de la esquizofrenia nos muestra que las exorfinas del trigo tienen el potencial de ejercer distintos efectos en el cerebro. Quienes no padecemos esquizofrenia no experimentamos alucinaciones auditivas como resultado de un bagel de cebolla, pero esos compuestos siguen estando en el cerebro, de una forma no distinta en un esquizofrénico. Esto también enfatiza cómo el trigo es realmente único entre los granos, ya que otros como mijo o linaza no generan exorfinas (dado que no tienen gluten), ni comportamientos obsesivos ni síndrome de abstinencia en personas con cerebros normales o anormales.

Así que éste es tu cerebro con trigo: la digestión produce compuestos similares a la morfina que se unen a los receptores de opiáceos del cerebro. Esto induce una forma de recompensa, una leve euforia. Cuando el efecto es bloqueado o no se consumen alimentos que producen exorfinas, algunas personas experimentan un identificable y desagradable síndrome de abstinencia.

¿Qué sucede si se administran medicamentos bloqueadores de los opiáceos a seres humanos normales (por ejemplo, que no padecen esquizofrenia)? En un estudio realizado en el Instituto Psiquiátrico de la Universidad del Sur de California, los participantes que consumían trigo a quienes se les administró naloxona consumieron 33 por ciento menos calorías en el almuerzo y 23 por ciento menos en la cena (un total de aproximadamente 400 calorías menos en las dos comidas) que los participantes a quienes se les dio un placebo.[13] En la Universidad de Michigan, comedores compulsivos fueron confinados a una habitación llena de comida durante una hora. (Es una buena idea para un nuevo programa de TV: *The Biggest Gainer*). Los participantes consumieron 28 por ciento menos galletas de trigo, palitos de pan y pretzels con la administración de naloxona.[14]

En otras palabras, si se bloquea la recompensa eufórica del trigo, el consumo de calorías disminuye, dado que el trigo ya no genera las sensaciones favorables que fomentan el consumo repetitivo. (De manera predecible, la industria farmacéutica usa esta estrategia para comercializar un medicamento para bajar de peso que contiene naltrexona, un equivalente oral de la naloxona. Se afirma que el medicamento bloquea el sistema mesolímbico de recompensa enterrado en el interior del cerebro humano que es responsable de generar sensaciones favorables con la heroína, la morfina y otras sustancias. Las sensaciones favorables pueden reemplazarse por sensaciones de disforia o infelicidad. En consecuencia, la naltrexona se combina con bupropión, medicamento antidepresivo empleado para dejar de fumar).

Desde efectos de abstinencia hasta alucinaciones psicóticas, el trigo es en parte responsable de algunos fenómenos neurológicos peculiares. Para recapitular:

- El trigo común, al momento de la digestión, genera polipéptidos que tienen la capacidad de llegar al cerebro y unirse a receptores de opiáceos.
- La acción de los polipéptidos derivados del trigo, las denominadas exorfinas, como la gluteomorfina, puede recibir un cortocircuito si se emplean medicamentos bloqueadores de opiáceos, la naloxona y la naltrexona.
- Cuando se administran a personas normales o con apetitos incontrolables, los medicamentos bloqueadores de opiáceos producen reducción del apetito, de los antojos y del consumo de calorías, así como una disminución en el ánimo; el efecto parece particularmente específico en los productos que contienen trigo.

De hecho, el trigo prácticamente es el único alimento con efectos potentes en el sistema nervioso central. Fuera de sustancias intoxicantes como el etanol (como el de tu merlot o tu chardonnay favoritos), el trigo es uno de los pocos alimentos que alteran el comportamiento, inducen efectos placenteros y generan un síndrome de abstinencia al eliminarlo. Y fue necesario realizar observaciones en pacientes con esquizofrenia para aprender sobre dichos efectos.

La conquista de los antojos nocturnos

Desde que puede recordar, Larry ha tenido problemas de peso.

Nunca le pareció lógico. Hacía ejercicio, con frecuencia en extremo. No era raro que anduviera en bicicleta 80 kilómetros, ni que caminara 24 en el bosque o en el desierto. Como parte de su trabajo, Larry disfrutaba el terreno de muchas áreas diferentes de Estados Unidos. Sus viajes a menudo lo llevaban al suroeste, donde hacía caminatas de hasta seis horas. También se enorgullecía por seguir una dieta saludable: limitando su consumo de carne roja y aceites, comiendo muchas frutas y verduras y, por supuesto, abundantes "granos enteros saludables".

Conocí a Larry por un problema de ritmo cardiaco, que atendimos rápidamente. Sin embargo, el funcionamiento de su sangre era otro tema. En pocas palabras, era un desastre: la glucosa en sangre estaba en el rango de la diabetes baja, los triglicéridos demasiado altos, en 210 mg/dl, el HDL demasiado bajo en 37 mg/dl y 70 por ciento de sus partículas de LDL eran del tipo que ocasionan enfermedades cardíacas. La presión de la sangre era un tema importante, con valores sistólicos ("superiores") que llegaban hasta 170 mmHg y diastólicos ("inferiores") de 90 mmHg. Con 1.70 metros de altura y 110 kilos, Larry tenía más o menos 36 kilos de sobrepeso.

"No entiendo. Hago ejercicio como nadie que conozcas. Realmente *me gusta* el ejercicio. Pero nada más no puedo —*no puedo*— bajar de peso, sin importar lo que haga". Larry hizo un recuento de las aventuras de su dieta, las cuales incluían mucho arroz, bebidas de proteínas, regímenes de "desintoxicación" y hasta hipnosis. Todos resultaban en la pérdida de unos cuantos kilos, que recuperaba rápidamente. Sin embargo, admitía un exceso peculiar: "Realmente lucho con mi apetito por la noche. Después de cenar, siempre pico algo. Intento que sean cosas buenas, como pretzels de trigo entero y esas galletas multigrano que como con dip de yogur. Pero, a veces como toda la noche, desde la cena hasta que me acuesto. No sé por qué, pero algo sucede en la noche y simplemente no puedo parar."

Aconsejé a Larry sobre la necesidad de eliminar de su dieta el estimulante número uno del apetito: el trigo. Larry me miró como diciendo: "¡Otra idea loca, no por favor!" Después de un gran suspiro, aceptó darle una oportunidad. Con cuatro adolescentes en casa, limpiar las alacenas de todo lo que tuviera trigo fue todo un reto, pero él y su esposa lo hicieron.

Larry regresó a mi consultorio seis semanas después. Reportó que, en tres días, sus antojos nocturnos habían desaparecido por completo. Ahora cenaba y quedaba satisfecho sin necesidad de picar. También notó que su apetito era mucho menor durante el día y su deseo de comer refrigerios prácticamente desapareció. Asimismo, admitió que, ahora que sus antojos de comida eran mucho menores, su consumo de calorías y el tamaño de sus porciones eran una fracción de lo que comía antes. Sin hacer ningún cambio a sus hábitos de ejercicio, había perdido "sólo" cuatro kilos. Pero, lo más importante, también sentía que había recuperado el control sobre su apetito y sus impulsos, una sensación que había perdido años antes.

El trigo: un estimulante del apetito

A los adictos al crack y a la heroína que se inyectan en las esquinas oscuras de una casa de drogadictos ubicada en un barrio marginal no les preocupa ingerir sustancias que alteran su mente. Pero, ¿qué hay de ciudadanos respetuosos de la ley como tú y tu familia? Apuesto a que tu idea de algo que altere tu mente es pedir la mezcla fuerte en vez de la mediana en Starbucks o tomar demasiadas Heinekens el fin de semana. Sin embargo, consumir trigo significa que, sin quererlo, ingieres el alimento más común que activa la mente.

En efecto, el trigo es un *estimulante* del apetito. Hace que quieras más: más galletas, cupcakes, pretzels, dulces, refrescos. Más bagels, muffins, burritos, sándwiches, pizza. Hace que quieras tanto alimentos que contienen trigo como alimentos sin trigo. Y, para colmo, para algunas personas el trigo es una droga, o por lo menos produce efectos neurológicos similares a los de una droga, que se pueden revertir con medicamentos empleados para contrarrestar los efectos de los narcóticos.

Si saltas ante la idea de que te administren una droga como la naloxona, podrías preguntar: "¿Qué tal si, en vez de bloquear químicamente el efecto que tiene el trigo en el cerebro, nada más lo eliminaras por completo?" Bueno, ésa es la misma pregunta que hago. Suponiendo que puedas tolerar el síndrome de abstinencia (aunque desagradable, por lo general es inofensivo en comparación con el rencor que recibes de tu esposa, amigos y compañeros de trabajo enojados), el hambre y los antojos disminuyen, el consumo de calorías baja, el ánimo y el bienestar aumentan, el peso se reduce, la panza de trigo se encoge.

Entender que el trigo, específicamente las exorfinas del gluten, generan euforia, comportamiento adictivo y estimulan el apetito, tenemos una forma potencial de controlar el peso: elimina el trigo y elimina el peso.

CAPÍTULO 5

SE TE VE LA PANZA DE TRIGO: LA RELACIÓN ENTRE TRIGO Y OBESIDAD

Tal vez has experimentado este escenario:

Te encuentras a una amiga que no has visto en algún tiempo y exclamas con alegría:

Tú: ¡Elizabeth! ¿Para cuándo nace el bebé?

Elizabeth: [*pausa*] ¿El bebé? No sé a qué te refieres.

Tú: Gulp…

Sí, así es. La grasa abdominal de la panza de trigo puede ser una imitación estupenda de una panza de embarazada.

¿Por qué el trigo ocasiona una acumulación de grasa específicamente en el abdomen y no, por decir algo, en el cuero cabelludo, en la oreja izquierda o en la espalda? Y, más allá del percance ocasional de "no estoy embarazada", ¿por qué resulta importante?

¿Y de qué manera la eliminación del trigo llevaría a la pérdida de grasa abdominal?

Vamos a explorar las características únicas de la panza de trigo.

Panza de trigo, llantitas, senos masculinos y panzas de embarazada ocasionadas por la comida

Ésas son las curiosas manifestaciones de consumir el grano moderno que denominamos trigo. Suaves o con protuberancias, peludas o sin pelo, tensas o flácidas, las panzas de trigo vienen en tantas formas, colores y tamaños como seres humanos existen. Pero todas comparten la misma causa metabólica subyacente.

Quiero presentar el argumento de que los alimentos hechos con o que contienen trigo te hacen engordar. Iría tan lejos hasta decir que el consumo demasiado entusiasta de trigo es la causa *principal* de la crisis de diabetes y obesidad de Estados Unidos. Es una gran parte de la razón por la que Jillian Michaels necesita acosar a los concursantes de *Biggest Loser*. Explica por qué los atletas modernos, como los jugadores de beisbol y los triatletas, están más gordos que nunca. Culpa al trigo cuando en tu asiento del avión te aplaste el hombre de 130 kilos sentado junto a ti.

Claro, las bebidas azucaradas y los estilos de vida sedentarios se suman al problema. Pero, para la gran mayoría de las personas conscientes de la salud que no caen en esos comportamientos que aumentan de peso, el detonante principal del aumento de peso es el trigo.

De hecho, la increíble bonanza financiera para la industria de los alimentos y los medicamentos creada por la proliferación del trigo en la dieta norteamericana, puede hacer que te preguntes si esta "tormenta perfecta" de alguna manera fue hecha por el hombre. ¿Acaso un grupo de hombres poderosos convocó a una reunión secreta estilo Howard Hughes en 1955, trazó un plan maligno para producir trigo enano de alto rendimiento y bajo costo, diseñó el consejo gubernamental de que hay que comer "granos enteros saludables", dirigió grandes empresas de alimentos para vender miles de millones de dólares de productos de trigo procesados, todo lo cual condujo a obesidad y a "necesitar" miles de millones de dólares en medicamentos para la diabetes, las enfermedades cardiacas y todas las demás consecuencias de la obesidad? Suena ridículo,

Diva con panza de trigo

Celeste ya no se sentía *cool*.

A los 61 años, reportaba que había ido subiendo de peso poco a poco respecto a su rango normal de 54 a 61 kilos de los veintitantos y treinta y tantos. Algo sucedió cuando estaba a mediados de los 40 y, aun sin hacer cambios sustanciales en sus hábitos, poco a poco subió de peso hasta llegar a 82 kilos. "Es lo más que he llegado a pesar en *toda* mi vida", decía molesta.

Como profesora de arte moderno, Celeste se rodeaba de gente de mundo y su peso la hacía sentir acomplejada y fuera de lugar. Así es que obtuve su atención cuando le expliqué mi estrategia de eliminar de la dieta todos los productos de trigo.

En los primeros tres meses, perdió 9 kilos, más que suficiente para convencerse de que el programa funcionaba. Ya buscaba en el fondo del clóset para encontrar ropa que no había usado en los últimos cinco años.

Celeste se apegó a la dieta y me confesó que rápidamente se había convertido en algo natural, no tenía antojos, rara vez necesitaba un refrigerio y simplemente pasaba cómodamente de una comida a otra sintiéndose satisfecha. Notó que, de vez en cuando, las presiones del trabajo le impedían salir a comer o cenar, pero los periodos prolongados sin comer resultaron sencillos. Le recordé que los refrigerios saludables como nueces naturales, galletas de linaza y queso encajaban muy bien en su programa. Sin embargo, le pareció que la mayor parte del tiempo los refrigerios no eran necesarios.

Catorce meses después de adoptar la dieta de la panza de trigo, Celeste no podía dejar de sonreír cuando regresó a mi consultorio con 57 kilos, un peso que había tenido por última vez a los treinta y tantos. Había bajado 24 kilos, incluyendo 30 centímetros de cintura, la cual pasó de medir 99 centímetros pulgadas a 68. No sólo podía ponerse otra vez sus vestidos talla 6, ya no se sentía incómoda codeándose con la gente del medio del arte. Ya no tenía necesidad de esconder su panza de trigo colgante bajo blusas holgadas o muchas capas de ropa. Podía usar orgullosamente su más ajustado vestido de coctel Óscar de la Renta sin que se le viera ningún bulto a causa de la panza de trigo.

pero, en cierta medida, eso es exactamente lo que sucedió. A continuación te explico cómo.

Granos enteros, verdades a medias

En los círculos de la nutrición, los granos enteros son el consentido del momento. De hecho, este ingrediente "saludable para el corazón", apoyado por el USDA, que quienes dan consejos en materia de alimentación concuerdan que debes comer en mayor cantidad, nos hace tener hambre y estar gordos, más hambrientos y más gordos que en ningún otro momento de la historia de la humanidad.

Mira una fotografía actual elegida al azar de diez norteamericanos y compárala con la fotografía de otros diez de comienzos del siglo xx o de cualquier siglo anterior cuando ya había fotografías y verás el tremendo contraste: hoy los norteamericanos son gordos. Según el CDC, 34.4 por ciento de los adultos ahora tienen sobrepeso (IMC de 25 a 29.9) y otro 33.9 por ciento padece obesidad (IMC de 30 o más), lo que deja a menos de uno de cada tres con peso normal.[1] Desde 1960, las filas de obesos han crecido con mayor rapidez, casi triplicando las de hace 50 años.[2]

Pocos norteamericanos tenían sobrepeso u obesidad durante los primeros dos siglos de la historia de la nación. (La mayor parte de la información recopilada sobre IMC que tenemos para comparar antes del siglo xx proviene del peso y la altura tabulados para el ejército de Estados Unidos. El hombre promedio en el ejército a finales del siglo XIX tenía un IMC de <23.2, sin importar la edad; para la década de 1990, el IMC promedio del ejército estaba en el rango del sobrepeso.[3] Fácilmente podemos afirmar que, si esto se aplica a los reclutas, es peor en la población civil). El peso aumentó al ritmo más veloz cuando el USDA y otros organismos dijeron a los norteamericanos lo que debían comer. Así, aunque la obesidad aumentó gradualmente a partir de los sesenta, el verdadero aumento en la aceleración de la obesidad comenzó a mediados de los ochenta.

Estudios realizados durante los ochenta y a partir de entonces han demostrado que, cuando los productos de harina blanca procesada son reemplazados por productos de harina de grano entero, hay una reducción en cáncer de colon, enfermedades cardíacas y diabetes. Esto es cierto e indiscutible.

De acuerdo con la sabiduría popular en materia de alimentación, si algo que es malo para ti (la harina blanca) es reemplazado por algo *menos* malo (el trigo entero), entonces mucho de lo menos malo debería resultarte excelente. Siguiendo esa lógica, si los cigarros altos en alquitrán son malos para tu salud y los bajos en alquitrán son menos malos, entonces, muchos cigarros bajos en alquitrán deberían ser buenos. Tal vez es una analogía imperfecta, pero ilustra la lógica equivocada que justifica la proliferación de granos en nuestra dieta. Añade a la mezcla el hecho de que el trigo ha sufrido cambios agrícolas enormes diseñados genéticamente y habrás dado con la fórmula para crear una nación de personas gordas.

El USDA y otros líderes de opinión "oficiales" dicen que más de dos tercios de los norteamericanos tienen sobrepeso u obesidad porque son inactivos y glotones. Nos sentamos sobre nuestros gordos traseros viendo demasiados *reality shows* en la televisión, pasamos demasiado tiempo en Internet y no hacemos ejercicio. Bebemos demasiados refrescos azucarados y comemos demasiada comida chatarra y refrigerios basura. ¡A que no puedes comer sólo uno!

A todas luces, son malos hábitos que en algún momento pasarán la factura a nuestra salud. Pero he conocido muchas personas que me dicen que siguen con seriedad los lineamientos nutricionales "oficiales", evitan la comida chatarra y la comida rápida, hacen una hora diaria de ejercicio, mientras siguen subiendo más y más y más de peso. Muchos siguen los lineamientos fijados por la pirámide alimenticia del USDA (seis a 11 raciones de granos al día, de los cuales cuatro o más deberían ser granos enteros), la Asociación Americana del Corazón, la Asociación Americana de Dietética o la Asociación Americana de la Diabetes. ¿La piedra angular de todos esos lineamientos nutricionales? "Come más granos enteros saludables."

¿Acaso todas esas organizaciones están en contubernio con los granjeros que cultivan trigo y las empresas que venden semillas y químicos? Es más que eso. "Come más granos enteros saludables" en realidad es sólo el corolario del movimiento que aconsejaba "reduce la grasa" que abrazaron los médicos en los sesenta. Con base en observaciones epidemiológicas que sugieren que consumos más altos de grasa en nuestra dieta se asocian con niveles más altos de colesterol y riesgo de enfermedades cardiacas, los norteamericanos recibieron el consejo de reducir el consumo de grasas totales y saturadas. El argumento de que el grano entero es mejor que el blanco le echó más leña a la transición. El mensaje de "bajo en grasa y más granos" también demostró ser muy provechoso para la industria de los alimentos procesados. Detonó una explosión de estos alimentos, la mayoría con un costo de apenas unos centavos en términos de materias primas. La harina de trigo y la de maíz, el jarabe de maíz alto en fructuosa y el colorante de los alimentos actualmente son los ingredientes principales de los productos que llenan los pasillos interiores de cualquier supermercado moderno. (Los ingredientes naturales como verduras, carnes y lácteos suelen estar en el perímetro de esas mismas tiendas.) Los ingresos de las grandes compañías de alimentos aumentaron. Por sí sola, Kraft genera 48.1 *mil millones* de dólares en ingresos anuales, un incremento de 1 800 por ciento desde finales de los ochenta y una parte sustancial de ese dinero proviene de refrigerios hechos con trigo y maíz.

De la misma manera en que la industria del tabaco creó y mantuvo su mercado con las propiedades adictivas de los cigarros, el trigo de la dieta hace lo mismo con el consumidor indefenso y hambriento. Desde la perspectiva del vendedor de productos alimenticios, el trigo es el ingrediente perfecto de la comida procesada: cuanto más comes, más quieres. La situación para la industria de los alimentos ha mejorado aún más mediante los brillantes consejos del gobierno de Estados Unidos que incitan a los norteamericanos a comer más "granos enteros saludables".

Agarra mis llantitas: las propiedades únicas de la grasa visceral

El trigo detona un ciclo de saciedad y hambre regido por la insulina, acompañado por altibajos de euforia y abstinencia, distorsiones de la función neurológica y efectos adictivos, todos los cuales conducen a la acumulación de grasa.

Los extremos del azúcar y la insulina de la sangre son responsables de la acumulación de grasa específicamente en los órganos viscerales. Experimentada una y otra vez, la grasa visceral se acumula, creando un hígado graso, así como su manifestación superficial que nos es familiar, la panza de trigo. (Hasta tu corazón engorda, pero no lo puedes ver a través de las costillas semirígidas).

Así es que la llanta Michelin que rodea tu cintura o la de tus seres queridos representa la manifestación superficial de grasa visceral contenida dentro del abdomen y que recubre los órganos abdominales, resultado de meses o años de ciclos repetidos de niveles altos de azúcar e insulina en la sangre, seguido por la acumulación de grasa ocasionada por la insulina. No la acumulación de grasa en los brazos, las nalgas o los muslos, sino la flácida protuberancia alrededor del abdomen creada por órganos internos gordos y abultados. (La razón exacta de por qué el metabolismo desordenado de glucosa-insulina ocasiona acumulación de grasa visceral en el abdomen y no en tu hombro izquierdo o en la parte superior de la cabeza es una pregunta que deja perpleja a la ciencia médica).

La grasa en nalgas o muslos es precisamente eso: grasa en nalgas o muslos, ni más ni menos. Te sientas en ella, la aprietas dentro de tus *jeans*, lamentas las marcas de celulitis que ocasiona. Representa un exceso de calorías respecto al gasto calórico. Aunque el consumo de trigo se suma a la grasa de nalgas y muslos, la grasa en esas regiones, en comparación, está quieta, metabólicamente hablando.

La grasa visceral es distinta. Aunque puede servir para que tu pareja te agarre cariñosamente las "llantitas", también es la única capaz de detonar todo un universo de fenómenos inflamatorios. La grasa visceral que llena y rodea el abdomen en las panzas de trigo es una fábrica metabólica única, que trabaja 24 horas al día, los siete días de la semana. Y lo que produce son señales inflamatorias y citoquinas anormales o moléculas hormonales señalizadoras de célula a célula, como leptina, resistina y factor de necrosis tumoral.[4,5] Cuanta más grasa visceral está presente, mayores señales anormales se liberan en el torrente sanguíneo.

Toda la grasa corporal es capaz de producir otra citoquina, la adiponectina, molécula protectora que reduce el riesgo de enfermedades cardiacas, diabetes e hipertensión. Sin embargo, a medida que aumenta la grasa visceral, su capacidad de producir adinopectina protectora disminuye (por razones aún no muy claras).[6] La combinación entre la falta de adiponectina y un incremento de la leptina, el factor de necrosis tumoral y otros productos inflamatorios subyace a las respuestas anormales de la insulina, diabetes, hipertensión y enfermedades cardíacas.[7] La lista de otras enfermedades ocasionadas por la grasa visceral crece y ahora incluye demencia, artritis reumatoide y cáncer de colon.[8] Por esa razón, la circunferencia de la cintura es un elemento poderoso para predecir todas esas enfermedades, así como la mortalidad.[9]

La grasa visceral no sólo produce niveles anormalmente altos de señales inflamatorias, sino que *en sí misma* está inflamada y contiene abundantes conjuntos de glóbulos blancos inflamatorios (macrófagos).[10] Las moléculas endocrinas e inflamatorias producidas por la grasa visceral se vacían (a través de la circulación portal drenando sangre del tracto intestinal) directamente al hígado, el cual, entonces, produce otra secuencia de señales inflamatorias y proteínas anormales.

En otras palabras, en el cuerpo humano, no toda la grasa es igual. La grasa de la panza de trigo es una grasa *especial*. No es simplemente un repositorio pasivo para el exceso de calorías de la pizza; en realidad, es una glándula endocrina muy similar a la glándula tiroidea o el páncreas y es una glándula endocrina muy grande y muy activa. (Irónicamente, la abuela tenía razón hace 40 años cuando decía que una persona con sobrepeso tenía un problema "de las glándulas"). A diferencia de otras endocrinas, la glándula de la grasa visceral no sigue las reglas, sino un libreto único que funciona en contra de la salud del cuerpo.

Así es que una panza de trigo no es sólo antiestética, también es muy poco saludable.

Poniéndose *"high"* con insulina

¿Por qué el trigo es mucho peor para el peso que otros alimentos?

El fenómeno esencial que detona el crecimiento de la panza de trigo es un nivel alto de azúcar (glucosa). A su vez, tener el azúcar alta provoca que la insulina de la sangre se eleve. (La insulina es liberada por el páncreas en respuesta al azúcar de la sangre: cuanto más alto es el nivel de azúcar, más insulina debe ser liberada para mover el azúcar hacia el interior de las células del cuerpo, como las de los músculos y el hígado). Cuando la capacidad del páncreas de producir insulina en respuesta a los aumentos de azúcar de la sangre se excede, se desarrolla diabetes. Sin embargo, no tienes que ser diabético para experimentar un nivel alto de azúcar y un nivel alto de insulina: quienes no padecen diabetes fácilmente experimentan altos niveles de azúcar para generar su propia panza de trigo, en particular dado que los alimentos hechos de trigo se convierten tan fácilmente en azúcar.

Un nivel alto de insulina en la sangre ocasiona acumulación de grasa visceral, la manera en que el cuerpo almacena energía excesiva. Cuando la grasa visceral se acumula, el flujo de señales inflamatorias hace que tejidos como el músculo y el hígado respondan menos a la insulina. Esta llamada resistencia a la insulina significa que el páncreas debe producir cada vez mayores cantidades de insulina para metabolizar los azúcares. Al final, resulta un círculo vicioso de mayor resistencia a la insulina, mayor producción de insulina, mayor depósito de grasa visceral, mayor resistencia a la insulina, etcétera, etcétera.

Los nutriólogos afirman que el trigo incrementa el azúcar en la sangre de una manera más profunda que lo hacía el azúcar de mesa hace 30 años. Como hemos explicado antes, el índice glucémico, o IG, es la manera en que el nutriólogo mide cuánto se elevan los niveles de azúcar en la sangre en los 90 a 120 minutos posteriores al consumo de un alimento. Según esta medida, el pan de trigo entero tiene un IG de 72, mientras el azúcar de mesa común y corriente tiene un IG de 59 (aunque algunos laboratorios han obtenido resultados de hasta 65). En contraste, los frijoles rojos tienen un IG de 51 y la toronja de 25, mientras alimentos que no tienen carbohidratos, como salmón y nueces, tienen índices glucémicos prácticamente de cero: comer esos alimentos no produce ningún efecto en el azúcar de la sangre. De hecho, con pocas excepciones, *pocos alimentos tienen un índice glucémico tan alto como el trigo.* Con excepción de los frutos secos ricos en azúcar como dátiles e higos, aparte de los productos de trigo, los únicos alimentos que tienen un índice glucémico tan alto son los almidones secos y pulverizados, como los de maíz, arroz, papa y tapioca. (Vale la pena notar que ésos son los mismos carbohidratos que a menudo se usan para hacer alimentos "sin gluten". Más adelante, hablaré al respecto).

Como el carbohidrato del trigo, la amilopectina A de digestión única, ocasiona un mayor incremento en el azúcar de la sangre que prácticamente cualquier otro alimento (más que una barra de chocolate, el azúcar de mesa o el helado) y también detona una mayor liberación de insulina. Más amilopectina A significa más azúcar en la sangre, insulina más alta, más acumulación de grasa visceral... una panza de trigo más grande.

Agrega el inevitable bajón de azúcar en la sangre (hipogluce-mia), consecuencia natural de altos niveles de insulina y verás por qué a menudo se produce un hambre irresistible, a medida que el cuerpo intenta protegerte de tener el azúcar baja. Sales corriendo por algo que comer que eleve tu nivel de azúcar y el ciclo se vuelve a poner en marcha, repitiéndose cada dos horas.

Ahora, incluye la respuesta de tu cerebro a los efectos eufóricos de las exorfinas generados por el trigo (y el efecto potencial de abs-tinencia si te pierdes la siguiente "dosis") y no es de sorprender que la panza de trigo que rodea tu cintura siga creciendo cada vez más.

La lencería para hombres está en el segundo piso

La panza de trigo no sólo es un asunto cosmético, sino un fe-nómeno con verdaderas consecuencias para la salud. Además de producir hormonas inflamatorias como la leptina, la grasa visceral también es un factor de producción de estrógenos en ambos sexos, los que confieren características femeninas a las niñas al inicio de la pubertad, como el ensanchamiento de la cadera y el crecimiento de senos.

Hasta la menopausia, las mujeres adultas tienen niveles altos de estrógenos. Sin embargo, su exceso producido por grasa visceral, aumenta de manera considerable el riesgo de padecer cáncer de mama, ya que los estrógenos en niveles altos estimulan el tejido de los senos.[11] En consecuencia, el aumento en la grasa visceral en una mujer se ha asociado con un incremento del cuádruple en el riesgo de padecer cáncer de seno. Este riesgo en mujeres posme-nopáusicas con grasa visceral de la panza de trigo es del doble que en mujeres más delgadas posmenopáusicas sin panza de trigo.[12] A pesar de la aparente relación, ningún estudio (increíblemente) ha examinado los resultados de una dieta sin trigo para perder la grasa visceral de la panza y su efecto en la incidencia de cáncer de mama. Si simplemente unimos los puntos, se podría predecir una marcada reducción del riesgo.

Los hombres, al tener sólo una diminuta fracción de los estrógenos de las mujeres, son sensibles a cualquier cosa que incremente sus estrógenos. Cuanto más grande es la panza de trigo en los hombres, más estrógenos se producen a causa del tejido de la grasa visceral. Como los estrógenos estimulan el crecimiento de tejido mamario, niveles elevados de estrógenos hacen que los hombres desarrollen senos más grandes, los temidos "senos masculinos", "bubis de hombre" o, dicho profesionalmente, ginecomastia.[13] La grasa visceral también incrementa los niveles de la hormona prolactina hasta siete veces.[14] Como sugiere el nombre (prolactina significa "estimulación de la lactación"), los niveles altos de prolactina estimulan el crecimiento de tejido mamario y la producción de leche.

El aumento de los senos de un hombre, por lo tanto, no es sólo la característica vergonzosa de la que se burla tu sobrino, sino una evidencia con copa B de que los niveles de estrógenos y prolactina están elevados debido a la fábrica inflamatoria y hormonal que cuelga de tu cintura.

Toda una industria se desarrolla para ayudar a los hombres avergonzados por sus senos crecidos. La cirugía de reducción de senos masculinos florece y crece a nivel nacional a un ritmo vertiginoso. Otras "soluciones" incluyen ropa especial, camisas de compresión y programas de ejercicio. (Tal vez Kramer, del programa *Seinfield*, no estaba tan loco cuando inventó el "mansiere").

Aumento de los estrógenos, cáncer de mama, bubis en los hombres… todo a partir de la bolsa de bagels que comparten en la oficina.

Enfermedad celíaca:
un laboratorio de pérdida de peso

Como mencioné antes, el padecimiento por excelencia con el que se ha vinculado el trigo de manera concluyente es la enfermedad celíaca. A los celíacos se les aconseja que eliminen de su dieta los productos de trigo, para disminuir todo tipo de complicaciones desagradables del desarrollo de su enfermedad. ¿Qué nos puede enseñar su experiencia sobre los efectos de la eliminación del trigo? De hecho, hay lecciones muy importantes sobre pérdida de peso que se deducen a partir de los estudios clínicos de personas con enfermedad celíaca que eliminan los alimentos con gluten de trigo.

La falta de reconocimiento de la enfermedad celíaca entre los médicos, con sus presentaciones inusuales (por ejemplo, fatiga o migraña sin síntomas intestinales), significa un retraso promedio de *once años* desde el inicio de los síntomas hasta el momento del diagnóstico.[15,16] Quienes padecen enfermedad celíaca pueden, por tanto, desarrollar un estado de desnutrición severa debido a la falla en la absorción de nutrientes al momento del diagnóstico. Esto es especialmente cierto en el caso de niños que padecen enfermedad celíaca, quienes tienen sobrepeso y están poco desarrollados para su edad.[17]

Algunos celíacos se vuelven esqueléticos antes de que se determine la causa de su enfermedad. Un estudio de la Universidad de Columbia, de 2010, realizado con 369 personas con enfermedad celíaca incluyó a 64 participantes (17.3 por ciento) con un increíble índice de masa corporal de 18.5 o menos.[18] (Un IMC de 18.5 en una mujer de 1.60 de altura equivaldría a un peso de 47 kilos, o 59 en un hombre de 1.75 de altura.) Años de mala absorción de nutrientes y calorías, empeorada por diarreas frecuentes, dejan a muchos celíacos bajos de peso, desnutridos y luchando simple y sencillamente por mantener su peso.

La eliminación del gluten del trigo elimina los agentes ofensivos que destruyen el recubrimiento del intestino. Una vez que éste se regenera, es posible una mejor absorción de vitaminas, minerales y calorías, y el peso comienza a aumentar debido a la mejoría en la nutrición. Dichos estudios documentan el *aumento* de peso al eliminar el trigo que experimentan los celíacos bajos de peso y desnutridos.

Por esta razón, la enfermedad celíaca ha sido considerada una plaga de niños y adultos raquíticos. Sin embargo, los expertos en el tema han observado que, durante los últimos 30 o 40 años, pacientes recién diagnosticados con enfermedad celíaca cada vez más a menudo padecen sobrepeso u obesidad. Una de esas tabulaciones recientes de pacientes diagnosticados mostró que 39 por ciento comenzaba con sobrepeso (IMC 25 a 29.9) y 13 por ciento con obesidad (IMC >30).[19] Según este cálculo, más de la mitad de las personas diagnosticadas con enfermedad celíaca tienen, como resultado, sobrepeso u obesidad.

Si nos enfocamos sólo en las personas con sobrepeso no severamente desnutridas en el momento del diagnóstico, los celíacos de hecho *pierden* una cantidad sustancial de peso cuando eliminan el gluten del trigo. Un estudio de la Clínica Mayo y la Universidad de Iowa rastreó a 215 pacientes celíacos después de la eliminación del trigo y, en los primeros seis meses, tabuló una pérdida de peso de 12.5 kilos en quienes comenzaron con obesidad.[20] En el estudio de la Universidad de Iowa antes mencionado, la eliminación del trigo redujo la presencia de obesidad *a la mitad* en un año; más de 50 por ciento de los participantes que comenzaron con un IMC en el rango del sobrepeso de 25 a 29.9 bajaron en promedio 11 kilos.[21] El doctor Peter Green, gastroenterólogo líder del estudio y profesor de medicina clínica en la Universidad de Columbia, especula que "no está claro si se debe a la reducción de calorías o a otro factor de la dieta" responsable de la pérdida de peso en la dieta sin gluten. Con todo lo que has aprendido, ¿no está claro que la eliminación del trigo es la responsable de esa extravagante pérdida de peso?

Observaciones similares se han hecho en niños con enfermedad celíaca: quienes eliminan el gluten del trigo ganan músculo y retoman su crecimiento normal, pero también tienen menos grasa corporal en comparación con los que no padecen enfermedad celíaca.[22] (Rastrear cambios en el peso de los niños es complicado porque están creciendo). Otro estudio mostró que 50 por ciento de niños obesos con enfermedad celíaca lograron un IMC normal al eliminar el gluten.[23]

Lo que hace que esto sea increíble es que, más allá de la eliminación del gluten, la dieta de los pacientes celíacos no tiene más restricciones. Éstos no fueron programas de pérdida de peso intencionales, sólo eliminación de trigo y gluten. No se contaron las calorías, no hubo ningún control de las porciones, ejercicio ni ningún otro medio de bajar de peso… sólo la eliminación del trigo. No hay prescripciones de contenido de carbohidratos ni de grasas, sólo eliminación del gluten. Esto significa que algunas personas incorporan alimentos "sin gluten", como panes, cupcakes y galletas, que ocasionan un *aumento* de peso, a veces drástico. (Como explicaré más adelante, si quieres bajar de peso, es importante no reemplazar un alimento que sube de peso, el trigo, con otro grupo de alimentos sin gluten que suben de peso). En muchos programas sin gluten, de hecho *se fomenta* el consumo de alimentos sin gluten. A pesar de esta prescripción alimenticia, el hecho sigue siendo el mismo: las personas que padecen enfermedad celíaca experimentan una marcada pérdida de peso al eliminar el gluten.

Los investigadores que llevan a cabo esos estudios, aunque sospechan que hay "otros factores", nunca ofrecen la posibilidad de que la pérdida de peso se deba a la eliminación de un alimento que ocasiona aumento de peso, es decir, el trigo.

Resulta interesante que esos pacientes tienen un consumo calórico sustancialmente más bajo una vez que adoptan una dieta sin gluten, en comparación con personas que no siguen una dieta sin gluten, aunque otros alimentos no tienen restricción. El consumo de calorías se midió en 14 por ciento menos al día en las dietas sin gluten.[24] Otro estudio encontró que los celíacos que se apegaban estrictamente a la eliminación del gluten consumían 418 calorías menos al día que los celíacos que no se comprometían y permitían que el gluten de trigo siguiera en sus dietas.[25] Para alguien cuyo consumo diario es de 2 500 calorías, esto representaría una reducción de 16.7 por ciento en el consumo. Adivina lo que eso afecta al peso.

Como algo sintomático de la tendencia del dogma nutricional convencional, los investigadores del primer estudio etiquetaron la dieta de los pacientes que se recuperaron de enfermedad celíaca como "no balanceada", dado que la dieta sin gluten no contenía pasta, pan, ni pizza, pero contenía más "alimentos naturales equivocados" (sí, de hecho dijeron eso) como carne, huevo y queso. En otras palabras, sin querer, o sin darse cuenta siquiera de que lo habían hecho, los investigadores demostraron el valor de una dieta sin trigo, que reduce el apetito y requiere sustituir calorías con alimentos reales. Por ejemplo, una revisión exhaustiva reciente de la enfermedad celíaca, escrita por dos expertos muy reconocidos en el tema, no menciona la pérdida de peso al eliminar el gluten.[26] Sin embargo, está ahí, en los datos, claro como el día: elimina el trigo, elimina el peso. Los investigadores de estos estudios también tienden a considerar que la pérdida de peso por dietas sin trigo, sin gluten, se debe a la falta de diversos alimentos a causa de la eliminación del trigo, en vez de a la eliminación del trigo en sí. (Como verás más adelante, no hay una falta de variedad al eliminar el trigo; sigue habiendo mucha comida maravillosa en un estilo de vida sin gluten).

Puede ser la falta de exorfinas, la reducción del ciclo insulina-glucosa que desencadena el hambre o algún otro factor, pero eliminar el trigo reduce el consumo diario de 350 a 400 calorías, sin que haya ninguna otra restricción de calorías, grasas, carbohidratos o tamaño de las porciones. No hay platos más pequeños, más tiempo masticando, ni comidas pequeñas frecuentes. Sólo desaparece el trigo de tu mesa.

No hay razón para creer que la pérdida de peso que se da al eliminar el trigo es exclusiva de los celíacos. Es cierta para personas *con* sensibilidad al gluten y para personas *sin* sensibilidad al gluten.

Así es que cuando extrapolamos la eliminación del trigo a personas que no padecen enfermedad celíaca, como hice con miles de pacientes, vemos el mismo fenómeno: pérdida de peso drástica e inmediata, similar a la que tiene lugar en la población celíaca que padece obesidad.

Pierde la panza de trigo

Cuatro kilos en 14 días. Ya sé. Suena como otro infomercial de la televisión hablando maravillas de su último truco para "perder peso rápido".

Sin embargo, lo he visto una y otra vez. Elimina el trigo en sus miles de formas y los kilos se derriten, con frecuencia a un ritmo de kilo por día. Sin trucos, comidas particulares, fórmulas especiales, bebidas para "reemplazar comidas" ni regímenes de "limpieza".

Obviamente, perder peso a ese ritmo sólo se puede mantener por un tiempo o terminarás siendo una pila de polvo. Pero el ritmo inicial de pérdida de peso puede ser asombroso, igualando lo que podrías lograr con un ayuno total. Me parece que este fenómeno es fascinante: ¿por qué eliminar el trigo genera una pérdida de peso tan rápida como *dejar de comer*? Sospecho que es una combinación entre el ciclo de aumento y depósito de glucosa-insulina-grasa y la reducción natural en el consumo de calorías resultante. Pero, como médico, he visto cómo sucede esto una y otra vez.

La eliminación del trigo a menudo es parte de las dietas bajas en carbohidratos. Cada vez hay más estudios clínicos que demuestran las ventajas de las dietas bajas en carbohidratos para perder peso.[27,28] De hecho, el éxito de estas dietas, en mi experiencia, se origina en gran medida por la eliminación del trigo. Como domina las dietas de la mayoría de los adultos modernos, eliminarlo anula la mayor fuente de problema. (También he sido testigo del *fracaso* de dietas bajas en carbohidratos porque su única fuente en la dieta eran productos con trigo).

Por supuesto, el azúcar y otros carbohidratos también cuentan. En otras palabras, si eliminas el trigo pero tomas refrescos con azúcar y comes chocolates y botanas de maíz todo el día, te negarás la mayor parte de los beneficios de pérdida de peso de eliminar el trigo. Sin embargo, la mayoría de los adultos racionales ya saben que evitar los Big Gulps y los Ben and Jerry's es una parte necesaria para bajar de peso. Es el trigo el que parece contrario al sentido común.

La eliminación del trigo es una estrategia menospreciada para lograr una pérdida de peso rápida y profunda, en particular de grasa visceral. He sido testigo del efecto de pérdida de peso de la panza de trigo miles de veces: elimina el trigo y el peso disminuye

47 kilos menos... y faltan 9

Cuando conocí a Geno, tenía esa apariencia familiar: palidez grisácea, cansancio, casi no prestaba atención. Con una altura de 1.75, sus 146 kilos incluían una considerable panza de trigo colgando del cinturón. Geno vino a verme para pedir mi opinión sobre cómo prevenir enfermedades coronarias, a partir de la preocupación que le había generado un "puntaje" anormal en un electrocardiograma, indicador de placa aterosclerótica coronaria y riesgo potencial de ataque al corazón.

Como era de esperarse, la cintura de Geno estaba acompañada de múltiples medidas metabólicas anormales, incluyendo niveles altos de azúcar en la sangre en el rango considerado como diabetes, triglicéridos altos, bajo colesterol HDL y muchas más; todos esto contribuía a su placa coronaria y al riesgo de enfermedades cardíacas.

De alguna manera lo convencí, a pesar de su actitud indiferente. Creo que ayudó solicitarla ayuda de la persona encargada de cocinarle y comprar los alimentos, la esposa de Geno. Al principio se sintió perplejo ante la idea de eliminar todos los "granos enteros saludables", incluyendo su amada pasta, y reemplazarlos con alimentos que consideraba prohibidos, como nueces, aceites, huevos, queso y carnes.

Seis meses después, Geno regresó a mi consultorio. No exagero al decir que estaba transformado. Alerta, atento y sonriente, Geno me dijo que su vida había cambiado. No sólo perdió la increíble cantidad de 29 kilos y 35 centímetros de cintura en esos seis meses, sino que había recuperado la energía que tenía de joven, lo cual lo había llevado a socializar con amigos y viajar con su esposa de nuevo, caminar y andar en bicicleta, dormir más profundo y tener un optimismo recién descubierto. Y sus análisis de laboratorio correspondían: el nivel de azúcar de la sangre estaba en un rango normal, el colesterol HDL se había *duplicado*, los triglicéridos disminuyeron de varios miles de miligramos a un rango perfecto.

Otros seis meses después, Geno había bajado 18 kilos más. Ahora pesaba 98... en un año bajó un total de 47 kilos.

"Mi meta es llegar a 89 kilos, el peso que tenía cuando me casé", me dijo Geno. "Sólo me faltan 9". Y lo dijo con una sonrisa.

rápidamente, sin esfuerzo, a menudo tanto como 22, 27, 45 o más kilos al año, dependiendo del exceso de peso al inicio. Sólo en los últimos 30 pacientes que eliminaron el trigo en mi clínica, la pérdida de peso promedio fue de 12 kilos en 5.6 meses.

Lo sorprendente de eliminar el trigo es que, al suprimir este alimento que detona el apetito y un comportamiento adictivo, se genera una nueva relación con la comida. La ingieres porque la necesitas para proveer tus necesidades fisiológicas de energía, no porque hay un ingrediente extraño que enciende tus "botones" del apetito, incrementándolo al igual que tu impulso de comer más y más. Descubrirás que tienes poco interés en el almuerzo a medio día, que pasas de largo fácilmente por la vitrina de los pasteles en la tienda y rechazas las donas en la oficina sin pestañear. Te divorciarás del deseo, motivado por el trigo, de comer más y más y más.

Descubre que si eliminas alimentos que detonan respuestas exageradas en la insulina y el azúcar de la sangre, suprimes la fuente alimenticia de exorfinas adictivas; te sientes más satisfecho con *menos*. El exceso de peso se disuelve y regresas a un peso fisiológicamente adecuado. Pierdes la peculiar y antiestética llanta alrededor del abdomen: dale un beso de despedida a tu panza de trigo.

Sé una persona sin gluten, pero no comas alimentos "sin gluten"

¿Que qué?

El gluten es la proteína principal del trigo y, como he explicado, es responsable de algunos, aunque no de todos, los efectos adversos del consumo de trigo. El gluten es el culpable del daño inflamatorio en el tracto intestinal de la enfermedad celíaca. Las personas que la padecen deben evitar meticulosamente los alimentos que contienen gluten. Esto significa eliminar el trigo, así como otros granos que lo contienen como cebada, centeno, espelta, triticale, kamut y tal vez las avenas. Los celíacos a menudo buscan alimentos "sin gluten" que imitan productos que contienen trigo. Se ha desarrollado toda una industria para cumplir sus deseos libres de gluten, desde pan hasta pasteles y postres sin gluten.

Sin embargo, muchos alimentos sin gluten se elaboran al reemplazar la harina de trigo con almidones de maíz, arroz, papa, tapioca (el almidón extraído de la raíz de la planta llamada mandioca o yuca). Esto es especialmente peligroso para cualquiera que desee bajar 9, 13 o más kilos, dado que los alimentos sin gluten, aunque no detonan la respuesta inmunológica o neurológica del gluten de trigo, sí detonan la respuesta de glucosa-insulina que hace subir de peso. Los productos de trigo incrementan la insulina y el azúcar de la sangre más que la mayoría de los alimentos. Pero recuerda: los alimentos hechos con almidones de maíz, arroz, papa y tapioca están entre los que incrementan el nivel de azúcar en la sangre aún *más* que los productos de trigo.

Así que los productos sin gluten no son productos sin *problemas*: son la probable explicación del sobrepeso de los celíacos que eliminan el trigo pero no bajan de peso. En mi opinión, los alimentos sin gluten no tienen papel alguno, más allá de ser una golosina ocasional, dado que su efecto metabólico no es muy distinto a comer un tazón de gomitas *jelly beans*.

En consecuencia, eliminar el trigo no es sólo eliminar el gluten, significa eliminar la amilopectina A del trigo, la forma de carbohidrato complejo que incrementa el azúcar de la sangre aún más que la de mesa o las barras de chocolate. Sin embargo, no quieres reemplazar la amilopectina A del trigo con los carbohidratos de rápida absorción de los almidones de arroz, maíz, papa y tapioca en polvo. En pocas palabras, no reemplaces las calorías del trigo con carbohidratos de rápida absorción del tipo que detonan la insulina y generan acumulación de grasa visceral. Y evita los alimentos sin gluten si llevas una dieta sin gluten.

Más adelante daré todos los pormenores de la eliminación del trigo, cómo navegar por el proceso completo, desde elegir alimentos saludables de reemplazo hasta enfrentar el síndrome de abstinencia. Proporciono una visión desde las trincheras, dado que he sido testigo de miles de personas que lo han logrado.

Sin embargo, antes de entrar en los detalles de la eliminación del trigo, hablaré sobre la enfermedad celíaca. Incluso si *no* padeces esta devastadora enfermedad, entender sus causas y curas proporciona un marco útil para pensar en el trigo y su papel en la dieta de los seres humanos. Más allá de enseñarnos una lección sobre pérdida de peso, la enfermedad celíaca puede proporcionar otras reflexiones útiles sobre salud para quienes no la padecemos.

Así que deja a un lado tu Cinnabon y hablemos sobre la enfermedad celíaca.

CAPÍTULO **6**

HOLA, INTESTINO. SOY YO, EL TRIGO. EL TRIGO Y LA ENFERMEDAD CELÍACA

Tu pobre e ignorante intestino. Ahí lo tienes, haciendo su trabajo todos los días, empujando los restos parcialmente digeridos de tu última comida a lo largo del intestino delgado de casi seis metros de largo, 1.2 metros de intestino grueso, produciendo el tema que domina las conversaciones de la mayor parte de los jubilados. Nunca descansa y sólo hace lo que tiene que hacer, sin pedir nunca un aumento ni seguro médico. Huevos rellenos, pollo rostizado o ensalada de espinacas se transforman en el familiar producto de la digestión, el desecho semisólido pintado de bilirrubina que, en nuestra sociedad moderna, eliminas en el baño sin hacer ninguna pregunta.

Incorpora un intruso que puede alterar todo el sistema feliz: el gluten de trigo.

Después de que el *Homo sapiens* y nuestros antepasados inmediatos pasaron millones de años comiendo el limitado menú proveniente de la caza y la recolección, el trigo entró en la dieta de los seres humanos, práctica desarrollada sólo durante los últimos 10 000 años. Este tiempo relativamente breve (300 generaciones) fue insuficiente para permitir que todos los seres humanos se adaptaran a esta planta única. La evidencia más drástica del fracaso en la adaptación al trigo es la enfermedad celíaca, alteración de la salud del intestino delgado a causa del gluten de trigo. Hay otros ejemplos del fracaso en la adaptación a ciertos alimentos, como la intolerancia a la lactosa, pero la enfermedad celíaca se cuece aparte en cuanto a la severidad de la respuesta y sus increíblemente variadas formas de expresarse.

Aunque no padezcas enfermedad celíaca, te animo a que sigas leyendo. *Adicto al pan* no es un libro sobre enfermedad celíaca. Sin embargo, es imposible hablar sobre los efectos del trigo para la salud sin hablar sobre esta enfermedad: es el prototipo de la intolerancia al trigo, el parámetro respecto al cual comparamos todas las demás formas de intolerancia al trigo. La enfermedad celíaca también está en aumento, elevándose al cuádruple en los últimos 50 años, hecho que, a mi parecer, refleja los cambios que el trigo en sí ha sufrido. Que no tengas enfermedad celíaca a los 25 años no significa que no puedas desarrollarla a los 45 y cada vez se presenta más en una variedad de nuevas formas, además de la alteración de la función intestinal. Así que, aunque tengas una buena salud intestinal y compitas con tu abuela en historias de éxito sobre lo regular que eres, no puedes estar seguro de que otro sistema corporal no sea afectado de una manera celíaca.

Descripciones floridas de los problemas característicos de diarrea de los celíacos comenzaron con el antiguo médico griego Areteo, en el año 100 d. C., quien aconsejaba ayuno a los pacientes celíacos. Muchas teorías surgieron a lo largo de los siglos para explicar por qué los celíacos tenían diarrea, retortijones y desnutrición imposibles de tratar. Esto llevó a tratamientos inútiles como el aceite de castor, enemas frecuentes y comer pan sólo si estaba tostado. Incluso hubo tratamientos que disfrutaron cierto grado de éxito, incluyendo la dieta compuesta sólo por mejillones del doctor Samuel Green, en la década de 1880, y la dieta del doctor Sidney Haas, que indicaba comer ocho plátanos al día.[1]

El pediatra holandés Willem-Karel Dicke fue el primero en establecer la relación entre la enfermedad celíaca y el consumo de trigo en 1953. La observación accidental de una madre de niño celíaco, quien se dio cuenta de que el salpullido de su hijo mejoraba cuando no le daba de comer pan, abrió esta sospecha por primera vez. Durante las épocas de escasez de alimentos hacia finales de la Segunda Guerra Mundial, el pan escaseó y Dicke fue testigo de la mejoría en los síntomas de enfermedad celíaca en los niños, sólo para presenciar el deterioro cuando los planes de alivio suecos arrojaron pan en los Países Bajos. Posteriormente, el doctor Dicke realizó meticulosas mediciones del crecimiento de los niños y del contenido de grasa que había en los excrementos, lo cual finalmente confirmó que el gluten de trigo, cebada y centeno eran las fuentes de estos problemas que ponían en riesgo la vida. La eliminación del gluten generó curas drásticas, mejoras enormes por encima de la dieta del plátano y los mejillones.[2]

Aunque la enfermedad celíaca no es la expresión más común de intolerancia al trigo, proporciona una imagen vívida y drástica de lo que el trigo es capaz de hacer cuando se encuentra con un intestino humano no preparado para él.

Enfermedad celíaca: cuidado con la poderosa migaja de pan

La enfermedad celíaca es algo serio. Es realmente increíble que una enfermedad tan debilitante, potencialmente fatal, pueda ser desencadenada por algo tan pequeño e inocente en apariencia como una migaja de pan o un crutón.

Alrededor de uno por ciento de la población es incapaz de tolerar el gluten del trigo, incluso en pequeñas cantidades. Si les das gluten a esas personas, el recubrimiento del intestino delgado, la delicada barrera que separa la incipiente materia fecal del resto del cuerpo, se rompe. Esto conduce a retortijones, diarrea y excremento color amarillo que flota en la taza del baño debido a las grasas no digeridas. Si se permite que esto progrese a lo largo de los años, la persona que padece enfermedad celíaca se vuelve incapaz de absorber nutrientes, pierde peso y desarrolla deficiencias nutricionales, por ejemplo de proteínas, ácidos grasos y vitaminas B12, D, E, K, folato, hierro y zinc.[3]

El recubrimiento roto del intestino permite que varios componentes del trigo entren en lugares donde no deben, como el torrente sanguíneo, fenómeno usado para diagnosticar la enfermedad: en la sangre se pueden encontrar anticuerpos contra la gliadina del trigo, uno de los componentes del gluten. También ocasiona que el cuerpo genere anticuerpos en contra de componentes del propio recubrimiento intestinal alterado, como la transglutaminasa y el endomisio, dos proteínas del músculo intestinal que también proporcionan la base de los otros dos exámenes de anticuerpos para el diagnóstico de la enfermedad celíaca, los antitransglutaminasa y los antiendomisio. A algunas bacterias que de otro modo serían "amistosas" y normalmente habitan en el tracto intestinal también se les permite enviar sus productos al torrente sanguíneo, iniciando otro rango de respuestas anormales inflamatorias e inmunológicas.[4]

Hasta hace unos años, se creía que la enfermedad celíaca era poco común, dado que afectaba sólo a uno entre muchos miles. A medida que han mejorado los medios de diagnóstico de la enfermedad, el número de personas que la padecen ha aumentado a 1 de cada 133. Los parientes inmediatos de los celíacos tienen un 4.5 por ciento de probabilidades de desarrollar también la enfermedad. Quienes tienen síntomas intestinales sugerentes tienen una probabilidad tan alta como de 17 por ciento.[5]

Como veremos, no sólo se ha revelado una mayor cantidad de casos de enfermedad celíaca mediante mejores pruebas de diagnóstico, sino que la propia incidencia de la enfermedad ha aumentado. No obstante, este padecimiento es un secreto bien guardado. En Estados Unidos, 1 de cada 133 equivale a más de dos millones de celíacos, aunque menos de 10 por ciento de ellos lo sabe. Una de las razones por las que 1 800 000 norteamericanos no saben que la padecen es porque se le considera "El Gran Imitador" (un honor que antes se le confería a la sífilis), dado que se expresa en muchas formas distintas. Aunque 50 por ciento con el tiempo experimenta los típicos retortijones, diarrea y pérdida de peso, la otra mitad muestra anemia, migrañas, síntomas neurológicos, infertilidad, baja estatura (en los niños), depresión, fatiga crónica o una variedad de otros síntomas y trastornos que, a primera vista, parecen no tener nada que ver con la enfermedad celíaca.[6] En otras personas, puede no ocasionar ningún síntoma, pero tal vez aparezca más adelante como un problema neurológico, incontinencia, demencia o cáncer gastrointestinal.

Las formas en que la enfermedad celíaca se muestra a sí misma también están cambiando. Hasta mediados de los ochenta, a los niños por lo general se les diagnosticaba a partir de síntomas de "problemas de desarrollo" (pérdida de peso, poco crecimiento), diarrea y distención abdominal antes de los dos años. Más recientemente, es más probable que los niños sean diagnosticados debido a anemia, dolor abdominal crónico, o por ningún síntoma, y el diagnóstico no se lleva a cabo sino hasta los ocho años o más.[7,8,9] En un amplio estudio clínico realizado en el Hospital Infantil Stollery en Edmonton, Alberta, el número de niños diagnosticados con enfermedad celíaca aumentó 11 veces de 1998 a 2007.[10] Resulta interesante que 53 por ciento de los niños del hospital diagnosticados mediante pruebas de anticuerpos, no mostraban síntomas de enfermedad celíaca y reportaban sentirse mejor después de eliminar el gluten.

Cambios paralelos se han observado en adultos, con menos quejas de síntomas "clásicos" de diarrea y dolor abdominal y más personas diagnosticadas con anemia, más con quejas de erupciones en la piel, como dermatitis herpetiforme y alergias, y más que no tenían ningún síntoma.[11]

Los investigadores no han logrado ponerse de acuerdo sobre por qué la enfermedad celíaca ha cambiado o por qué aumenta. La teoría más popular actualmente es: más madres amamantan (Sí, yo también me reí).

Gran parte del cambio de rostro de la enfermedad celíaca con toda seguridad se puede atribuir a diagnósticos más tempranos favorecidos por las pruebas de anticuerpos de la sangre fácilmente disponibles. Pero también parece haber un cambio fundamental en la enfermedad. ¿El cambio de rostro de la enfermedad celíaca podría deberse al cambio del trigo en sí? Puede que esto haga que el creador del trigo enano, doctor Norman Borlaug, se revuelque en su tumba, pero hay información que sugiere que algo cambió en el trigo mismo durante los últimos 50 años.

Un estudio fascinante realizado en la Clínica Mayo proporciona una fotografía única de la incidencia celíaca en los residentes de Estados Unidos de hace medio siglo, lo más cerca que estaremos de tener una máquina del tiempo para responder a nuestra pregunta. Los investigadores consiguieron muestras de sangre tomadas hace 50 años para un estudio sobre infección de estreptococos, las cuales se mantuvieron congeladas desde entonces. Estas muestras se tomaron durante el periodo de 1948 a 1954 de más de 9 000 reclutas masculinos en la Base de la Fuerza Área Warren (WAFB, por sus siglas en inglés) en Wyoming. Después de establecer la confiabilidad de las muestras congeladas durante tanto tiempo, las examinaron en busca de marcadores celíacos (antitransglutaminasa y antiendomisio) y compararon los resultados con muestras de dos grupos modernos. Se eligió un grupo de "control" moderno formado por 5 500 hombres con años de nacimiento similares a los de los reclutas militares, con muestras obtenidas empezando en 2006 (la edad promedio de los hombres era de 70 años). Un segundo grupo de control moderno consistía en 7 200 hombres de edad similar (edad promedio de 37 años) a la que tenían los reclutas de la Fuerza Aérea cuando se les sacó sangre.[12]

Aunque se identificaron marcadores de anticuerpos celíacos anormales en 0.2 por ciento de los reclutas de la WAFB, 0.8 por ciento de los hombres con fechas de nacimiento similares y 0.9 por ciento de hombres jóvenes actuales tenían marcadores celíacos anormales. Esto sugiere que la incidencia de la enfermedad se volvió cuatro veces mayor desde 1948 en los hombres a medida que envejecían y se ha vuelto cuatro veces mayor en hombres jóvenes. (Es probable que la incidencia sea aún más alta en mujeres, dado que hay más que hombres con enfermedad celíaca, pero todos los reclutas que participaron en el estudio original eran hombres). Los reclutas con marcadores celíacos positivos también tenían cuatro veces más probabilidades de morir, por lo general de cáncer, en los 50 años posteriores al deproporcionar la muestra de sangre.

Le pregunté al doctor Joseph Murray, investigador principal del estudio, si esperaba encontrar ese marcado incremento en la incidencia de la enfermedad celíaca. "No. Mi suposición inicial era que la enfermedad celíaca siempre había estado ahí y nosotros no la descubrimos. Aunque eso en parte era cierto, la información me enseñó otra cosa: realmente *está* aumentando. Otros estudios que demuestran que la enfermedad celíaca se presenta por primera vez en pacientes de mayor edad respalda la imputación de que algo está afectando a la población de *cualquier* edad, no sólo los patrones de alimentación de los niños."

Un grupo en Finlandia realizó un estudio diseñado de manera similar como parte de un esfuerzo mayor sobre cambios crónicos de salud originados con el tiempo. Aproximadamente, 7 200 hombres y mujeres finlandeses de más de 30 años proporcionaron muestras de sangre para examinar marcadores celíacos de 1978 a 1980. Veinte años después, de 2000 a 2001, otros 6 700 hombres y mujeres finlandeses, también de más de 30 años, proporcionaron muestras de sangre. Al medir los niveles de anticuerpos antitransglutaminasa y antiendomisio en ambos grupos, la frecuencia de los marcadores celíacos anormales aumentó de 1.05 por ciento en los primeros participantes a 1.99 por ciento, casi duplicándose.[13]

En consecuencia, tenemos evidencia de que el aparente incremento en la enfermedad celíaca (o por lo menos en los marcadores inmunológicos al gluten) no se debe sólo a que existen mejores pruebas: la enfermedad misma ha incrementado en frecuencia,

Nombra ese anticuerpo

Actualmente, existen tres grupos de análisis de anticuerpos de la sangre para diagnosticar la enfermedad celíaca o por lo menos para sugerir con seguridad que se ha detonado una respuesta inmune contra el gluten.

Anticuerpos antigliadina. Los anticuerpos antigliadina IgA, de corta duración, e IgG, que tienen una vida más larga, con frecuencia se emplean para determinar si alguien padece enfermedad celíaca. Aunque ampliamente disponibles, es menos probable que permitan diagnosticar a todas las personas que padecen la enfermedad, ya que fracasan en diagnosticar a cerca del 20 al 50 por ciento de los verdaderos celíacos.[14]

Anticuerpo transglutaminasa. El daño que el gluten produce en el recubrimiento intestinal deja al descubierto proteínas musculares que detonan la formación de anticuerpos. La transglutaminasa es una proteína de este tipo. Los anticuerpos contra esta proteína se pueden medir en el torrente sanguíneo y se pueden usar para evaluar la respuesta autoinmune que tiene lugar. En comparación con una biopsia intestinal, el ensayo de anticuerpo transglutaminasa identifica aproximadamente de 86 a 89 por ciento de los casos de enfermedad celíaca.[15,16]

Anticuerpo endomisio. Como la prueba del anticuerpo transglutaminasa, el endomisio identifica otra proteína del tejido intestinal que detona una respuesta por parte de los anticuerpos. Introducida a mediados de los noventa, esta prueba resulta la más precisa, ya que identifica más de 90 por ciento de los casos de enfermedad celíaca.[17,18]

Si ya te has divorciado del trigo, debes saber que estas pruebas pueden resultar negativas en unos cuantos meses y casi con toda seguridad serán negativas o mostrarán números reducidos después de seis meses.

Así que las pruebas tienen valor sólo para las personas que consumen productos de trigo o sólo para quienes han dejado de consumirlos recientemente. Por fortuna, hay algunas otras pruebas disponibles.

HLA DQ2, HLA DQ8. Éstos no son anticuerpos, sino marcadores genéticos de antígenos leucocitarios humanos, o HLA que, si están presentes, hacen que el portador sea más propenso a desarrollar enfermedad celíaca. Más de 90 por ciento de las personas que padecen enfermedad celíaca diagnosticada a través de biopsia intestinal tienen cualquiera de estos dos tipos de marcadores HLA, más comúnmente los DQ2.[19]

Un dilema: 40 por ciento de la población tiene uno de los marcadores HLA y/o marcadores de anticuerpos que los predisponen a ser celíacos; no obstante, no expresan síntomas ni ninguna otra evidencia de que el sistema inmune se haya alocado. Sin embargo, este último grupo ha demostrado experimentar una mejor salud cuando se elimina el gluten de trigo.[20] Esto significa que una parte muy sustancial de la población es potencialmente sensible al gluten del trigo.

Desafío rectal. No se trata de un nuevo programa de televisión, sino de una prueba que involucra colocar una muestra de gluten en el recto para ver si se detona una respuesta inflamatoria. Aunque muy preciso, las dificultades logísticas de esta prueba de cuatro horas de duración limitan su utilidad.[21]

Biopsia del intestino delgado. La biopsia del yeyuno, la parte superior del intestino delgado, realizada por medio de una endoscopía, es el "estándar de oro" según el cual se miden todas las demás pruebas. Lo positivo: los diagnósticos son confiables. Lo negativo: se necesita una endoscopía y biopsias. La mayoría de los gastroenterólogos aconsejan una biopsia del intestino delgado para confirmar el diagnóstico, si hay síntomas que sugieren la enfermedad, como retortijones crónicos y diarrea, y si las pruebas de anticuerpos sugieren la presencia de enfermedad celíaca. Sin embargo, algunos expertos han afirmado (y yo estoy de acuerdo) que la confiabilidad cada vez mayor de las pruebas de anticuerpos, como la prueba de endomisio, hacen que la biopsia intestinal sea potencialmente menos necesaria y tal vez no se necesite en lo absoluto.

La mayoría de los expertos en enfermedad celíaca aconsejan comenzar con una prueba de anticuerpos endomisio y/o transglutaminasa, seguida de una biopsia intestinal si la prueba de anticuerpos resulta positiva. En la situación ocasional en la que los síntomas sugieren fuertemente la presencia de enfermedad celíaca, pero las pruebas de anticuerpos son negativas, de todas formas puede considerarse la biopsia intestinal.

La sabiduría popular afirma que, si una o más pruebas de anticuerpos son anormales pero la biopsia intestinal da negativo para enfermedad celíaca, entonces, no es necesario eliminar el trigo. Yo creo que esto es equivocado, dado que muchos que padecen la denominada sensibilidad al gluten, o enfermedad celíaca latente, con el tiempo la desarrollarán o alguna otra manifestación de la enfermedad, como problemas neurológicos o artritis reumatoide.

Otra perspectiva: si estás comprometido con la idea de eliminar el trigo de tu dieta, así como otras fuentes de gluten como centeno y cebada, entonces la prueba puede no ser necesaria. La prueba es una necesidad cuando existen síntomas serios o signos potenciales de intolerancia al trigo y sería útil documentarlos para descartar la posibilidad de otras causas. Saber que albergas los marcadores de enfermedad celíaca podría aumentar tu voluntad de vivir meticulosamente sin gluten.

cuatro veces más en los últimos 50 años, duplicándose en los últimos 20. Para empeorar aún más las cosas, el incremento de la enfermedad celíaca ha sido paralelo al incremento de diabetes tipo 1, enfermedades autoinmunes como esclerosis múltiple y enfermedad de Crohn, además de alergias.[22]

Evidencia emergente sugiere que la mayor exposición al gluten con el trigo moderno puede ser responsable, por lo menos en parte, del aumento en la incidencia de enfermedad celíaca. Un estudio de los Países Bajos comparó 36 cepas modernas de trigo con 50 representativas del trigo que crecía hace un siglo. Al analizar las estructuras de la proteína del gluten que detonan la enfermedad celíaca, los investigadores encontraron que las proteínas del gluten que detonan la celiaquía se expresaban en niveles más altos en el trigo moderno, mientras las proteínas que no detonan celiaquía se expresaban menos.[23]

En resumen, en tanto la enfermedad celíaca se diagnostica por lo general en personas con pérdida de peso, diarrea y dolor abdominal, en el siglo XXI puedes ser gordo y estreñido, o incluso delgado y regular, y de todas formas tener la enfermedad. Y tienes más probabilidades de padecerla que tus abuelos.

Aunque de 20 a 50 años puede ser un tiempo largo en términos de vinos o hipotecas, es muy poco tiempo para que los seres humanos hayan cambiado genéticamente. La realización de los dos estudios que analizaron el incremento crónico de la incidencia de anticuerpos celíacos, uno en 1948 y otro en 1978, considera paralelos los cambios en el tipo de trigo que ahora puebla la mayoría de las granjas del mundo, es decir, el trigo enano.

Zonulinas: cómo el trigo se invita a sí mismo a entrar en el torrente sanguíneo

La proteína gliadina del gluten del trigo, presente en todas sus formas, desde el esponjoso pan Wonder hasta la tosca hogaza de pan multigrano orgánico, tiene la capacidad única de hacer que tu intestino sea permeable.

No se supone que los intestinos sean permeables libremente. Sabes que el tracto intestinal humano es hogar de todo tipo de cosas extrañas, muchas de las cuales observas durante tu ritual matutino en el baño. La asombrosa transformación de un sándwich de jamón o una pizza de pepperoni en los componentes de tu cuerpo, cuyos restos desaparecen al jalar la palanca del agua, es verdaderamente fascinante. Sin embargo, el proceso necesita ser regulado con detalle, permitiendo que entren al torrente sanguíneo sólo los componentes seleccionados de los alimentos y líquidos ingeridos.

Así, ¿qué sucede si varios componentes molestos entran por error al torrente sanguíneo? Un efecto indeseable es la autoinmunidad, es decir, la respuesta inmunológica del cuerpo es "engañada" para activarse y atacar órganos normales como la glándula tiroides o el tejido de las articulaciones. Esto puede conducir a enfermedades autoinmunes como la tiroiditis de Hashimoto y la artritis reumatoide.

Por tanto, regular la permeabilidad intestinal es una función fundamental del recubrimiento de las células de la frágil pared intestinal. Investigaciones recientes han señalado la gliadina como detonante de la liberación intestinal de una proteína llamada zonulina, regulador de la permeabilidad intestinal.[24]

Las zonulinas tienen el efecto peculiar de desensamblar las uniones estrechas, la barrera normalmente segura que hay entre las células intestinales. Cuando la gliadina detona la liberación de zonulina, las uniones estrechas intestinales se alteran y proteínas indeseadas como la gliadina y otras fracciones de proteínas de trigo entran al torrente sanguíneo. Los linfocitos que activan una respuesta inmune, como las células T, entonces son detonados para comenzar un proceso inflamatorio en contra de varias "auto" proteínas, iniciando así enfermedades relacionadas con el gluten del trigo y con la gliadina como enfermedad celíaca, enfermedad tiroidea, enfermedades de las articulaciones y asma. Las proteínas del trigo llamadas gliadinas se consideran responsables de abrir cualquier puerta, permitiendo que intrusos no deseados entren a lugares donde no deben estar.

Con excepción de la gliadina, pocas cosas comparten un talento similar para abrir puertas y alterar el intestino. Otros factores que detonan la zonulina y alteran la permeabilidad intestinal incluyen agentes infecciosos que ocasionan cólera y disentería.[25] La diferencia, por supuesto, es que puedes contraer cólera o disentería amebiana al ingerir alimentos o agua contaminada con heces y contraes enfermedades del trigo al comer un paquete de pretzels bien empacado o unos cupcakes de chocolate.

Tal vez desearás tener diarrea

Después de leer sobre algunos efectos potenciales que tiene la enfermedad celíaca a largo plazo, tal vez te descubras *deseando* tener diarrea.

Las ideas tradicionales respecto a la enfermedad celíaca giran en torno a la presencia de diarrea: sin diarrea no hay enfermedad celíaca. No es cierto. La enfermedad celíaca es más que una enfermedad intestinal con diarrea. Puede extenderse más allá del tracto intestinal y revelarse en muchas otras formas.

El rango de enfermedades asociadas con la celiaquía es realmente sorprendente, desde diabetes infantil (tipo 1) hasta demencia o esclerodermia. Estas asociaciones también se encuentran entre las menos comprendidas. Por tanto, no queda claro si *anticiparse* a la sensibilidad al gluten al eliminarlo, por ejemplo, eliminará o reducirá el desarrollo de diabetes infantil, algo a todas luces tentador. Esas enfermedades, como la enfermedad celíaca, resultan positivas para los diversos marcadores de anticuerpos celíacos y se detonan por los fenómenos inmunes e inflamatorios puestos en marcha por la predisposición genética (presencia de marcadores HLA DQ2 y HLA DQ8) y la exposición al gluten del trigo.

Uno de los aspectos más problemáticos de las enfermedades asociadas con la celiaquía es que los síntomas intestinales de esta enfermedad pueden no expresarse. En otras palabras, quienes padecen celiaquía pueden tener deterioro neurológico, como pérdida de equilibrio y demencia, a pesar de no mostrar retortijones, diarrea y pérdida de peso. La falta de síntomas intestinales reveladores también significa que rara vez se realiza el diagnóstico correcto.

En vez de llamarla enfermedad celíaca sin expresión intestinal, sería más preciso hablar de *intolerancia al gluten mediada por respuesta inmune*. Sin embargo, como esas enfermedades no intestinales de la sensibilidad del gluten fueron identificadas primero porque comparten los mismos marcadores HLA e inmunológicos con la enfermedad celíaca, la convención es hablar de enfermedad "latente" o sin participación intestinal. Yo pronostico que, a medida que el mundo de la medicina reconozca mejor que la intolerancia al gluten mediada por respuesta inmune es mucho más que enfermedad celíaca, la llamaremos algo así como intolerancia al gluten mediada por respuesta inmune, de la cual dicha enfermedad será un subtipo.

Enfermedades asociadas con la celiaquía, como la intolerancia al gluten mediada por respuesta inmune, incluyen las siguientes:

- **Dermatitis herpetiforme**: esta erupción característica se encuentra entre las manifestaciones más comunes de enfermedad celíaca o intolerancia al gluten mediada por respuesta inmune. La dermatitis herpetiforme es una erupción con pústulas que genera comezón, la cual por lo general se presenta en codos, rodillas o espalda. La erupción desaparece al eliminar el gluten.[26]
- **Enfermedades del hígado**: asociadas con celiaquía pueden asumir muchas formas, desde anomalías ligeras detectadas al realizar pruebas en el hígado hasta hepatitis crónica, cirrosis biliar primaria o cáncer biliar.[27] Como otras formas de intolerancia al gluten mediada por respuesta inmune, a menudo no hay participación intestinal ni síntomas como diarrea, a pesar de que el hígado forma parte del sistema gastrointestinal.
- **Enfermedades autoinmunes**: asociadas con ataques inmunes contra varios órganos, conocidas como enfermedades

autoinmunes, son más comunes en las personas que padecen celiaquía. Quienes padecen enfermedad celíaca son más propensas a desarrollar artritis reumatoide, tiroiditis de Hashimoto, enfermedades del tejido conectivo como lupus, asma, inflamatorias intestinales como colitis ulcerativa y enfermedad de Crohn, así como otros trastornos inflamatorios e inmunes. La artritis reumatoide, dolorosa y que desfigura las articulaciones con agentes inflamatorios, ha demostrado mejorar, y en ocasiones desaparecer por completo al eliminar el trigo.[28] El riesgo de padecer enfermedad inflamatoria intestinal autoinmune, colitis ulcerativa y enfermedad de Crohn es especialmente alto; la incidencia es 68 veces más alta en comparación con los no celíacos.[29]

- **Diabetes insulinodependiente**: los niños que padecen diabetes tipo 1 insulinodependiente tienen una probabilidad inusualmente alta de tener marcadores de anticuerpos positivos para enfermedad celíaca, con un riesgo hasta 20 veces más alto de desarrollarla.[30] No está claro si el gluten del trigo es la *causa* de la diabetes, pero algunos investigadores han especulado que un subgrupo de diabéticos tipo 1 desarrollan la enfermedad detonada por la exposición al gluten.[31]
- **Daño neurológico**: se asocian con la exposición al gluten de las cuales hablaremos con mayor detalle más adelante. Hay una incidencia curiosamente alta (50 por ciento) de marcadores celíacos entre personas que desarrollan una pérdida de equilibrio y coordinación (ataxia) que de otro modo sería inexplicable, o pérdida de sensación y de control muscular en las piernas (neuropatía periférica).[32] Incluso existe una terrorífica enfermedad llamada encefalopatía por gluten, caracterizada por alteraciones en el cerebro acompañadas de dolores de cabeza, ataxia y demencia, la cual puede resultar fatal; las anomalías se ven en la sustancia blanca del cerebro a través de una resonancia magnética.[33]
- **Deficiencias nutricionales**: por deficiencia de hierro es inusualmente común entre quienes padecen celiaquía y afecta

¿Es enfermedad celíaca o no?
Un historia real

Déjame contarte sobre Wendy.

Por más de diez años, Wendy luchó sin éxito con la colitis ulcerativa. Maestra de primaria de 36 años y madre de tres hijos, vivía con retortijones constantes, diarrea y sangrado frecuente, por lo que de vez en cuando necesitaba transfusiones sanguíneas. Se sometió a varias colonoscopías y requirió tres medicamentos para controlar su enfermedad, incluyendo el altamente tóxico metotrexato, que también se usa para el cáncer y los abortos médicos.

Conocí a Wendy porque se quejaba de palpitaciones menores del corazón, las cuales resultaron ser benignas y no requirieron ningún tratamiento. Sin embargo, me contó que, como su colitis ulcerativa no estaba respondiendo a los medicamentos, su gastroenterólogo le había aconsejado una extirpación de colon con ileostomía, que consiste en hacer un orificio artificial en el intestino delgado (íleon) en la superficie abdominal, en el cual se coloca una bolsa para contener las heces que vacían continuamente.

Después de escuchar la historia médica de Wendy, la animé a eliminar el trigo. "En realidad no sé si va a funcionar, le dije, pero como estás por enfrentar una extirpación de colon y una ileostomía, pienso que deberías darle una oportunidad."

"Pero, ¿por qué?, preguntó. Ya me han hecho la prueba para ver si tengo enfermedad celíaca y mi doctor dice que no."

"Sí, lo sé. Pero no tienes nada que perder. Inténtalo cuatro semanas y sabrás si estás respondiendo."

Wendy estaba escéptica pero aceptó probar.

Regresó a mi consultorio tres meses después, sin ninguna bolsa de ileostomía a la vista.

"¿Qué pasó?", le pregunté.

"Bueno, primero bajé 13 kilos." Se pasó la mano por el abdomen para mostrarme. "Y mi colitis ulcerativa casi ha desaparecido. Ya no tengo retortijones ni diarrea. Dejé de tomar todo, menos el Asacol". (Un derivado de la aspirina que a menudo se usa para tratar la colitis ulcerativa). "Realmente me siento genial."

En el siguiente año, Wendy ha evitado meticulosamente el trigo y el gluten; también ha eliminado el Asacol, sin que hayan regresado los síntomas. Curada. Sí, *curada*, a través de la eliminación del gluten. ¿Cómo podríamos llamarlo? ¿Deberíamos llamarlo enfermedad celíaca negativa a anticuerpos? ¿Intolerancia al trigo negativa a anticuerpos?

Hay un gran riesgo al encasillar enfermedades como la de Wendy en algo como la enfermedad celíaca. Casi le hizo perder el colon y padecer dificultades de salud durante toda la vida asociadas con la extirpación de colon, sin mencionar la vergüenza e incomodidad de llevar una bolsa de ileostomía.

Aún no existe un nombre definido para designar enfermedades como la de Wendy, a pesar de su extraordinaria respuesta a la eliminación del gluten del trigo. La experiencia de Wendy enfatiza los muchos aspectos desconocidos en este mundo de las sensibilidades al trigo, muchos de los cuales son tan devastadores como simple es la cura.

hasta a 69 por ciento. También son comunes las deficiencias de vitamina B12, ácido fólico, zinc y las vitaminas solubles en grasa A, D, E y K.[34]

Más allá de las enfermedades de la lista anterior, hay cientos asociadas con enfermedad celíaca y/o intolerancia al gluten mediada por respuesta inmune, aunque son menos comunes. Se ha documentado que las reacciones generadas por el gluten afectan todos los órganos del cuerpo humano, sin excepción. Ojos, cerebro, senos nasales, pulmones, huesos... el que se te ocurra, los anticuerpos del gluten han estado ahí.

En resumen, las consecuencias del consumo del gluten son sorprendentemente amplias. Puede afectar cualquier órgano y a cualquier edad, manifestándose en más formas que el número de amantes de Tiger Woods. Pensar en la enfermedad celíaca sólo como diarrea, como a menudo sucede en muchos consultorios médicos, es una simplificación enorme y potencialmente fatal.

Comer trigo y saltar del bungee

Comer trigo, como escalar, lanzarse en trineo por una montaña o saltar del bungee, es un deporte extremo. Es el único alimento común que implica su propia tasa de mortalidad a largo plazo.

Algunos alimentos, como mariscos y cacahuates, pueden provocar reacciones alérgicas agudas (como urticarias y anafilaxis), peligrosas en los casos susceptibles, e incluso fatales en casos poco comunes. Sin embargo, el trigo es el único alimento con su propia tasa de mortalidad medible cuando se le observa después de años de consumo. En un extenso análisis realizado durante 8.8 años, se observó un incremento de hasta 29.1 por ciento en la probabilidad de muerte en personas que padecían enfermedad celíaca o con resultados positivos en términos de anticuerpos sin enfermedad celíaca, en comparación con el resto de la población.[35] La mayor mortalidad por exposición al gluten se observó en el grupo de 20 años o menos, seguido por el de 23 a 39 años. La mortalidad también aumentó en todos los grupos de edades desde 2000; la mortalidad en personas con anticuerpos positivos al gluten de trigo pero *sin* enfermedad celíaca es de más del doble, en comparación con la mortalidad anterior al año 2000.

Los pimientos verdes no resultan en mortalidad a largo plazo, ni la calabaza, ni las moras, ni el queso. Sólo el trigo. Y no debes tener síntomas de enfermedad celíaca para que esto suceda.

No obstante, el trigo es el alimento que el USDA nos anima a comer. Yo personalmente no creo que sería una exageración que la FDA (que ahora regula el tabaco) requiriera una advertencia en los productos con trigo, como sucede con los cigarros.

Imagínate:

ADVERTENCIA DEL CIRUJANO GENERAL: el consumo de trigo en todas sus formas representa amenazas graves para la salud.

En junio de 2010, la FDA aprobó una regulación que exigía que los fabricantes de tabaco eliminaran los adjetivos engañosos de "*light*", "suave" y "bajo" de las cajetillas de cigarros, ya que son igual de malos que cualquier otro. ¿No sería interesante ver una regulación similar que subrayara que *el trigo es trigo*, sin importar que tan "entero", "multigrano" o "alto en fibra" sea?

Nuestros amigos del otro lado del Atlántico publicaron un extraordinario análisis de ocho millones de residentes del Reino Unido, en el cual se identificaron más de 4 700 personas con enfermedad celíaca comparadas con cinco sujetos de control por cada participante celíaco. Luego, todos fueron observados durante tres años y medio para ver si se presentaban tipos de cáncer. Durante el periodo de observación, los participantes con enfermedad celíaca mostraron 30 por ciento más probabilidades de desarrollar algunos tipos de cáncer e, increíblemente, uno de cada 33 participantes desarrolló cáncer a pesar del periodo relativamente corto de observación. La mayoría de los tipos eran malignidades gastrointestinales.[36]

La observación de más de 12 000 suecos con enfermedad celíaca demostró un incremento similar de 30 por ciento en cuanto al riesgo de padecer algún tipo de cáncer gastrointestinal. El número elevado de participantes reveló la amplia variedad de tipos de que pueden desarrollarse, incluyendo pequeños linfomas intestinales malignos y cáncer de garganta, esófago, intestino grueso, sistema hepatobiliar (hígado y ductos biliares) y páncreas.[37] Durante un periodo de hasta 30 años, los investigadores tabularon una duplicación de la mortalidad en comparación con los suecos que no padecían enfermedad celíaca.[38]

Recordarás que la enfermedad celíaca "latente" significa dar positivo en una o más pruebas de anticuerpos para la enfermedad sin que se observe evidencia de inflamación intestinal a través de endoscopía y biopsia, lo que yo denomino intolerancia al gluten mediada por respuesta inmune. Al observar a 29 000 personas con enfermedad celíaca durante aproximadamente ocho años se demostró que, en quienes padecían enfermedad celíaca "latente", había de 30 a 49 por ciento más probabilidades de padecer algún tipo de cáncer fatal, enfermedades cardiovasculares y respiratorias.[39] Puede que esté latente, pero no está muerta. Está bien viva.

Si la enfermedad celíaca o la intolerancia al gluten mediada por respuesta inmune no se diagnostica, puede presentarse linfoma no Hodgkin del intestino delgado, enfermedad difícil de tratar, y que a menudo es fatal. Los celíacos tienen un riesgo 40 veces mayor de padecer este tipo de cáncer en comparación con los no celíacos. El riesgo se revierte a la normalidad después de cinco años de eliminar el trigo. Los celíacos que no evitan el trigo pueden experimentar un riesgo hasta 77 veces más alto de linfoma y 22 más alto de cáncer de boca, garganta y esófago.[40]

Vamos a pensar al respecto: el trigo ocasiona enfermedad celíaca y/o intolerancia al gluten mediada por respuesta inmune, las cuales se encuentran subdiagnosticadas por un margen sorprendentemente amplio, ya que sólo 10 por ciento de los celíacos saben que padecen la enfermedad. Esto deja ignorante al 90 por ciento restante. El cáncer no es un resultado poco común. Sí, de hecho, el trigo lo causa. Y a menudo en los desprevenidos.

Por lo menos cuando saltas del bungee en un puente y quedas colgado de una cuerda de 60 metros, sabes que haces algo estúpido. Pero comer "granos enteros saludables"... ¿quién pensaría que hace que saltar del bungee parezca un juego de niños?

No comas hostias usando lápiz labial

Aun sabiendo las consecuencias dolorosas y potencialmente severas de comer alimentos con gluten, los celíacos luchan por evitar los productos de trigo, aunque parece algo fácil de hacer. El trigo ha llegado a ser omnipresente y con frecuencia se añade a alimentos procesados, medicamentos y hasta cosméticos. El trigo se ha vuelto la regla, sin excepción.

Intenta desayunar y descubrirás que los alimentos son terreno minado de exposición al trigo. Hot cakes, waffles, pan francés, cereal, muffins ingleses, bagels, pan tostado… ¿qué queda? Busca un refrigerio, te costará trabajo encontrar algo que no tenga trigo… obviamente olvídate de los pretzels, las galletas dulces y saladas. Toma un nuevo medicamento y tal vez experimentes diarrea o retortijones a causa de la diminuta cantidad de trigo en una pequeña pastilla. Quita la envoltura de una tira de chicle y la harina usada para evitar que la goma se pegue puede detonar una reacción. Lávate los dientes y quizá descubras que hay harina en el dentífrico. Ponte lápiz labial y puede ser que, sin darte cuenta, al lamerte los labios, ingieras proteína de trigo hidrolizada, seguido de una irritación de garganta o dolor abdominal. En la iglesia, el sacramento significa una hostia de… ¡trigo!

Para algunas personas, la ínfima cantidad de gluten del trigo contenida en unas cuantas migajas de pan o en la crema de manos con gluten bajo las uñas es suficiente para detonar diarrea y retortijones. Ser descuidado en cuanto a evitar el gluten puede tener consecuencias tremendas a largo plazo, como linfoma del intestino delgado.

Así que el celíaco termina siendo una molestia en restaurantes, tiendas de abarrotes y farmacias, teniendo que preguntar si los productos tienen gluten. Con demasiada frecuencia, un vendedor que gana el salario mínimo o el farmacéutico que trabaja en exceso no tienen ni idea. La mesera de 19 años que te sirve la berenjena empanizada por lo general no sabe ni le importa qué tan libre de gluten es. Amigos, vecinos y familia te ven como un fanático.

Por tanto, el celíaco debe navegar por el mundo siempre atento a cualquier cosa que contenga trigo o alguna otra fuente de gluten como centeno y cebada. Para tristeza de la comunidad celíaca, el número de alimentos y productos que contienen trigo se ha *incrementado* durante los últimos años, como reflejo de la falta de conciencia ante la severidad y frecuencia de esta enfermedad y la popularidad creciente de los "granos enteros saludables".

La comunidad celíaca ofrece varios recursos para tener éxito. La Sociedad Celíaca (www.celiacsociety.com) proporciona una lista y búsqueda de características de alimentos, restaurantes y fabricantes sin gluten. La Fundación para la Enfermedad Celíaca (www.celiac.org) es una buena fuente para la ciencia emergente. Un peligro: algunas organizaciones dedicadas a la enfermedad celíaca obtienen ingresos al promocionar productos sin gluten, riesgo alimenticio potencial pues, aunque no lo tengan, dichos productos pueden actuar como "carbohidratos basura". No obstante, muchos de los recursos y la información proporcionada por esas organizaciones pueden ser útiles. La Asociación de la Celiaquía (www.csaceliacs.org), el esfuerzo más fundamental, es la menos comercial. Lleva una lista y organiza grupos de apoyo regionales.

Enfermedad celíaca "lite"

Aunque la enfermedad celíaca afecta sólo a uno por ciento de la población, dos enfermedades intestinales comunes dañan a muchas más personas: el síndrome del intestino irritable (SII) y el reflujo (también llamado reflujo esofágico cuando se documenta inflamación en el esófago). Ambas pueden representar formas más leves de la enfermedad celíaca, lo que yo denomino enfermedad celíaca "lite".

El SII no ha sido bien entendido, a pesar de que se presenta con frecuencia. Consiste en retortijones, dolor abdominal y diarrea o excrementos sueltos alternados con estreñimiento y afecta entre 5 y 20 por ciento de la población, dependiendo de la definición.[41] Piensa en el SII como un tracto intestinal confundido, que sigue un guión trastornado que complica tus horarios de ir al baño. Se suelen realizar varias endoscopías y colonoscopías. Como quienes padecen SII no identifican patologías visibles, no es poco común que la enfermedad sea descartada o tratada con antidepresivos.

El reflujo se presenta cuando el ácido del estómago sube por el esófago debido a un esfínter gastroesofágica laxa, válvula circular destinada a confinar el ácido en el estómago. Como el esófago no está equipado para tolerar los contenidos ácidos del estómago, el ácido del esófago hace lo mismo que le haría el ácido a la pintura de tu coche: lo disuelve. El reflujo a menudo se experimenta como agruras, acompañadas de un sabor amargo en la parte trasera de la boca.

Hay dos categorías generales de cada una de estas enfermedades: el SII y el reflujo *con* marcadores positivos para enfermedad celíaca y el SII y el reflujo *sin* marcadores positivos para enfermedad celíaca. Las personas que padecen SII tienen cuatro veces más probabilidades de tener un resultado positivo en la prueba para uno o más marcadores celíacos.[42] Las personas con reflujo tienen 10 por ciento de probabilidades de tener marcadores celíacos positivos.[43]

Por su parte, 55 por ciento de los celíacos padecen síntomas de SII y entre 7 y 19 por ciento tienen reflujo.[44,45,46] Resulta interesante que 75 por ciento de los celíacos se alivian del reflujo al eliminar el trigo, mientras los no celíacos que no eliminan el trigo casi siempre recaen después de un tratamiento para el reflujo si siguen consumiendo gluten.[47] ¿Podría ser el trigo?

Elimina el trigo y el reflujo mejora, al igual que los síntomas de SII. Por desgracia, este efecto no ha sido cuantificado, a pesar de que los investigadores han especulado sobre la magnitud del papel que tiene el gluten en quienes padecen SII y reflujo pero que no tienen enfermedad celíaca.[48] Yo he sido testigo del alivio parcial o total de los síntomas del SII y del reflujo al eliminar el trigo de la dieta muchos miles de veces, ya sea que los marcadores celíacos sean anormales o no.

Deja que la enfermedad celíaca te libere

La enfermedad celíaca es una enfermedad permanente. Aunque el gluten se elimine durante muchos años, la enfermedad y otras formas de intolerancia al gluten mediada por respuesta inmune regresan a toda velocidad al reanudar el consumo.

Como la susceptibilidad a la enfermedad celíaca, por lo menos en parte, está determinada genéticamente, no se disipa con una dieta saludable, ejercicio, pérdida de peso, suplementos alimenticios, medicamentos, enemas diarios, piedras de sanación ni disculpas a tu suegra. Se queda mientras vivas y no seas capaz de intercambiar tus genes con otro organismo. En otras palabras, la enfermedad celíaca es de por vida.

Significa que incluso la exposición ocasional al gluten tiene consecuencias en la salud del celíaco o del individuo sensible al gluten, aun si no provoca síntomas inmediatos como diarrea.

No todo está perdido si padeces celiaquía. La comida puede ser igual de disfrutable sin trigo, incluso más. Uno de los fenómenos esenciales, pero poco apreciados que acompañan la eliminación del trigo y del gluten, seas celíaco o no, es que aprecias más la comida. Comes los alimentos porque necesitas sustento y disfrutas su sabor y su textura. No estás motivado por impulsos incontrolables escondidos como los que detona el trigo.

No pienses en la enfermedad celíaca como una carga. Piensa en ella como una *liberación*.

CAPÍTULO **7**

EL PAÍS DE LA DIABETES: EL TRIGO Y LA RESISTENCIA A LA INSULINA

L a he golpeado en la mandíbula, le he pegado y la he insultado. A continuación, vamos a ver directo a los ojos a esa cosa llamada diabetes.

Presidente del club de sopa de médula

Cuando era niño y vivía en Lake Hiawatha, Nueva Jersey, mi madre solía señalar a una u otra persona y nombrarla "presidente del club de sopa de médula". Ése era el título que le daba a quienes ella consideraba gente importante en nuestro pequeño pueblo de 5 000 habitantes. Por ejemplo, una vez, el marido de una de sus amigas se puso a hablar interminablemente sobre cómo sería capaz de arreglar todos los males del país si lo eligieran presidente... aunque estaba desempleado, le faltaban dos dientes de enfrente y había sido arrestado dos veces en los últimos dos años por conducir ebrio. De ahí, la simpática designación de mi madre como el presidente del club de sopa de médula.

El trigo, también, es el líder de un grupo nada envidiable, el peor carbohidrato de la pandilla, el que más probablemente nos llevará por el camino de la diabetes. El trigo es presidente de su propio club de sopa de médula, jefe entre los carbohidratos. Borracho, malhablado y sin bañar, todavía con la playera de la semana pasada, es elevado al estatus especial de "rico en fibra", "carbohidrato complejo" y "grano saludable para la salud" por todas las agencias que dan consejos de alimentación.

Debido a la increíble capacidad que tiene de elevar los niveles de azúcar, iniciar el paseo por la montaña rusa de la glucosa-insulina que maneja el apetito, generar exorfinas adictivas en el cerebro y acumular grasa visceral, es uno de los alimentos esenciales que hay que eliminar en un esfuerzo serio por prevenir, reducir o eliminar la diabetes. Podrías eliminar las nueces, pero no tendrías ningún impacto en el riesgo de diabetes. Podrías eliminar las espinacas o los pepinos y no tendrías ningún efecto en el riesgo de diabetes. Podrías desvanecer toda la carne de puerco y de res de tu mesa y, aun así, no tener ningún efecto.

Sin embargo, podrías eliminar el trigo y tendría lugar todo un efecto dominó de cambios: menos aumentos en el azúcar de la sangre, no se generarían las exorfinas que estimulan el deseo de consumir más, no iniciaría el ciclo glucosa-insulina del apetito. Y, si no hay ciclo glucosa-insulina, hay poco que genere apetito, excepto una necesidad fisiológica genuina de sustento, no los antojos excesivos. Si el apetito se reduce, el consumo de calorías disminuye, la grasa visceral desaparece, la resistencia a la insulina mejora, el azúcar de la sangre baja. Los diabéticos pueden volverse no diabéticos, los prediabéticos pueden ser no prediabéticos. Todos los fenómenos asociados con un mal metabolismo de la glucosa retroceden, incluyendo la presión alta, los fenómenos inflamatorios, la glicación, las partículas de LDL pequeñas, los triglicéridos.

En pocas palabras, elimina el trigo y, como resultado, revierte toda una *constelación* de fenómenos que de, otro modo, resultarían en diabetes y en todas las consecuencias para la salud que se asocian con ella, en tener que tomar tres o cuatro medicamentos, si no es que siete, y en vivir menos años.

Piensa en esto por un momento: los costos personales y sociales de desarrollar diabetes son sustanciales. En promedio, una persona con diabetes desembolsa de 180 000 a 250 000 dólares en gastos directos e indirectos de salud si se le diagnostica a los 50 años[1] y muere ocho años antes que alguien que no la padece.[2] Esto representa casi un cuarto de millón de dólares y la mitad del tiempo que pasarías viendo crecer a tus hijos, lo cual se sacrifica a causa de esta enfermedad, ocasionada en gran medida por los alimentos... en especial, por una lista específica de alimentos. El presidente del club de sopa de médula: el trigo.

La información clínica que documenta los efectos de la eliminación del trigo en la diabetes de alguna manera se ve opacada al incluir al trigo en la categoría más amplia de carbohidratos. Por lo general, las personas conscientes de la salud que siguen consejos alimenticios convencionales recomiendan reducir la grasa y comer más "granos enteros saludables" de modo que 75 por ciento de las calorías de sus carbohidratos provengan de productos de trigo. Es una relación más que suficiente con el club de la sopa de médula para llevarte por el camino de mayores costos médicos, complicaciones de salud y una esperanza de vida acortada por la diabetes. Pero también significa que, si acabas con el perro que está al frente, la manada se dispersa.

Tragar agua que sabe a miel

El trigo y la diabetes están estrechamente ligados. En muchas formas, la historia del trigo es también la historia de la diabetes. Donde hay trigo, hay diabetes. Donde hay diabetes, hay trigo. Es una relación tan estrecha como la de McDonald's y las hamburguesas. Pero no fue sino hasta la edad moderna cuando la diabetes se convirtió en una enfermedad no sólo de los ricos sino de todos los niveles de la sociedad. Se convirtió en la enfermedad "de todo el mundo".

La diabetes era prácticamente desconocida en el Neolítico, cuando los natufianos comenzaron por primera vez a cosechar el trigo silvestre llamado einkorn. A todas luces, era desconocida en el Paleolítico, millones de años antes de las ambiciones agrícolas de los natufianos neolíticos. Las observaciones arqueológicas y el registro de sociedades modernas de cazadores-recolectores sugieren que los seres humanos casi nunca desarrollan diabetes ni mueren a causa de complicaciones diabéticas antes de que los granos estén presentes en su dieta.[3,4] Tras la adopción de granos en la dieta humana, se constató mediante evidencia arqueológica un incremento en infecciones y enfermedades óseas como la osteoporosis, un aumento en la mortalidad infantil y una reducción en la esperanza de vida, así como diabetes.[5]

Por ejemplo, el "papiro Ebers" de 1534 a.C., descubierto en la Necrópolis de Tebas y data del periodo en que los egipcios incorporaron el trigo antiguo en su dieta, describe la producción excesiva de orina de la diabetes. La del adulto (tipo 2) fue descrita por el médico indio Sushruta en el siglo v a. C., quien la llamó *madhumea*, u "orina similar a miel", debido a su sabor dulce (sí, diagnosticaba la diabetes al probar la orina) y a la manera en que la orina de los diabéticos atraía hormigas y moscas. Sushruta, proféticamente, también atribuía la diabetes a la obesidad y la inactividad y aconsejaba tratamiento con ejercicio.

El médico griego Areteo llamó "diabetes" a esta misteriosa enfermedad, que significa "pasar agua como sifón". Muchos siglos después, otro médico que diagnosticaba al probar la orina, el doctor Thomas Willis, agregó la palabra "mellitus", que significa "sabe a miel". Sí, pasar como sifón agua que sabe a miel. Nunca más volverás a ver de la misma forma a tu tía diabética.

Comenzando en la década de 1920, el tratamiento de la diabetes dio un enorme salto hacia adelante con la administración de insulina, lo que logró salvarle la vida a niños diabéticos. Los niños que padecen diabetes experimentan daños en las células beta del páncreas que producen insulina, lo cual afecta su habilidad de producir insulina. Si no se revisa, la glucosa en sangre se eleva a niveles peligrosos, actuando como diurético (lo que ocasiona la pérdida de agua a través de la orina). El metabolismo se ve afectado, dado que la glucosa es incapaz de entrar en las células del cuerpo debido a la falta de insulina. A menos que se administre insulina, se desarrolla una enfermedad conocida como cetoacidosis diabética, seguida de coma y muerte. El descubrimiento de la insulina le mereció al médico canadiense sir Frederick Banting el Premio Nobel en 1923, dando paso a una era en que a los diabéticos, niños y adultos, se les administra insulina.

Aunque el descubrimiento de la insulina realmente salvó la vida a los niños, durante muchas décadas confundió la comprensión de la diabetes de los adultos. Después de que se descubrió la insulina, la distinción entre diabetes tipo 1 y tipo 2 siguió en tinieblas. Por tanto, en los cincuenta, fue una sorpresa cuando se descubrió que los adultos diabéticos tipo 2 no carecen de insulina sino hasta fases avanzadas de la enfermedad. De hecho, la mayoría de los diabéticos tipo 2 tienen cantidades altas de insulina (varias veces más alta de lo normal). Hasta los ochenta se descubrió el concepto de resistencia a la insulina, el cual explica por qué los adultos diabéticos tenían niveles anormalmente altos de insulina.[6]

Por desgracia, el descubrimiento de la resistencia a la insulina no iluminó al mundo de la medicina cuando la idea de los ochenta de reducir de la dieta la grasa saturada llevó a todo el país a una temporada de cacería dedicada a los carbohidratos. En particular, condujo a la idea de que "los granos enteros saludables" salvarían la salud de los norteamericanos, que se creía amenazada por el consumo excesivo de grasas. Sin querer, esto llevó a un experimento de 30 años de duración sobre lo que puede sucederles a las personas que reducen las grasas pero reemplazan sus calorías con "granos enteros saludables" como el trigo.

El resultado: aumento de peso, obesidad, abdómenes abultados con grasa visceral, prediabetes y diabetes en una escala nunca antes vista, lo cual afecta a hombres y mujeres por igual, ricos y pobres, herbívoros y carnívoros, de todas las razas y edades, todos "pasando como un sifón agua que sabe a miel."

El país de los granos enteros

Durante muchos años, la diabetes del adulto fue exclusiva de los privilegiados que no tenían que cazar para obtener su comida, ni cultivar la tierra, ni preparar sus propios alimentos. Piensa en Enrique VIII, con gota y obesidad, que cargaba una cintura de 54 pulgadas y engullía noche tras noche banquetes repletos de mazapán, hogazas de pan, budines dulces y cerveza oscura. Sólo durante la última mitad del siglo XIX y la llegada del XX, cuando el consumo de sacarosa (azúcar de mesa) se incrementó en todos los niveles sociales, desde el obrero común para arriba, la diabetes se volvió más generalizada.[7]

La transición del siglo XIX al XX, por tanto, fue testigo de un incremento en la diabetes, que luego se estabilizó durante muchos años. Durante la mayor parte del siglo XX, la incidencia de diabetes del adulto en Estados Unidos permaneció relativamente constante... hasta mediados de los ochenta.

Actualmente, la diabetes es una epidemia tan común como las revistas de chismes. En 2009, 24 millones de norteamericanos la padecían, un número que representa un crecimiento explosivo en comparación con unos cuantos en años anteriores. El número de norteamericanos con diabetes crece más rápido que ninguna otra enfermedad, con excepción de la obesidad (si puedes llamarla enfermedad). Si tú no tienes diabetes, entonces es probable que tengas amigos, compañeros de trabajo y vecinos diabéticos. Dada la incidencia excepcionalmente alta en personas mayores, tus padres son (o fueron) propensos a ser diabéticos.

Y la diabetes es sólo la punta del iceberg. Por cada diabético, hay tres o cuatro personas con prediabetes tras bambalinas (que incluye trastornos de la afectación de la glucosa en ayunas, la alteración de la tolerancia a la glucosa y el síndrome metabólico). Dependiendo de qué definición se use, un increíble 22 a 39 por ciento del total de adultos norteamericanos tienen prediabetes.[8] El total de las personas con diabetes y prediabetes en 2008 era de 81 millones, o uno de cada tres adultos de más de 18 años.[9] Eso es más del número

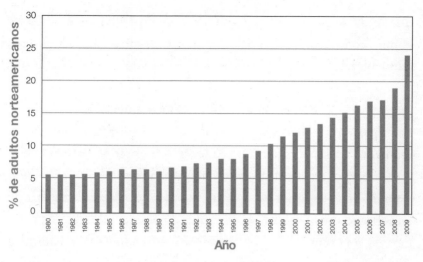

Porcentaje de adultos norteamericanos con diabetes, 1980-2009. El final de la década de los ochenta marcó una fuerte tendencia a la alza, con los puntos más drásticos en 2009 y 2010 (que no se muestran). Fuente: Centros para el Control y la Prevención de Enfermedades.

total de personas, adultos y niños, diabéticos y no diabéticos, que vivían en el territorio completo de Estados Unidos en 1900.

Si también cuentas las personas que no cumplen del todo los criterios de prediabetes, pero tienen un nivel alto de azúcar después de la comida, triglicéridos altos, partículas de LDL pequeñas y una mala respuesta a la insulina (resistencia a ella) —fenómenos que pueden llevar a enfermedades cardiacas, cataratas, enfermedades de los riñones y finalmente diabetes— encontrarás pocas personas en la era moderna que *no* se encuentren en este grupo, incluyendo a los niños.

Esta enfermedad no sólo consiste en estar gordo y tomar medicamentos; conduce a serias complicaciones, como insuficiencia renal (40 por ciento de todas las fallas renales son ocasionadas por la diabetes) y amputación de extremidades (se llevan a cabo más amputaciones a causa de la diabetes que por cualquier otra enfermedad no traumática). Estamos hablando de algo *muy* serio.

Es un fenómeno moderno atemorizante, la democratización global de una enfermedad que antes era desconocida. ¿El consejo que se da ampliamente para ponerle un alto? Haz más ejercicio, come menos entre comidas… y consume más "granos enteros saludables."

Baterías y asalto al páncreas

La explosión de diabetes y prediabetes es acompañada por un incremento en las personas que padecen sobrepeso y obesidad.

De hecho, sería más preciso decir que la explosión de diabetes y prediabetes en gran medida ha sido *ocasionada* por la explosión en sobrepeso y obesidad, ya que subir de peso conduce a una afectación en la sensibilidad a la insulina y a una mayor probabilidad de que se acumule un exceso de grasa visceral, condiciones fundamentales para generar diabetes.[10] Entre más gordos se vuelven los norteamericanos, mayor es el número que desarrolla prediabetes y diabetes. En 2009, 26.7 por ciento de los norteamericanos adultos, o 75 millones de personas, cumplían los criterios de obesidad (es decir, índice de masa corporal o IMC de 30 o más) y había un número aún más alto de personas en la categoría de sobrepeso (IMC de 25 a 29.9).[11] Nadie ha cumplido, ni se acerca siquiera, a la meta de 15 por ciento que el Cirujano General fijó en su *Llamado a la acción para prevenir y disminuir el sobrepeso y la obesidad*. (Como resultado, la oficina del Cirujano General en repetidas ocasiones ha enfatizado que los norteamericanos necesitan incrementar su nivel de actividad física, comer más alimentos bajos en grasa y, sí, incrementar su consumo de granos enteros).

Predeciblemente, el aumento de peso es acompañado por diabetes y prediabetes, aunque el punto de peso preciso en el que éstas se desarrollan puede variar de un individuo a otro; es un componente genético de riesgo. Una mujer que mide 1.65 podría desarrollar diabetes con un peso de 108 kilos, mientras otra mujer de 1.65 pulgadas podría tener diabetes con 63 kilos. Esta variación está determinada genéticamente.

Los costos económicos de dichas tendencias son asombrosos. Subir de peso es excepcionalmente caro, tanto en términos de los

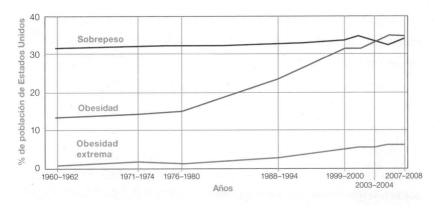

Tendencias en obesidad y sobrepeso de los norteamericanos, 1960-2008. El sobrepeso se define como un IMC de 25-30; la obesidad corresponde a un IMC de >35. Mientras el porcentaje de norteamericanos con sobrepeso se ha mantenido, el de los norteamericanos con obesidad se ha ido al cielo y el de quienes tienen obesidad extrema también ha aumentado a una tasa alarmante. Fuente: Centros para el Control y Prevención de Enfermedades.

costos de los servicios médicos como en términos del daño que genera para la salud.[12] Algunos cálculos muestran que, en los siguientes 20 años, un increíble 16 a 18 por ciento de todos los costos por servicios médicos serán consumidos por problemas de salud generados por el exceso de peso. No por infortunios genéticos, defectos de nacimiento, enfermedades psiquiátricas, quemaduras, ni trastorno de estrés postraumático por los horrores de la guerra... no, sólo por engordar. El costo de que los norteamericanos se hayan vuelto obesos reduce la suma de lo que se gasta en el cáncer. Se gastará más dinero en las consecuencias de la obesidad en la salud que en educación.

No obstante, hay otro factor que acompaña las tendencias en diabetes, prediabetes y aumento de peso. Sí, adivinaste: el consumo de trigo. Ya sea por conveniencia, sabor o en nombre de la "salud", los norteamericanos se han convertido en trigocólicos, con un aumento de 11 kilos en el consumo anual per cápita de productos de trigo (pan blanco y de trigo, pasta dura) desde 1970.[13] Si se promedia el consumo nacional de trigo de todos los norteamericanos (bebés, niños, adolescentes, adultos, ancianos), el norteamericano promedio consume 60 kilos de trigo al año. (Nota que 60 kilos de harina de trigo equivalen a aproximadamente 200 hogazas de pan o un poco más de media hogaza de pan al día.) Por supuesto, esto significa que muchos adultos comen mucho de esa cantidad, ya que ningún bebé ni ningún niño pequeño incluido en el promedio come 60 kilos de trigo al año.

Dicho esto, los bebés comen trigo, los niños comen trigo, los adolescentes comen trigo, los adultos comen trigo, los ancianos comen trigo. Cada grupo tiene sus formas preferidas, comida para bebé y galletas de animalitos, sándwiches de mantequilla de cacahuate y galletas, pizza y galletas Oreo, pasta de trigo entero y pan integral, pan tostado y galletas Ritz... pero, al final, todo es lo mismo. Paralelo al incremento en el consumo, tenemos el reemplazo silente del trigo de 1.2 metros de alto, el *Titricum aestivum*, por las cepas enanas de alto rendimiento y las nuevas estructuras de gluten que nunca antes habían consumido los seres humanos.

Fisiológicamente, la relación del trigo con la diabetes tiene mucha lógica. Los productos elaborados con trigo dominan nuestra dieta y elevan el azúcar de la sangre mucho más que prácticamente cualquier otro alimento. Esto eleva medidas como las de HbA1c (que refleja el promedio de la glucosa en la sangre en los 60 a 90 días previos). El ciclo de glucosa-insulina que alcanza niveles altos varias veces al día provoca acumulación de grasa visceral. La grasa visceral —panza de trigo— está estrechamente relacionada con la resistencia a la insulina que, a su vez, conduce a niveles aún más altos de glucosa e insulina.[14]

La fase temprana de acumulación de grasa visceral y diabetes es acompañada por un *incremento* de 50 por ciento en las células beta del páncreas, responsables de producir insulina, adaptación fisiológica para cumplir con las enormes exigencias de un cuerpo resistente a la insulina. Sin embargo, la adaptación de las células beta tiene límites.

Niveles altos de azúcar, como los que se presentan después de comer un muffin de arándanos en el coche camino al trabajo, provocan el fenómeno de "glucotoxicidad", daño a las células beta del páncreas que es resultado de niveles altos de azúcar.[15] Entre más alto es el nivel de azúcar en la sangre, más se dañan las células beta. El efecto es progresivo y comienza con un nivel de glucosa de 100 mg/dl, un valor que muchos médicos consideran normal. Después de comer dos rebanadas de pan de trigo entero con pechuga de pavo baja en grasa, un incremento típico en el nivel de glucosa en la sangre sería de 140 a 180 mg/dl en un adulto no diabético, más que suficiente para perjudicar las preciadas células beta… que nunca se reemplazan.

Tus pobres y vulnerables células beta del páncreas también son dañadas por el proceso de lipotoxicidad, pérdida de células beta a causa del incremento en los triglicéridos y los ácidos grasos, como los que se desarrollan por la ingesta repetida de carbohidratos. Recuerda que una dieta inclinada hacia los carbohidratos resulta en un aumento en las partículas de VLDL y en los triglicéridos, que persiste tanto después de comer como entre comidas, condiciones que exacerban aún más el desgaste de las células del páncreas.

El daño al páncreas empeora todavía más por fenómenos inflamatorios, como lesión oxidativa, leptina, varias interleucinas y factor de necrosis tumoral. Todas resultan de la grasa visceral, origen de la inflamación, todas características de estados prediabéticos y diabéticos.[16]

Con el tiempo y los golpes repetidos de la glucotoxicidad, la lipotoxicidad y la destrucción inflamatoria, las células beta se marchitan y mueren, reduciendo gradualmente el número de células beta a menos de 50 por ciento del número normal del inicio.[17] Ahí es cuando la diabetes se establece de manera irreversible.

En resumen, los carbohidratos, en especial los productos de trigo, que incrementan el azúcar y la insulina de la sangre de manera más drástica, inician una serie de fenómenos metabólicos que terminan por conducir a una pérdida irreversible de la habilidad del páncreas para producir insulina: la diabetes.

¿Combatir carbohidratos con carbohidratos?

En el Paleolítico o Neolítico, el desayuno de un ser humano consistía en pescado silvestre, reptiles, pájaros y uno que otro tipo de ave de corral (no siempre cocido), hojas, raíces, bayas o insectos. Hoy en día, lo más probable es que sea un tazón de cereal para el desayuno de harina de trigo, almidón de maíz, avena, jarabe de maíz alto en fructuosa y sacarosa. Obviamente, no lo llamarán "harina de trigo, almidón de maíz, avena, jarabe de maíz alto en fructuosa y sacarosa", sino algo más atractivo como Crunchy Health Clusters o Fruity Muncy Squares. O pueden ser waffles o hot cakes con miel de maple. O un muffin inglés tostado con mermelada o un bagel integral de centeno con queso crema bajo en grasa. Para la mayoría de los norteamericanos, los antojitos cargados de carbohidratos comienzan temprano y continúan a lo largo de todo el día.

No nos sorprendería en lo absoluto que, a medida que nuestras vidas se han vuelto menos demandantes en términos físicos (¿cuándo fue la última vez que despellejaste un animal y lo partiste en trozos, que cortaste madera para todo el invierno o lavaste a mano tu taparrabos en el río?) y los alimentos cómodos y engordadores que se metabolizan rápidamente han proliferado, resulten enfermedades ocasionadas por el exceso.

Nadie se vuelve diabético por engullir demasiada carne del jabalí salvaje que cazó, ni por comer demasiado del ajo silvestre y las bayas que recolectó... ni por demasiados omelets de vegetales, demasiado salmón o demasiada col rizada, rebanadas de pimientos y dip de pepino. Sin embargo, muchas personas desarrollan diabetes por comer demasiados muffins, bagels, cereales para el desayuno, hot cakes, waffles, pretzels, galletas, pasteles, cupcakes, cuernitos, donas y pays.

Como hemos explicado, los alimentos que más incrementan el nivel de azúcar en la sangre también causan diabetes. La secuencia es simple. Los carbohidratos detonan la liberación de insulina del páncreas, ocasionando acumulación de grasa visceral, la cual ocasiona resistencia a la insulina e inflamación. Niveles altos de azúcar, triglicéridos y ácidos grasos dañan el páncreas. Después de años de trabajar en exceso, el páncreas sucumbe a la destrucción que ha recibido a causa de la glucotoxicidad, la lipotoxicidad y la inflamación, básicamente "tronándose" y dejando una deficiencia de insulina y un incremento en la glucosa en sangre, es decir, diabetes.

Los tratamientos para la diabetes reflejan su progresión. Medicamentos como la pioglitazona (Actos) para reducir la resistencia a la insulina se prescriben en las primeras etapas de la enfermedad. La metformina, que también se prescribe en las primeras etapas, reduce la producción de glucosa del hígado. Una vez que el páncreas está exhausto por años de palizas glucotóxicas, lipotóxicas e inflamatorias, ya no es capaz de producir insulina y entonces se prescriben inyecciones de insulina.

Parte del estándar que prevalece en términos de cuidados para prevenir y tratar la diabetes, una enfermedad ocasionada en gran medida por el consumo de carbohidratos… es aconsejar un aumento en el consumo de carbohidratos.

Hace años, usé la dieta de la ADA en pacientes diabéticos. Después de seguir el consejo de la ADA de consumir carbohidratos, vi cómo los pacientes subían de peso, experimentaban un deterioro en el control de la glucosa en sangre, una mayor necesidad de medicamentos y desarrollaban complicaciones relacionadas con la diabetes como enfermedades renales y neuropatía. De la misma manera en que Ignaz Semmelweis hizo que la incidencia de fiebre puerperal casi se desvaneciera por completo en su consultorio sólo con lavarse las manos, *ignorar* el consejo de la ADA y reducir el consumo de carbohidratos conduce a un mejor control del azúcar de la sangre, una menor HbA1c, una pérdida de peso drástica y una mejoría en todo el desorden metabólico que genera la diabetes como presión alta y triglicéridos elevados.

La ADA aconseja a los diabéticos reducir la grasa en general y la grasa saturada, e incluir de 45 a 60 gramos de carbohidratos (de preferencia "granos enteros saludables") en cada comida, o 135 a 180 gramos de carbohidratos al día, sin incluir los refrigerios. En esencia, es una dieta grasofóbica, centrada en carbohidratos, con 55 a 65 por ciento de calorías provenientes de estos últimos. Si tuviera que resumir la visión de la ADA respecto a la dieta, sería: adelante. Come alimentos azucarados que incrementan el nivel de azúcar de la sangre, sólo asegúrate de ajustar tus medicamentos para compensarlo.

Sin embargo, aunque "combatir fuego con fuego" puede funcionar con el control de plagas y con vecinos pasivo-agresivos, no te puedes librar de las deudas de tus tarjetas de crédito y no puedes salir de la diabetes comiendo cosas llenas de carbohidratos.

La ADA ejerce una poderosa influencia en generar actitudes nacionales hacia la nutrición. Cuando a alguien se le diagnostica diabetes, lo envían con un especialista o una enfermera que le da consejos basados en los principios alimenticios de la ADA. Si un paciente ingresa al hospital y padece diabetes, el médico ordena una "dieta de la ADA". En efecto, dichos lineamientos pueden ser promulgados en la "ley" de salud. He visto enfermeras y especialistas en diabetes inteligentes que, tras entender que los carbohidratos ocasionan diabetes, van en contra del consejo de la ADA y recomiendan a sus pacientes que reduzcan el consumo de carbohidratos. Como ese consejo se encuentra a la cabeza de los lineamientos de la ADA, la institución médica demuestra su incredulidad despidiendo a esos empleados desobedientes. Nunca subestimes las convicciones de las personas convencionales, en particular en la medicina.

La lista de alimentos recomendados por la ADA incluye:

- Panes de granos enteros, como trigo entero y centeno.
- Cereal alto en fibra, de granos enteros.
- Cereales cocinados, como avenas, polenta, maíz molido o crema de trigo.
- Arroz, pasta, tortillas.

- Granos cocinados y ejotes, como frijoles pintos, camotes, calabacín de invierno.
- Galletas bajas en grasa y chips de botana, pretzels y palomitas sin grasa.

En pocas palabras, come trigo, trigo, maíz, arroz y trigo.

Pregúntale a cualquier diabético sobre los efectos de esta estrategia alimenticia y te dirá que cualquiera de estos alimentos incrementa el nivel de azúcar hasta un rango de 200 a 300 mg/dl o más. De acuerdo con el consejo de la ADA, eso está bien… pero debes asegurarte de medir tu nivel de azúcar en la sangre y hablar con tu médico sobre los ajustes de insulina o medicamentos.

¿La dieta de la ADA contribuye a curar la diabetes? Existe la afirmación arbitraria y comercial de que "se está trabajando hacia la cura". Pero, ¿hablar *en serio* sobre una cura?

En su defensa puedo decir que no creo que la mayoría de las personas de la ADA sean malas; muchas, de hecho, se dedican a descubrir la cura de la diabetes infantil. Sin embargo, creo que fueron apartados del camino por el error de la alimentación baja en grasa, que desvió a todo Estados Unidos. Hasta la fecha, continúa vigente la idea de tratar la diabetes incrementando el consumo de alimentos que ocasionaron la enfermedad en primer lugar y luego controlar con medicamentos el desorden del azúcar de la sangre.

Por supuesto, tenemos la ventaja de que, en retrospectiva, podemos ver los efectos de este enorme paso en falso de la alimentación, como si fuera una mala película en la videocasetera. Vamos a regresar la cinta completa del programa granulado, filmado con mano temblorosa: elimina los carbohidratos, en especial los de los "granos enteros saludables" y se revertirá toda una constelación de enfermedades modernas.

Adiós al trigo, adiós a la diabetes

Maureen, de 63 años, madre de tres hijos y con cinco nietos, vino a mi consultorio para pedir una opinión sobre cómo prevenir enfermedades cardiacas. Le habían hecho dos cateterizaciones y puesto tres cánulas en los últimos dos años, a pesar de tomar medicamentos con estatinas para bajar el colesterol.

Los análisis de laboratorio de Mauleen incluyeron un análisis de lipoproteínas que, además de mostrar un colesterol bajo HDL de 39 mg/dl y triglicéridos altos en 233 mg/dl, reveló un exceso de partículas de LDL pequeñas; 85 por ciento de las partículas de LDL de Maureen estaban clasificadas como pequeñas... una anomalía severa.

A Maureen también le habían diagnosticado diabetes dos años antes, que habían identificado por primera vez en una de sus hospitalizaciones. La habían asesorado sobre las restricciones tanto de la dieta "saludable" para el corazón de la Asociación Americana del Corazón como de la dieta de la Asociación Americana de Diabetes. Su primer acercamiento a los medicamentos para la diabetes fue a través de la metformina. Sin embargo, después de unos meses le agregaran otro medicamento y luego otro más (el más reciente era una inyección dos veces al día) para mantener sus niveles de azúcar en el rango deseado. Recientemente, el médico de Maureen habló sobre la posibilidad de inyecciones de insulina.

Como el patrón de partículas LDL pequeñas, con niveles altos de triglicéridos y HDL bajo se relacionan estrechamente con la diabetes, aconsejé a Maureen cómo aplicar la dieta para corregir el espectro completo de anomalías. El elemento fundamental de la dieta: la eliminación del trigo. Debido a la severidad de su patrón de partículas LDL pequeñas y diabetes, también le pedí que restringiera otros carbohidratos, en especial, almidón de maíz y azúcares, así como avenas, frijoles, arroz y papas. (Esta restricción tan severa no es necesaria en la mayoría de las personas.)

En los primeros tres meses después de comenzar la dieta, Maureen bajó 12 kilos de su peso inicial de 112. Esta primera pérdida de peso le permitió suspender la inyección que se ponía dos veces al día. Tres meses después ya había perdido 7 kilos más y Maureen redujo sus medicamentos sólo a la metformina inicial.

Luego de un año, Maureen había bajado en total 23 kilos y pesaba menos de 90 por primera vez en 20 años. Como los niveles de glucosa en la sangre de Maureen estaban por debajo de 100 mg/dl de manera constante, le pedí dejara de tomar la metformina. Mantuvo la dieta y bajó de peso gradualmente. Siguió teniendo cómodamente los niveles de glucosa en la sangre en un rango no diabético.

Un año, 23 kilos menos y Maureen le dijo adiós a la diabetes. Siempre y cuando no regrese a sus viejos hábitos, incluyendo muchos "granos enteros saludables", básicamente está *curada*.

Un *déjà vu* de los granos

Sushruta, médico indio del siglo v a. C., prescribía ejercicio a sus pacientes obesos con diabetes en una época en que sus colegas observaban señales de la naturaleza o la posición de los astros para diagnosticar las afecciones de sus pacientes. Apollinaire Bouchardat, médico francés del siglo xix, observó que el azúcar en la orina de los pacientes había disminuido durante los cuatro meses de duración del sitio de París a manos del ejército prusiano en 1870, cuando había poco suministro de comida, en especial de pan. Cuando terminó el sitio, para tratar la diabetes, imitó ese efecto aconsejando a sus pacientes que redujeran el consumo de panes y otros almidones o pidiéndoles que ayunaran intermitentemente, a pesar de la práctica de otros médicos que aconsejaba *aumentar* el consumo de almidones.

En el siglo XX, el acreditado libro *Principios y práctica de la medicina*, del doctor William Osler, emblemático profesor de medicina y uno de los cuatro fundadores del Hospital John Hopkins, aconsejaba para los diabéticos una dieta de 2 por ciento de carbohidratos. En la publicación original del doctor Frederick Banting, de 1922, donde describe sus experiencias iniciales inyectando extracto pancreático a niños diabéticos, comenta que la dieta que el hospital usaba para ayudar a controlar la glucosa urinaria era una estricta limitación de carbohidratos a 10 gramos diarios.[18]

Tal vez sea imposible descubrir una cura basada en métodos primitivos como ver si las moscas se reúnen alrededor de la orina, métodos realizados sin herramientas modernas como las pruebas de glucosa y de hemoglobina A1c. Si esos métodos hubieran estado disponibles, creo que habría habido mejores resultados de diabetes. La era moderna de "reduce la grasa y come más granos saludables" nos hizo olvidar las lecciones aprendidas por observadores astutos como Osler y Banting. Como muchas lecciones, la idea de restringir los carbohidratos para tratar la diabetes es una lección que es necesario volver a aprender.

Sí veo una luz al final del túnel. El concepto de que la diabetes debería ser vista como una enfermedad de *intolerancia a los carbohidratos* está comenzando a ganar terreno en la comunidad médica. Considerar la diabetes como un resultado derivado de la intolerancia a los carbohidratos es algo que defienden activamente médicos e investigadores como el doctor Eric Westman, de la Universidad de Duke; la doctora Mary Vernon, ex directora de medicina del Programa de Control de Peso de la Universidad de Kansas y ex presidenta de la Sociedad Americana de Médicos Bariatras, y el prolífico investigador, doctor Jeff Volek, de la Universidad de Connecticut. Westman y Vernon reportan, por ejemplo, que por lo general necesitan reducir la dosis de insulina en 50 por ciento el *primer día* que un paciente se compromete a reducir los carbohidratos para evitar niveles de azúcar extremadamente altos.[19] El doctor Volek y su equipo, en repetidas ocasiones, han demostrado, tanto en seres humanos como en animales, que una fuerte reducción en los carbohidratos revierte la resistencia a la insulina, las distorsiones postprandiales y la grasa visceral.[20,21]

Varios estudios realizados durante la última década han demostrado que, en las personas con diabetes, reducir los carbohidratos conduce a bajar de peso y a tener mejores niveles de azúcar en la sangre.[22,23,24] En uno de esos estudios, en el que los carbohidratos fueron reducidos a 30 gramos diarios, resultó una pérdida de peso promedio de 5.8 kilos y la HbA1c (que refleja el promedio de glucosa en la sangre en los últimos 60 a 90 días) se redujo de 7.4 a 6.6 por ciento en el transcurso de un año.[25] Un estudio de la Universidad de Temple en diabéticos con obesidad mostró que reducir los carbohidratos a 21 gramos diarios llevaba a una pérdida de peso promedio de 1.6 kilos en dos semanas, con una reducción de HbA1c de 7.3 a 6.8 por ciento y un 75 por ciento de mejoría en las respuestas a la insulina.[26]

El doctor Westman ha validado con éxito lo que muchos de nosotros aprendemos en la práctica clínica: la *eliminación* de carbohidratos, incluyendo el carbohidrato "dominante" de las dietas "saludables", el trigo, no sólo mejora el control de azúcar de la sangre, sino que puede *borrar* la necesidad de insulina y de medicamentos para la diabetes en la del adulto (tipo 2)... lo que de otro modo se conoce como cura.

En uno de los estudios recientes del doctor Westman, 84 diabéticos con obesidad siguieron una estricta dieta baja en carbohidratos (sin trigo, almidón de maíz, azúcares, papas, arroz ni fruta), reduciendo el consumo de carbohidratos a 20 gramos al día (similar a las prácticas de los doctores Osler y Banting de comienzos del siglo xx). Después de seis meses, las cinturas (representantes de la grasa visceral) se redujeron en más de 12.7 centímetros, los triglicéridos bajaron en 70 mg/dl, el peso disminuyó 11 kilos y la HbA1c se redujo

ADICTO AL PAN

El trigo y la diabetes infantil (tipo 1)

Antes de descubrir la insulina, la diabetes infantil, o tipo 1, era fatal a los pocos meses de inicio. El descubrimiento de la insulina, realizado por el doctor Frederick Banting, realmente fue un parteaguas de importancia histórica. Pero, ¿por qué los niños desarrollan diabetes?

Los anticuerpos antiinsulina, las células beta y otras "auto" proteínas dan como resultado la destrucción autoinmune del páncreas. Los niños con diabetes también desarrollan anticuerpos en otros órganos del cuerpo. Un estudio reveló que 24 por ciento de los niños con diabetes incrementó sus niveles de "autoanticuerpos", es decir, los anticuerpos en contra de las "auto" proteínas, en comparación con 6 por ciento de los niños sin diabetes.[27]

La incidencia de la llamada diabetes del adulto (tipo 2) está aumentando en los niños debido al sobrepeso, la obesidad y la inactividad, mismas razones por las cuales se está yendo por las nubes en los adultos. Sin embargo, la incidencia de diabetes tipo 1 también está aumentando. Los Institutos Nacionales de Salud y los Centros para el Control y Prevención de las Enfermedades patrocinaron en conjunto el estudio SEARCH de diabetes en jóvenes, el cual demostró que, de 1978 a 2004, la incidencia de diabetes tipo 1 recién diagnosticada incrementó 2.7 por ciento al año. La tasa de incremento más rápida se observa en niños de menos de cuatro años.[28] Los registros de la enfermedad de 1990 a 1999 en Europa, Asia y América del Sur ahora muestran incrementos similares.[29]

¿Por qué el aumento en la diabetes tipo 1? Es probable que nuestros niños estén expuestos a algo. Algo detona una respuesta inmunológica muy anormal. Algunas autoridades han propuesto que una infección viral enciende el proceso, mientras otras señalan factores que desenmascaran la expresión de respuestas autoinmunes en quienes son susceptibles genéticamente.

¿Podría ser el trigo?

Los cambios en la genética del trigo desde 1960, como las cepas enanas de alto rendimiento, podrían ser responsables del reciente aumento en la incidencia de diabetes tipo 1. Su aparición coincide con el incremento en enfermedad celíaca y otras enfermedades.

Resalta una conexión muy clara: los niños con enfermedad celíaca son diez veces más propensos a desarrollar diabetes tipo 1; los niños con diabetes tipo 1 son de diez a 20 veces más propensos a tener anticuerpos contra el trigo y/o enfermedad celíaca.[30,31] Las dos enfermedades comparten destino con más probabilidades de las que podría explicar la suerte.

La estrecha relación entre la diabetes tipo 1 y la enfermedad celíaca también aumenta con el tiempo. Aunque algunos niños celíacos muestran evidencia de celiaquía cuando se les diagnostica diabetes por primera vez, más niños mostrarán señales en años sucesivos.[32]

Una pregunta asombrosa: ¿si se evita el trigo desde el nacimiento se puede impedir el desarrollo de diabetes tipo 1? Después de todo, los estudios realizados en ratones genéticamente susceptibles a la diabetes tipo 1 muestran que eliminar el gluten del trigo reduce el desarrollo de diabetes de 64 a 15 por ciento[33] y previene el daño intestinal característico de la enfermedad celíaca.[34] El mismo estudio no se ha llevado a cabo en bebés ni en niños humanos, así es que, por consiguiente, esta pregunta crucial sigue sin respuesta.

Aunque no estoy de acuerdo con muchas políticas de la Asociación Americana de Diabetes, en este punto estamos de acuerdo: a los niños diagnosticados con diabetes tipo 1 se les deberían realizar pruebas de enfermedad celíaca. Yo agregaría que deberían ser revisados cada pocos años para determinar si la enfermedad se desarrolla más adelante en la infancia o incluso en la adultez. Aunque ninguna agencia oficial lo aconseja, no creo que sería un desatino sugerir a los padres de los niños con diabetes que consideren realmente eliminar el gluten del trigo, además de otras fuentes de gluten.

¿Las familias que tienen uno o más miembros con diabetes tipo 1 deberían evitar el trigo desde el inicio de la vida e impedir que se detone el efecto autoinmune que conduce a esa enfermedad de por vida llamada diabetes tipo 1? Nadie lo sabe, pero es una pregunta que realmente necesita respuesta. La incidencia cada vez mayor de la enfermedad hará que el tema sea más urgente en los años venideros.

de 8.8 a 7.3 por ciento. Y 95 por ciento de los participantes fueron capaces de reducir sus medicamentos, mientras 25 por ciento lograron *eliminar sus medicamentos* por completo, incluyendo la insulina.[35]

En otras palabras, en el protocolo del doctor Westman, que incluía *nutrición* y no sólo medicamentos, 25 por ciento de los participantes ya no padecían diabetes, o por lo menos mejoraron el control del azúcar en la sangre lo suficiente para manejarlo sólo con la dieta. Los restantes, aunque seguían teniendo diabetes, disfrutaban de un mejor control de la glucosa en la sangre y una menor necesidad de insulina y otros medicamentos.

A la fecha, los estudios han logrado pruebas: la reducción de carbohidratos mejora el comportamiento del azúcar en la sangre, reduciendo la tendencia diabética. Si se lleva al extremo, es posible *eliminar* los medicamentos para la diabetes en un tiempo tan corto como seis meses. En algunos casos, creo es seguro denominar a esto cura, siempre y cuando el exceso de carbohidratos no regrese a la dieta. Permíteme decirlo otra vez: si suficientes células beta pancreáticas permanecen y no han sido diezmadas por la gluco-toxicidad, la lipotoxicidad y la inflamación de tanto tiempo atrás, es completamente posible para algunos, si no es que para la mayoría de los prediabéticos y diabéticos, curarse de su enfermedad; algo que prácticamente nunca sucede con las dietas bajas en grasa convencionales como las que defiende la Asociación Americana de Diabetes.

También sugieren que *prevenir* la diabetes, en vez de *revertir* la diabetes se puede lograr con menos esfuerzos alimenticios. Después de todo, algunas fuentes de carbohidratos, como frambuesas, duraznos y camotes, proporcionan importantes nutrientes y no incrementan el azúcar en la sangre hasta el mismo punto que los carbohidratos más "latosos". (Ya sabes de quién estoy hablando).

Entonces, ¿qué tal si seguimos un programa no tan estricto como el del estudio de Westman para "curar la diabetes" y eliminamos tan sólo el alimento más omnipresente, más dominante de la dieta y más responsable del aumento del azúcar de la sangre? En mi experiencia, bajarás el azúcar de la sangre y la HbA1c, perderás grasa visceral (la panza de trigo) y te liberarás del riesgo de ser parte de la epidemia mundial de obesidad, prediabetes y diabetes. Esto reduciría la diabetes a los niveles que tenía antes de 1985, restauraría la talla de vestido y de pantalón de los años cincuenta e incluso te permitiría sentarte cómodamente en el asiento del avión junto a una persona que tiene un peso normal.

Si no te queda, déjalo ir

El trigo, el culpable de ocasionar obesidad y diabetes, me recuerda el juicio por asesinato de O. J. Simpson: evidencia encontrada en la escena del crimen, comportamiento sospechoso por parte del acusado, un guante con sangre que relacionaba al asesino con la víctima, motivo, oportunidad... pero resultó absuelto mediante mañosas triquiñuelas legales.

El trigo a todas luces parece causar obesidad: incrementa el azúcar en la sangre más que casi cualquier otro alimento, proporcionando una vasta oportunidad de que se genere glucotoxicidad, lipotoxicidad e inflamación; favorece la acumulación de grasa visceral; hay una correlación con el aumento de peso y las tendencias de obesidad de los últimos 30 años, no obstante haber sido absuelto de todos los crímenes por el "gran equipo" del USDA, la Asociación Americana de Diabetes y demás: todos ellos están de acuerdo con que el trigo debería consumirse en cantidades generosas. No creo que ni siquiera Johnnie Cochran hubiera podido hacerlo mejor.

¿Puedes decir "juicio nulo"?

Sin embargo, en la corte de la salud humana, tienes la oportunidad de redirigir los errores al condenar al culpable y proscribir el trigo de tu vida.

CAPÍTULO **8**

A disminuir el ácido: el trigo como el gran enemigo del pH

El cuerpo humano es un barco controlado con firmeza. Si viras bruscamente hacia arriba o hacia abajo del pH normal que es 7.4 en una medida de tan sólo 0.5, estás... muerto.

El estatus ácido del cuerpo está sintonizado con precisión y es conservado con mayor firmeza de la que usa el gobierno para regular la tasa de descuentos. Por ejemplo, las enfermedades bacterianas severas pueden ser mortales porque la infección genera productos ácidos que afectan la capacidad del cuerpo de neutralizar la carga ácida. De igual manera, las enfermedades renales conducen a complicaciones debido a la alteración de la capacidad de los riñones para deshacerse de los subproductos ácidos del cuerpo.

En la vida diaria, el pH del cuerpo está fijo en 7.4, gracias a un elaborado sistema de control. Los subproductos del metabolismo, como el ácido láctico, son ácidos y éstos disminuyen el pH, detonando una respuesta de pánico para compensarlo. El cuerpo responde recurriendo a cualquier fuente alcalina disponible, desde el bicarbonato del torrente sanguíneo hasta el carbonato de calcio y el fosfato de calcio de los huesos. Dado que mantener un pH normal es tan crucial, el cuerpo está dispuesto a sacrificar la salud de los huesos para mantener estable el pH. En el gran sistema de triaje que es tu cuerpo, tus huesos se convertirán en papilla antes de que el pH retome su curso. Cuando se logra un buen equilibrio alcalino, los huesos están felices y las articulaciones también.

Aunque los extremos del pH en cualquier dirección son peligrosos, el cuerpo está más feliz con una ligera inclinación alcalina. Esto es sutil y no se refleja en el pH de la sangre, pero resulta evidente mediante métodos como medir los productos ácidos y alcalinos en la orina.

Los ácidos que afectan el pH también provienen de la dieta. Hay fuentes alimenticias obvias de ácido, como refrescos carbonatados que contienen ácido carbónico. Algunos refrescos, como la Coca-Cola, también contienen ácido fosfórico. Las cargas extremas de ácido de los refrescos carbonatados llevan hasta sus límites la capacidad de neutralización del ácido en tu cuerpo. El hecho de que se recurra constantemente al calcio de los huesos, por ejemplo, se asocia con un incremento cinco veces mayor de fracturas en las chicas de preparatoria que consumen los refrescos de cola más carbonatados.[1]

Sin embargo, ciertos alimentos pueden ser fuentes no tan obvias de ácidos en este medio ambiente fuertemente controlado del pH. Sin importar la fuente, el cuerpo debe "amortiguar" la modificación del ácido. La composición de la dieta puede determinar si el efecto neto es una modificación de ácido o alcalina.

Las proteínas provenientes de productos animales deben ser los principales generadores de modificaciones de ácido en la dieta de los seres humanos. Así, pollo, carne de puerco a la parrilla y sándwiches de roast beef de Arby's son una fuente considerable de ácido en la dieta norteamericana. Los ácidos producidos por las carnes, como el úrico y el sulfúrico (el mismo que hay en la batería de tu coche y en la lluvia ácida), necesitan que el cuerpo los amortigüe. Los productos fermentados de las glándulas mamarias bovinas (¡el queso!) son otro grupo de alimentos muy ácidos, en particular los quesos reducidos en grasa y altos en proteínas. En resumen, cualquier alimento derivado de fuentes animales genera una modificación del ácido, fresco, fermentado, crudo, bien cocido, con o sin salsa especial.[2]

No obstante, los productos animales pueden no ser tan dañinos para el pH como parece a primera vista. Investigaciones recientes sugieren que las carnes ricas en proteínas tienen otros efectos que niegan parcialmente la carga ácida. Las proteínas animales ejercen un efecto de fortalecimiento de los huesos por medio de la estimulación del factor de crecimiento insulínico (IGF-1), que detona el crecimiento de los huesos y la mineralización ("insulínico" se refiere a su similitud en estructura con la insulina, no a su similitud en términos de efecto). El efecto neto de las proteínas de fuentes animales, a pesar de sus propiedades generadoras de ácido, es incrementar la salud de los huesos. Por ejemplo, los niños, adolescentes y ancianos que incrementan el consumo de proteínas de la carne muestran un aumento en el contenido de calcio de los huesos y mejores niveles de fuerza ósea.[3]

Por otra parte, verduras y frutas son los alimentos alcalinos de la dieta. Prácticamente, todo lo que hay en tu departamento de frutas y verduras llevará el pH en dirección alcalina. Desde la col rizada hasta el colirrábano, un generoso consumo de verduras y frutas neutraliza la carga ácida de los productos animales.

Huesos rotos

Las dietas de los cazadores-recolectores, compuestas por carnes, verduras y frutas, y nueces y raíces relativamente neutras, producen un efecto alcalino neto.[4] Por supuesto, la lucha del cazador-recolector no era por regular el pH, sino por esquivar las flechas de un conquistador invasor o los estragos de la gangrena. Así es que tal vez el equilibrio ácido-base no desempeñaba un papel importante en la salud y la longevidad de las personas primitivas que rara vez sobrevivían más allá de su cumpleaños número 35. No obstante, los hábitos alimenticios de nuestros ancestros sentaron las bases bioquímicas para la adaptación humana moderna a la dieta.

Hace aproximadamente 10 000 años, el equilibrio de pH de la dieta humana, que antes era alcalino, pasó al lado ácido a causa de la introducción de granos, especialmente el más dominante de todos, el trigo. La dieta humana moderna de muchos "granos enteros saludables", pero sin verduras ni frutas, está muy cargada a lo ácido, induciendo a una enfermedad llamada acidosis. Con los años, la acidosis pasa factura a tus huesos.

Al igual que la Reserva Federal, los huesos, desde el cráneo hasta el coxis, sirven como repositorio, no de dinero sino de sales de calcio. El calcio, idéntico al que hay en las rocas y las conchas de los moluscos, mantiene los huesos rígidos y fuertes. Las sales de calcio de los huesos están en equilibrio dinámico con la sangre y los tejidos y proporcionan una fuente de material alcalinizante para contrarrestar la modificación en el ácido. Sin embargo, como ocurre con el dinero, el suministro no es infinito.

Aunque pasamos aproximadamente nuestros primeros 18 años creciendo y conformando nuestros huesos, el resto de nuestra vida los deshacemos, proceso regulado por el pH del cuerpo. La acidosis metabólica crónica ligera generada por nuestra dieta empeora conforme envejecemos, comenzando en la adolescencia y continuando a lo largo de nuestra octava década de vida.[5,6] El pH ácido toma carbonato de calcio y fosfato de calcio de los huesos para mantener el pH del cuerpo en 7.4. El medio ácido también estimula a las células dentro de los huesos, conocidas como osteoclastos, a trabajar más y con mayor rapidez para disolver el tejido con el fin de liberar el preciado calcio. El problema se presenta cuando ingieres ácidos de manera habitual en tu dieta y tomas el calcio almacenado una y otra y otra vez para neutralizar dichos ácidos. Aunque los huesos tienen mucho calcio almacenado, el suministro no es inagotable. Los huesos terminarán por quedar desmineralizados, es decir, desprovistos de calcio. Es entonces cuando se desarrolla osteopenia (desmineralización ligera) y osteoporosis (desmineralización severa), así como fragilidad y fracturas.[7] (La fragilidad y la osteoporosis por lo general van de la mano, dado que la densidad de los huesos y la masa muscular son paralelas.) Además, tomar suplementos de calcio no es más efectivo para revertir la pérdida de masa ósea de lo que sería aventar al azar unas cuantas bolsas de cemento y ladrillo en el jardín para construir un nuevo patio. Una dieta excesivamente ácida terminará por manifestarse en la forma de fracturas. Un análisis impresionante de la incidencia mundial de fractura de cadera demostró una relación asombrosa: entre más alta es la proporción entre el consumo de proteínas de verduras y el consumo de proteínas de productos animales, menos fracturas de cadera se presentan.[8] La magnitud de la diferencia fue sustancial: mientras una proporción de 1:1 o menos de proteínas vegetales con respecto a animales se asociaba con 200 fracturas de cadera en una población de 100 000, una proporción de 2:1 y 5:1 de proteínas vegetales con respecto a animales se asociaba con menos de 10 fracturas en una población de 100 000, una reducción de más de 95 por ciento. (En consumos más altos de proteína vegetal, la incidencia de fractura de cadera prácticamente *se desvanecía*.)

Las fracturas que resultan de la osteoporosis no son sólo del tipo que suceden cuando te caes de las escaleras. También son vertebrales ocurridas por estornudar, de cadera por no ver bien la banqueta o del antebrazo por empujar un rodillo de amasar.

En consecuencia, los patrones alimenticios modernos crean una acidosis crónica que a su vez nos lleva a osteoporosis, fragilidad de los huesos y fracturas. A los 50 años, 53.2 por ciento de las mujeres pueden experimentar fracturas en el futuro, así como 20.7 por ciento de los hombres.[9] Compara esto con el riesgo de 10 por ciento que tiene una mujer de 50 años de padecer cáncer de seno y de 2.6 por ciento de padecer cáncer de endometrio.[10]

Hasta hace poco, la osteoporosis se consideraba en gran medida una enfermedad particular de las mujeres posmenopáusicas que perdieron los efectos de preservación de los huesos que tienen los estrógenos. Ahora se sabe que la disminución de la densidad ósea comienza *años* antes que la menopausia. En el Estudio Multicentro Canadiense de la Osteoporosis realizado con 9 400 participantes, las mujeres mostraron disminución en la densidad ósea en cadera, vértebras y fémur a los 25 años, con un declive pronunciado a los 40, el cual resultaba acelerado; los hombres mostraron un declive menos marcado a los 40.[11] Tanto hombres como mujeres exhibieron otra fase de pérdida ósea acelerada de los 70 en adelante. Para los ochenta, 97 por ciento de las mujeres padecían osteoporosis.[12]

Así que ni siquiera la juventud garantiza estar protegido de pérdida ósea. De hecho, es una regla y se debe en gran medida a la acidosis crónica de bajo nivel que creamos con la dieta.

¿Qué tienen en común la lluvia ácida, las baterías de los coches y el trigo?

A diferencia de otros alimentos derivados de plantas, los granos generan productos ácidos y son las únicas plantas que lo hacen. Como el trigo es, por mucho, el grano que más se consume en la dieta norteamericana, contribuye de manera sustancial a la carga ácida de una dieta que contiene carne.

El trigo se encuentra entre las fuentes más potentes de ácido sulfúrico, produciendo más por gramo que cualquier carne.[13] (El trigo es superado sólo por las avenas en cuanto a cantidad de ácido sulfúrico). Este ácido es algo peligroso. Mete la mano en este tipo de ácido y te ocasionará una quemadura severa. Póntelo en los ojos y te quedarás ciego. (Échale un vistazo a las advertencias en la batería de tu auto). El ácido sulfúrico de la lluvia ácida erosiona monumentos de piedra, mata árboles y plantas, altera el comportamiento reproductivo de animales acuáticos. El ácido sulfúrico por consumo de trigo indudablemente está diluido. Pero, aun en cantidades diminutas, es un ácido potente que rebasa los efectos neutralizantes de las bases alcalinas.

Los granos como el trigo son responsables de 38 por ciento de la carga ácida diaria de los norteamericanos, más que suficiente para inclinar la balanza al rango del ácido. Incluso en una dieta limitada a 35 por ciento de productos animales, agregar trigo cambia la dieta de alcalina a fuertemente ácida.[14]

Una forma de evaluar la extracción de calcio inducida por el ácido es medir su pérdida en la orina. Un estudio de la Universidad de Toronto examinó el efecto de incrementar el consumo de gluten del pan en el nivel de calcio perdido en la orina. Dicho aumento incrementaba la pérdida de calcio en la orina en un increíble 63 por ciento, y un aumento en los marcadores de resorción ósea, es decir, marcadores sanguíneos que indican un debilitamiento de los huesos que conduce a enfermedades óseas como la osteoporosis.[15]

Y, entonces, ¿qué sucede cuando consumes una cantidad sustancial de productos de carne, pero fracasas al contrapesar la carga ácida con muchos productos alcalinos vegetales, como espinacas, calabazas y pimientos verdes? Lo que resulta es una situación muy ácida. ¿Qué pasa si los ácidos del consumo de carne no se equilibran con plantas alcalinas y los niveles de pH se inclinan más hacia el lado ácido a causa de productos como el trigo? Ahí es cuando la cosa se pone fea. Entonces, la dieta cambia abruptamente a una situación rica en ácidos.

Trigo, tupé y convertible

¿Te acuerdas de Ötzi? El hombre de hielo tirolés enterrado y momificado en los glaciares de los Alpes italianos y que se conservó desde su muerte, hace más de 5 000 años, alrededor del 3300 a. C. Aunque se descubrieron restos de pan einkorn sin levadura en el tracto gastrointestinal de Ötzi, la mayor parte de los contenidos digestivos eran carnes y plantas. Ötzi vivió y murió 4 700 años después de que los seres humanos incorporaron en su dieta granos como el einkorn tolerante al frío, pero el trigo seguía siendo una parte relativamente menor en la dieta de estos seres que vivían en la montaña. Ötzi se dedicaba a la caza y la recolección durante la mayor parte del año. De hecho, es probable que cazara con su arco y su flecha cuando encontró su violento fin a manos de otro cazador-recolector.

La dieta rica en carne de los cazadores recolectores como Ötzi proporcionaba una carga ácida sustancial. El consumo de carne de Ötzi, mayor que el de la mayoría de los seres humanos modernos (35 a 55 por ciento de calorías provenientes de productos animales), proporcionaba más ácido sulfúrico y otros ácidos orgánicos.

A pesar del consumo relativamente alto de productos animales, las plantas sin granos que eran abundantes en las dietas de los caza-dores-recolectores proporcionaban cantidades generosas de sales de potasio alcalinizantes, como citrato de potasio y acetato de potasio, que equilibraban la carga ácida. Se calcula que la alcalinidad de las dietas primitivas era de seis a nueve veces mayor que la de las modernas debido al alto contenido de plantas.[16] Esto resultaba en un pH alcalino en la orina tan alto como 7.5 a 9.0, en comparación con el rango ácido moderno de 4.4 a 7.0.[17]

No obstante, el trigo y otros granos entran en escena y el equi-librio vuelve a cambiar a ácido, acompañado de pérdida de calcio de los huesos.

El consumo relativamente modesto de trigo einkorn de Ötzi significaba que su dieta permanecía alcalina durante la mayor parte del año. En contraste, en nuestro mundo moderno, con un sumi-nistro ilimitado de alimentos baratos que contienen trigo, la carga ácida inclina fuertemente la balanza hacia el lado ácido.

Si el trigo y otros granos son responsables de inclinar la balanza del pH hacia el ácido, ¿qué sucede si no haces otra cosa más que eliminar el trigo de la dieta moderna y reemplazas las calorías per-didas con otros alimentos vegetales como verduras, frutas, frijoles y nueces? La balanza vuelve a regresar al rango alcalino, imitando la experiencia de pH del cazador-recolector.[18]

El trigo es, pues, el gran causante de la alteración. Es la novia medio vulgar que tiene un hombre que pasa por la crisis de la edad madura, alterando a toda la familia feliz. El trigo vuelve ácida una dieta que tenía la esperanza de ser alcalina, ocasionando recurrir constantemente al calcio de los huesos.

La solución convencional a la dieta de los "granos enteros sa-ludables" y sus efectos que favorecen la osteoporosis consiste en prescribir medicamentos como Fosamax y Boniva, agentes que supuestamente reducen el riesgo de fracturas por osteoporisis, en especial de cadera. El mercado de los medicamentos contra la os-teoporosis ha superado los diez mil millones de dólares al año, mucho dinero, incluso según los saturados parámetros de la industria farmacéutica.

Una vez más, el trigo entra en escena, añadiendo sus peculiares efectos para afectar la salud, apoyado por el USDA y proporcionando nuevos y cuantiosos ingresos al gran mercado farmacéutico.

Caderas de trigo para hacer juego con tu panza de trigo

¿Alguna vez has te has dado cuenta de cómo personas con panza de trigo casi invariablemente padecen artritis en una o más articulaciones? Si no, observa cuántas veces alguien que tiene esa carga frontal característica también cojea o se queja de dolor de cadera, rodilla o espalda.

La osteoartritis es la forma más común que hay en el mundo, incluso que la artritis reumatoide, la gota o cualquier otra variedad. La dolorosa pérdida ósea de cartílago estuvo presente en 773 000 casos de reemplazo de rodilla y cadera en norteamericanos en 2010.[19]

No es un problema menor. Más de 46 millones de personas, o uno de cada siete norteamericanos han sido diagnosticados con osteoartritis.[20] Muchos más andan por ahí cojeando sin un diagnóstico formal.

Durante años, comúnmente se pensó que la artritis de cadera y rodillas era el resultado más simple del desgaste excesivo, demasiados kilómetros para tus llantas. Mujer de 49 kilos: es probable que sus rodillas y su cadera duren toda la vida. Mujer de 99 kilos: las rodillas y la cadera sufren una paliza y se desgastan. El exceso de peso en cualquier parte del cuerpo (nalgas, abdomen, pecho, piernas, brazos) genera un desgaste mecánico en las articulaciones.

Se ha demostrado que el asunto es más complicado que eso. La misma inflamación que proviene de la grasa visceral de la panza de trigo y da como resultado diabetes, enfermedades cardiacas y cáncer también genera inflamación en las articulaciones. Se ha observado que las hormonas que intervienen en la inflamación, como el factor de necrosis tumoral alfa, las interleucinas y la leptina inflaman y erosionan el tejido de las articulaciones.[21] La leptina, en particular, ha demostrado tener efectos destructivos directos en las articulaciones: entre más sobrepeso (es decir, entre más alto sea el IMC), mayor cantidad de leptina sin fluido en las articulaciones y mayor daño a cartílagos y articulaciones.[22] El nivel de leptina en articulaciones refleja con precisión su nivel en la sangre.

El riesgo de padecer artritis, por tanto, es aún más alto para alguien que tiene grasa visceral del tipo de la panza de trigo, como se evidencia en la probabilidad tres veces más alta de reemplazo de rodilla y cadera en personas que tienen esa panza.[23] Esto también explica por qué las articulaciones que *no* soportan el peso agregado por la obesidad, como las de manos y dedos, también desarrollan artritis.

Bajar de peso y por tanto perder grasa visceral mejora la artritis más de lo que se puede esperar simplemente al disminuir la carga que genera el peso.[24] En un estudio de participantes obesos que padecen osteoartritis, hubo una mejoría de 10 por ciento en los síntomas y en la función de las articulaciones con cada uno por ciento de reducción de grasa corporal.[25]

La omnipresencia de la artritis, las imágenes comunes de personas que se frotan las manos y las rodillas adoloridas, te lleva a creer que la artritis es algo inevitable que acompaña el envejecimiento, tan inevitable como la muerte, los impuestos y las hemorroides. No es cierto. Las articulaciones tienen el potencial de servirnos durante las ocho décadas aproximadas de nuestra vida... hasta que las arruinamos con acidez excesiva y moléculas inflamatorias como la leptina, originada en las células de la grasa visceral.

Otro fenómeno que se suma a los golpes del trigo a las articulaciones: la glicación. Recordarás que, más que ningún otro alimento, el trigo incrementa el nivel de azúcar, es decir, de la glucosa en sangre, a medida que sucede más glicación. Representa una modificación irreversible de las proteínas del torrente sanguíneo y los tejidos del cuerpo, incluyendo articulaciones como rodillas, caderas y manos.

El cartílago de las articulaciones es susceptible a la glicación de una manera única, dado que las células de los cartílagos tienen una vida extremadamente larga y son incapaces de reproducirse. Una vez dañadas, no se recuperan. Las mismas células de los cartílagos en tu rodilla a los 25 años seguirán ahí (esperemos) cuando tengas 80. Por tanto, esas células son susceptibles a todos los altibajos bioquímicos de tu vida, incluyendo las aventuras del azúcar en tu sangre. Si las proteínas de los cartílagos, como el colágeno y el aggrecan, padecen glicación, se vuelven anormalmente rígidas. El daño de la glicación es acumulativo, ocasiona que el cartílago se quiebre, endurezca y termine por romperse.[26] Como resultado, se presenta inflamación, dolor y destrucción de las articulaciones, preludio de la artritis.

Así es que niveles altos de azúcar que fomentan la acumulación de la grasa en la panza de trigo y la actividad inflamatoria de las células de la grasa visceral y la glicación del cartílago conducen a la destrucción del tejido de los huesos y el cartílago de las articulaciones. Con los años, el resultado es el dolor y la hinchazón de caderas, rodillas y manos.

Puede que la *baguette* se vea inocente, pero es más dura para las articulaciones de lo que crees.

La articulación de la panza está conectada con la articulación de la cadera

Como sucede con la pérdida de peso y el cerebro, las personas que padecen enfermedad celíaca pueden darnos algunas lecciones sobre los efectos del trigo en huesos y articulaciones.

La osteopenia y la osteoporosis son comunes en personas con enfermedad celíaca y pueden estar presentes con o sin que haya síntomas intestinales, afectando hasta a 70 por ciento de las personas con anticuerpos celíacos.[27,28] Como la osteoporosis es tan común entre los celíacos, algunos investigadores argumentan que cualquier persona que padezca osteoporosis debería hacerse las pruebas de enfermedad celíaca. Un estudio de la Clínica Ósea de

Un hombre camina después de eliminar el trigo

Jason es programador de *software* y tiene 26 años. Es inteligente y siempre listo para pescar una idea. Jason vino a mi consultorio con su joven esposa: quería ser más "saludable."

Cuando me contó que de muy pequeño le habían arreglado un defecto cardiaco congénito complejo, de inmediato lo interrumpí:

—Mira, Jason. Creo que estás con la persona equivocada. Ésa no es mi área de especialidad.

—Sí, lo sé. Sólo necesito ayuda para ser más saludable. Me dicen que puedo llegar a necesitar un trasplante de corazón. Siempre me falta el aliento y me han tenido que hospitalizar para tratar el problema cardiaco. Me gustaría ver si puedo hacer algo para evitar el trasplante o, si me lo tengo que hacer, para ser más saludable después.

Pensé que era algo razonable y le hice un ademán para que se sentara en la mesa de exploración.

—Muy bien. Entiendo. Déjame escuchar.

Jason se levantó muy lento de la silla, cojeando visiblemente, y se acercó a la mesa, con mucho dolor.

—¿Cuál es el problema? –le pregunté.

Jason se sentó en la mesa de exploración y suspiró:

—Me duele todo. Todas las articulaciones. Apenas puedo caminar. A veces, con trabajos me levanto de la cama.

—¿Has ido a ver a un reumatólogo? –le pregunté.

—Sí, a tres. Ninguno pudo descubrir cuál es el problema, así que simplemente me recetaron medicamentos antiinflamatorios y para el dolor.

—¿Has considerado modificar tu alimentación? –le pregunté–. He visto a muchas personas obtener alivio al eliminar el trigo de su dieta.

—¿El trigo? ¿Como el pan y la pasta? –preguntó Jason, confundido.

—Sí, el trigo: pan blanco, integral, multigrano, bagels, muffins, pretzels, galletas, cereales para el desayuno, pasta, noodles, pancakes y waffles. Aunque suena a que es una gran parte de lo que comes, créeme, quedan muchas cosas.

Le di un texto donde se detalla cómo seguir la dieta sin trigo.

—Inténtalo. Elimina el trigo sólo durante cuatro semanas. Si te sientes mejor, tendrás tu respuesta. Si no sientes nada, entonces, a lo mejor no es la respuesta para ti.

Jason regresó al consultorio tres meses después. Lo que me impresionó es que entró fácilmente a la habitación sin mostrar señales de dolor.

Las mejoras experimentadas habían sido profundas y casi inmediatas.

—Después de cinco días, no podía creerlo: no tenía el más mínimo dolor. No podía creer que pudiera ser cierto... tenía que ser una coincidencia. Así es que me comí un sándwich. Cinco minutos después, había regresado más o menos 80 por ciento del dolor. Había aprendido la lección.

Lo que me impresionó todavía más era que, cuando lo examiné por primera vez, Jason tenía insuficiencia cardiaca ligera. Al regresar, ésta había desaparecido. Además del alivio de las articulaciones, también me contó que su respiración mejoró al punto en que podía trotar distancias cortas e incluso participar en un juego ligero de basquetbol, cosas que no había hecho en años. Hemos comenzado a disminuir los medicamentos que tomaba para la insuficiencia cardiaca.

Obviamente, yo creo firmemente en una vida sin trigo. Pero como testigo de experiencias como la de Jason, que cambian la vida, se me sigue poniendo la carne de gallina el hecho de que exista una solución tan simple para problemas de salud que prácticamente tenían incapacitado a un hombre joven.

la Universidad de Washington la encontró no diagnosticada en 3.4 por ciento de los participantes con osteoporosis, en comparación con el 0.2 por ciento que no la padecía.[29] La eliminación del gluten en los participantes celíacos con osteoporosis mejoró rápidamente las medidas de densidad ósea, sin el uso de medicamentos para la enfermedad.

Las razones de la baja densidad ósea incluyen una mala absorción de nutrientes, en especial vitamina D y calcio, y un aumento en la inflamación que detona la liberación de citosinas desmineralizantes de los huesos, como las interleucinas.[30] De modo que eliminar el trigo de la dieta redujo la inflamación y permitió una mejor absorción de nutrientes.

La severidad de los efectos debilitantes de los huesos se ve reforzada por historias de terror como la de la mujer que sufrió diez fracturas en la columna y las extremidades a lo largo de 21 años, empezando a los 57, todas ellas espontáneas. Tras quedar discapacitada, finalmente le diagnosticaron enfermedad celíaca.[31] En comparación con las personas sin celiaquía, los celiacos tienen un riesgo tres veces más alto de padecer fracturas.[32]

El asunto espinoso de los individuos que dan positivo a los anticuerpos antigliadina sin presentar síntomas intestinales se aplica también a la osteoporosis. En un estudio, 12 por ciento de personas con osteoporosis dieron positivo al anticuerpo antigliadina, pero no mostraron ningún síntoma de enfermedad celíaca, es decir, intolerancia al gluten o enfermedad celíaca "silente."[33]

El trigo puede manifestarse a través de enfermedades inflamatorias de los huesos además de osteoporosis y fracturas. Las personas con artritis reumatoide, una tipo inhabilitante y dolorosa que desfigura articulaciones de manos, rodillas, caderas, codos y hombros, pueden padecer sensibilidad al trigo. Un estudio de participantes con artritis reumatoide, ninguno de los cuales padecía celiaquía, que siguieron una dieta vegetariana, sin gluten, demostró una mejoría en los signos de la artritis en 40 por ciento de los participantes, así como niveles reducidos de anticuerpos antigliadina.[34]

Tal vez sea exagerado sugerir que el gluten del trigo era la causa inicial de la artritis, pero puede ejercer efectos inflamatorios en las articulaciones susceptibles a causa de otras enfermedades como la artritis reumatoide.

En mi experiencia, la artritis acompañada de anticuerpos celíacos con frecuencia responde a la eliminación del trigo. Algunas mejorías de salud drásticas que he visto han tenido que ver con un dolor inhabilitante de las articulaciones. Como los anticuerpos celíacos convencionales no logran identificar a la mayoría de estas personas, esto ha sido difícil de cuantificar y verificar, más allá de la experiencia subjetiva de mejora que reportan las personas. Sin embargo, esto puede apuntar a fenómenos que representan las promesas más grandes en términos de alivio de la artritis.

¿Acaso el mayor riesgo de padecer osteoporosis y enfermedades articulares inflamatorias en personas con celiaquía representa una *exageración* de la situación en personas que consumen trigo y que no padecen enfermedad celíaca ni tienen anticuerpos al gluten? Mi sospecha es que sí, el trigo ejerce efectos destructivos directos e indirectos en huesos y articulaciones de cualquier persona que consuma trigo, sólo que se expresan con más fuerza en las personas que dan positivo a los anticuerpos celíacos o del gluten.

¿Qué tal si en lugar de un reemplazo total de cadera o de rodilla a los 62 años optaras mejor por un reemplazo total del trigo?

Los efectos de salud más amplios de la alteración del equilibrio ácido-base apenas empiezan a apreciarse. Cualquiera que haya tomado una clase de química básica entiende que el pH es un factor poderoso para determinar cómo proceden las reacciones químicas. Un pequeño cambio en el pH puede tener una profunda influencia en el equilibrio de una reacción. Lo mismo es cierto en el cuerpo humano.

Los "granos enteros saludables", como el trigo, son la causa de la naturaleza altamente ácida de la dieta moderna. Más allá de la salud de los huesos, hay experiencias que sugieren que una dieta que favorece los alimentos alcalinos reduce el desgaste muscular relacionado con la edad, las piedras en los riñones, la hipertensión a causa de la sal, la infertilidad y las enfermedades renales.

Elimina el trigo y con ello experimenta menos inflamación de articulaciones y menos "altas" en el azúcar de la sangre que ocasionan la glicación de los cartílagos, y convierte el equilibrio del pH en alcalino. Seguro es mejor que tomar Vioxx.

CAPÍTULO 9

CATARATAS, ARRUGAS Y JOROBAS: EL TRIGO Y EL PROCESO DE ENVEJECIMIENTO

El secreto para mantenerse joven es vivir honestamente, comer lento y mentir sobre tu edad.

LUCILLE BALL

Tal vez el vino y el queso se beneficien del envejecimiento. Pero, para los seres humanos, envejecer puede conducir a todo tipo de cosas, desde mentiras blancas hasta el deseo de hacerse una cirugía plástica radical.

¿Qué significa envejecer?

Aunque muchas personas tienen dificultades para describir los rasgos específicos del envejecimiento, probablemente todos estaríamos de acuerdo en que, como la pornografía, lo reconocemos cuando lo vemos.

El ritmo de envejecimiento varía de un individuo a otro. Todos hemos conocido algún hombre o mujer de, digamos, 65 años que aparentaba 45, que conserva flexibilidad juvenil y destreza mental, menos arrugas, una columna vertebral más recta, una cabellera más abundante. La mayoría de nosotros también hemos conocido personas que muestran lo contrario y se ven mayores. La edad *biológica* no siempre corresponde con la edad *cronológica*.

No obstante, envejecer es inevitable. Todos envejecemos. Nadie se escapa, aunque cada uno progresa a un ritmo distinto. Y, aunque medir la edad cronológica es una cuestión simple que consiste en ver tu acta de nacimiento, señalar la edad biológica es algo totalmente diferente. ¿Cómo puedes evaluar qué tan bien el cuerpo ha mantenido su juventud o, por el contrario, qué tanto se ha sometido al deterioro de la edad?

Supongamos que ves a una mujer por primera vez. Cuando le preguntas qué edad tiene, responde: "25 años". Tú lo dudas porque tiene arrugas profundas alrededor de los ojos, manchas en el dorso de las manos y un ligero temblor en los dedos. La parte superior de su espalda está inclinada hacia delante (es decir, tiene joroba), su cabello es gris y delgado. Se ve lista para el asilo, no como alguien en la flor de la juventud. No obstante, ella insiste. No tiene acta de nacimiento ni ninguna evidencia legal de su edad, pero insiste en que tiene 25 años... incluso se tatuó en la muñeca las iniciales de su nuevo novio.

¿Puedes demostrar que está equivocada?

No es tan fácil. Si fuera un caribú, podrías medir la envergadura de su cornamenta. Si fuera un árbol, podrías cortarla y contar sus anillos.

Obviamente, en los seres humanos no hay anillos, ni cornamenta que proporcione una marca biológica que demuestre que esta mujer realmente tiene setenta y tantos y no veintitantos, con o sin tatuaje.

Nadie ha definido todavía un marcador de edad visible que te permita discernir, con exactitud, qué edad tiene tu nuevo novio. Y no es por falta de intentos. Los investigadores que se ocupan del envejecimiento durante mucho tiempo han buscado esos marcadores biológicos, medidas que pueden ser rastreadas, aumentando un año cada que avanza uno de vida cronológico. Se han identificado mediciones de edad generales, las cuales incluyen medir el consumo máximo de oxígeno (la cantidad que se consume durante el ejercicio y en niveles próximos al agotamiento), el ritmo cardiaco máximo durante ejercicio controlado y la velocidad del pulso arterial; es decir, la cantidad de tiempo requerido para que el pulso se transmita a lo largo de una arteria, un fenómeno que no refleja la flexibilidad arterial. Todas estas medidas disminuyen con el tiempo, pero no son un indicador perfecto de la edad.

¿No sería más interesante que los investigadores sobre envejecimiento identificaran una medición biológica de la edad que pudieras realizar tú mismo? Por ejemplo, a los 55 podrías saber que, gracias al ejercicio y a una alimentación saludable, biológicamente tienes 45. O que 20 años de cigarro, alcohol y papas fritas han hecho que tengas 67 biológicamente y es momento de corregir tus hábitos de salud. Aunque hay esquemas de prueba que afirman proporcionar ese índice de envejecimiento, no hay una prueba sencilla que puedas hacer tú mismo y te indique con seguridad qué tan cerca de tu edad biológica está la cronológica.

Los investigadores del envejecimiento se han esmerado en buscar un marcador útil de edad porque, para manipular el proceso de envejecimiento, necesitan seguir un parámetro medible. Las investigaciones relacionadas con retrasar el proceso de envejecimiento no se pueden basar sólo en la *apariencia*. Se necesita un marcador biológico objetivo que se pueda rastrear con el tiempo.

Con toda seguridad, hay varias teorías y opiniones diferentes (que algunos consideran complementarias) sobre el envejecimiento y sobre qué marcador biológico podría proporcionar la mejor medición de envejecimiento biológico. Algunos investigadores creen que la lesión oxidativa es el proceso principal que subyace al envejecimiento y que un marcador de edad debe incorporar una medida de esa lesión acumulativa. Otros han propuesto que los desechos celulares se acumulan debido a lecturas genéticas equivocadas, lo cual conduce a envejecimiento; una medida de desecho celular sería entonces necesaria para proporcionar la edad biológica. Por su parte, hay otros que creen que el envejecimiento está programado genéticamente con anticipación y es inevitable, dado que lo determina una secuencia programada de hormonas que disminuyen, con otros fenómenos fisiológicos.

La mayoría de los investigadores creen que no hay una sola teoría que explique todas las variadas experiencias del envejecimiento, desde los ágiles años de adolescencia llenos de energía en los que uno cree saberlo todo, hasta la octava década de vida en la que estamos tiesos, cansados y todo se nos olvida. La edad biológica tampoco puede ser identificada con precisión mediante ninguna otra medida. Los investigadores proponen que el envejecimiento humano se puede explicar sólo mediante la acción de más de un proceso.

Podríamos tener una mejor comprensión de este proceso si fuéramos capaces de observar los efectos del envejecimiento *acelerado*. No necesitamos observar ningún modelo experimental en ratones para ver un envejecimiento acelerado; sólo necesitamos ver a los seres humanos que padecen diabetes. La diabetes proporciona un terreno de prueba del envejecimiento acelerado, ya que todos los fenómenos asociados suceden más rápido y se presentan de manera más temprana: enfermedades cardiacas, infarto, presión alta, insuficiencia renal, osteoporosis, artritis, cáncer. Las investigaciones sobre diabetes han relacionado de manera específica un nivel alto de glucosa en la sangre, como el que se presenta después de consumir carbohidratos, con acelerar el momento en que estás en silla de ruedas y ya no puedas vivir solo.

No es un país para los comedores de pan empedernidos

Recientemente, los norteamericanos han sido bombardeados con una oleada de nuevos términos: desde "obligaciones de deuda colateralizada" hasta "contratos derivados de transacciones de intercambio", cosas que preferirías dejar a expertos como tu amigo que se dedica a la inversión financiera. Aquí tienes otro término complejo del que vas a escuchar mucho en los años por venir: PGA.

Productos de la Glicación Avanzada (que en español se abrevian como PGA, pero cuyas siglas en inglés son AGE y coinciden con la palabra "edad" y "envejecimiento") es el nombre de los elementos que endurecen las arterias (aterosclerosis), que nublan los cristalinos de los ojos (cataratas), le dan en la torre a las conexiones neuronales del cerebro (demencia) y se encuentran en abundancia en personas mayores.[1] Entre más envejecemos, más PGA se pueden encontrar en riñones, ojos, hígado, piel y demás órganos. Aunque podemos ver algunos de los efectos de los PGA, como arrugas en el rostro de 25 años de nuestra amiga que seguía el consejo de Lucille Ball, no son una medición precisa de la edad que revele que es una mentirosa. Aunque podemos ver evidencia de algunos efectos de los PGA (piel colgada y arrugas, opacidad lechosa de las cataratas, manos retorcidas por la artritis) ninguno es realmente cuantitativo. No obstante, los PGA, por lo menos en una forma cualitativa, identificados mediante biopsia, al igual que algunos aspectos que se pueden ver a simple vista, producen un índice de deterioro biológico.

Los PGA por lo general son desechos inútiles que resultan del deterioro del tejido a medida que se acumulan. No tienen ninguna función útil: no se pueden quemar para producir energía, no proporcionan ningún lubricante ni tienen funciones de comunicación; no dan apoyo a las enzimas ni a las hormonas cercanas ni te puedes acurrucar con ellos en una fría noche de invierno. Más allá de los efectos que puedes ver, los PGA acumulados también representan una pérdida de la capacidad de los riñones para filtrar la sangre y eliminar desechos y retener proteínas, así como una acumulación de placa ateroesclerótica en las arterias, la cual genera rigidez, endurecimiento y deterioro del cartílago de articulaciones como rodilla y cadera, y pérdida de neuronas funcionales reemplazadas por grupos de desechos de PGA. Como la arena que encuentras en tu ensalada de espinaca o el corcho en tu cabernet, los PGA pueden arruinar una buena fiesta.

Aunque algunos entran en el cuerpo directamente porque se encuentran en varios alimentos, también son el subproducto de un nivel alto de azúcar en la sangre (glucosa), el fenómeno que define la diabetes.

La secuencia que conduce a la formación de PGA es la siguiente: ingieres alimentos que incrementan el nivel de glucosa en la sangre; una mayor disponibilidad de glucosa en los tejidos del cuerpo permite que las moléculas de glucosa reaccionen con cualquier proteína, creando una molécula combinada de glucosa y proteína; los químicos hablan sobre productos reactivos complejos, como Amadori e intermediarios de Schiff, y todos ellos generan un grupo de combinaciones de glucosa y proteínas que colectivamente se denominan PGA. Una vez que se forman los PGA, son irreversibles y no se pueden deshacer. También se reúnen en cadenas de moléculas, formando polímeros especialmente destructivos.[2] Destacan por acumularse justo donde están, formando montones de desechos inútiles resistentes a cualquier proceso digestivo o de limpieza del cuerpo.

En consecuencia, los PGA resultan de un efecto dominó que se pone en marcha cada vez que aumenta la glucosa. A donde quiera que vaya la glucosa (prácticamente cualquier lugar del cuerpo) la siguen los PGA. Entre más alta es la glucosa en la sangre, más PGA se acumulan y más rápido es el deterioro del envejecimiento.

La diabetes es el ejemplo concreto de lo que sucede cuando la glucosa en sangre permanece alta, dado que, por lo general, los diabéticos tienen valores en el rango de 100 a 300 mg/dl a lo largo del día a medida que atacan a sus azúcares con insulina o medicamentos orales. (Un nivel normal de glucosa en ayunas es de 90 mg/dl o menos). La glucosa en la sangre en ocasiones es mucho más alta. Por ejemplo, después de un tazón de avena cocinada lentamente, fácilmente puede alcanzar un nivel de 200 a 400 mg/dl.

Si esos niveles altos de azúcar repetidos conducen a problemas de salud, deberíamos ver esos problemas expresados en una forma exagerada en los diabéticos... y es justo así. Los diabéticos, por ejemplo, tienen de dos a cinco veces más probabilidades de padecer enfermedades coronarias y ataques al corazón, 44 por ciento desarrollará aterosclerosis de arterias carótidas y otras fuera del corazón y 20 a 25 por ciento tendrá problemas en la función renal o insuficiencia renal en un promedio de once años después del diagnóstico.[3] De hecho, altos niveles de azúcar durante varios años prácticamente *garantizan* el desarrollo de complicaciones.

Con los niveles altos de glucosa en sangre de la diabetes, también esperarías ver niveles más altos de PGA en la sangre y, de hecho, así es. Los diabéticos tienen un nivel 60 por ciento más alto de PGA en comparación con quienes no padecen diabetes.[4]

Los PGA que resultan de tener niveles de azúcar altos son responsables de la mayoría de las complicaciones de la diabetes, desde neuropatía (nervios dañados que conducen a una pérdida de sensación en los pies) hasta retinopatía (defectos de visión y ceguera) y nefropatía (enfermedad renal e insuficiencia renal). Cuanto más alto es el nivel de azúcar de la sangre y cuanto más tiempo se mantenga alto, más PGA se acumularán y más daño a órganos.

Los diabéticos que tienen niveles de azúcar en sangre mal controlados y se mantienen altos por demasiado tiempo son especialmente propensos a padecer complicaciones diabéticas y todo se debe a la formación de abundantes PGA, incluso desde que son jóvenes. (Antes de que se reconociera la importancia de tener niveles de azúcar "meticulosamente" controlados en la diabetes tipo 1, o infantil, no era raro ver casos de insuficiencia renal y ceguera antes de los 30 años. A medida que ha mejorado el control de glucosa, dichas complicaciones se han vuelto menos comunes.) Estudios extensos, como el Ensayo de Control y Complicaciones de la Diabetes (DCCT, por sus siglas en inglés),[5] han demostrado que reducciones estrictas de la glucosa en sangre genera un riesgo menor de padecer complicaciones relacionadas con la diabetes.

Esto se debe a que el ritmo al que se forman los PGA depende del nivel de glucosa en sangre. Entre más glucosa, más PGA.

¿Qué sucede cuando envejeces?

Fuera de las complicaciones de la diabetes, se han asociado enfermedades graves con la producción excesiva de PGA.

- **Enfermedad renal**: cuando se administran PGA a animales de experimentación, éstos desarrollan todos los sellos distintivos de enfermedad renal.[6] Los PGA también se pueden encontrar en los riñones humanos de quienes padecen enfermedad renal.

- **Aterosclerosis**: la administración oral de PGA, tanto en animales como en humanos, ocasiona que las arterias se constriñan, es decir, que se presente el tono excesivo anormal (disfunción endotelial) de las arterias asociado con la lesión fundamental que sienta el terreno para la aterosclerosis.[7] Los PGA también modifican las partículas de colesterol LDL, bloqueando su consumo normal por parte del hígado y haciendo que las células inflamatorias las absorban en las paredes celulares, proceso que genera la placa aterosclerótica.[8] Los PGA pueden ser recuperados de los tejidos y se relacionan con la severidad de la placa: entre más alto sea el contenido de PGA de varios tejidos, más severa será la aterosclerosis en las arterias.[9]

- **Demencia**: en quienes padecen Alzheimer, el contenido de PGA del cerebro es tres veces mayor que en cerebros normales, acumulándose en las placas amiloides y en los nudos neurofibrales característicos de esta enfermedad.[10] En sintonía con el marcado incremento en formación de PGA en los diabéticos, la demencia es 500 por ciento más común en personas con diabetes.[11]

- **Cáncer**: aunque la información es irregular, la relación de los PGA con el cáncer puede resultar uno de los fenómenos más importantes. Se ha identificado acumulación anormal de PGA en cáncer de páncreas, mama, pulmón, colon y próstata.[12]

- **Disfunción eréctil masculina:** si aún no he logrado captar la atención de los lectores masculinos, esto debería conseguirlo: los PGA dañan la capacidad eréctil, se encuentran en la parte del tejido del pene responsable de generar respuestas eréctiles (el *corpus cavernosum*), lo cual afecta la capacidad del pene para hincharse de sangre, que genera las erecciones.[13]

- **Salud ocular:** los PGA dañan el tejido ocular, desde los cristalinos (cataratas) hasta la retina (retinopatía) y las glándulas lacrimales (ojos secos).[14]

Muchos efectos destructivos de los PGA funcionan al incrementar el estrés oxidativo y la inflamación, dos procesos que subyacen a numerosas enfermedades.[15] Por otra parte, estudios recientes han mostrado que una menor exposición a los PGA conduce a una menor expresión de marcadores inflamatorios como la proteína C reactiva (CRP) y el factor de necrosis tumoral.[16]

La acumulación de PGA explica muy bien por qué se desarrollan muchos fenómenos de envejecimiento. Por consiguiente, el control de la glicación y de la acumulación de PGA proporciona medios potenciales de reducir todas las consecuencias de la acumulación de los PGA.

Los PGA se forman incluso cuando el azúcar de la sangre es normal, aunque a un ritmo mucho más lento en comparación con azúcar en sangre alta. Por consiguiente, la formación de los PGA caracteriza el envejecimiento normal que permite a una persona de 60 años verse como una de sesenta. Sin embargo, los PGA acumulados por el diabético que tiene un nivel de azúcar mal controlado ocasionan un envejecimiento *acelerado*. Como resultado, la diabetes ha servido como modelo viviente para que los investigadores observen los efectos de envejecimiento *acelerado* que tiene la glucosa alta en sangre. Así pues, las complicaciones de la diabetes, como la aterosclerosis, la enfermedad renal y la neuropatía, son también enfermedades del envejecimiento, comunes en personas que se encuentran en su sexta, séptima u octava década de vida, poco comunes en personas más jóvenes de 20 o 30 y tantos años. Por tanto, la diabetes nos enseña lo que sucede a las personas cuando la glicación ocurre a un ritmo más rápido y cuando a los PGA se les permite acumularse. No es algo agradable.

La historia no termina con niveles más altos de PGA. Niveles más altos en sangre producen la manifestación de estrés oxidativo y marcadores inflamatorios.[17] El receptor de PGA es el portero de una amplia variedad de respuestas oxidativas e inflamatorias, como las citosinas inflamatorias, factor de crecimiento endotelial vascular o el de necrosis tumoral.[18] En consecuencia, ponen en marcha un ejército de respuestas oxidativas e inflamatorias, las cuales conducen a enfermedades cardiacas, cáncer, diabetes y más.

La formación de PGA es, pues, un continuo. Sin embargo, aunque se forman incluso en niveles de azúcar en sangre normales (glucosa en ayunas de 90 mg/dl o menos), se acumulan más rápido cuando esos niveles son más altos. Entre más elevada la glucosa en la sangre, más PGA. Realmente *no* existe un nivel de glucosa en el que se pueda esperar que su formación se detenga por completo.

No tener diabetes *no* significa que te librarás de ese destino. Los PGA también se acumulan en los no diabéticos y aceleran el envejecimiento. Lo único que se necesita es un poco de azúcar adicional en la sangre, apenas unos cuantos miligramos por encima de lo normal y... ¡listo! tienes a tus PGA haciendo su trabajo sucio y mordiendo tus órganos. Con el tiempo, tú también puedes desarrollar todas las condiciones que se ven en la diabetes, si acumulas suficientes.

Con los 25.8 millones de diabéticos, hay 79 millones de prediabéticos en Estados Unidos actualmente.[19] Muchos norteamericanos que todavía no cumplen con los criterios de prediabéticos, de cualquier manera, después de consumir alguna cantidad de carbohidratos, experimentan muchos azúcares en la sangre, lo suficientemente altos para detonar más PGA de lo normal. (Si dudas de que los niveles de azúcar en la sangre aumentan después de comer, por ejemplo, una manzana o una rebanada de pizza, compra un simple medidor de glucosa. Prueba el azúcar en sangre que tienes una hora después de consumir el alimento de tu interés. Con mucha frecuencia, te sorprenderá lo alta que tienes el azúcar. ¿Recuerdas mi "experimento" de las dos rebanadas de pan blanco? La glucosa en la sangre fue de 167 mg/dl. Eso no es poco común).

Aunque los huevos no incrementan el nivel de azúcar en la sangre ni las nueces, el aceite de oliva, las chuletas de puerco o el salmón, los carbohidratos sí… todos, desde las manzanas y las naranjas hasta las gomitas y los cereales de 7 granos. Como explicamos, desde el punto de vista del azúcar en la sangre, los productos de trigo son peores que cualquier otro alimento y elevan al cielo el azúcar hasta niveles que rivalizan con los de los diabéticos declarados… incluso si no eres diabético.

Recuerda, el carbohidrato "complejo" contenido en el trigo es la única variedad de amilopectina, la amilopectina A, variación que hay en otros carbohidratos como frijoles negros y plátanos. La amilopectina del trigo es la forma más fácilmente digerible por la enzima amilasa, lo cual explica por qué los productos de trigo incrementan más el azúcar en la sangre. Una digestión más rápida y eficiente de la amilopectina del trigo significa niveles más altos en las dos horas posteriores al consumo de productos de trigo, lo cual, a su vez implica que se detone mayor formación de PGA. Si ésta se haya fuera de concurso, el trigo ganaría casi todas las veces, por encima de otras fuentes de carbohidratos como manzanas, naranjas, camotes, helado y barras de chocolate.

En consecuencia, los productos de trigo, como tu muffin de semilla de amapola o la focaccia de vegetales asados, son detonantes de una producción extravagante de PGA. Suma dos más dos: el trigo, debido a su efecto único para incrementar la glucosa en sangre, te hace envejecer más rápido. A través de sus efectos para incrementar el nivel de PGA y de azúcar en la sangre, el trigo acelera el ritmo en el cual desarrollas señales de envejecimiento en la piel, disfunción renal, demencia, aterosclerosis y artritis.

La gran carrera de la glicación

Hay una prueba muy accesible, aunque no proporciona un índice de edad biológica, sino una medida del *ritmo* de envejecimiento ocasionado por la glicación. Saber qué tan rápido o qué tan lento glicas las proteínas de tu cuerpo te ayuda a saber si el envejecimiento biológico ocurre más rápido o más lento que la edad cronológica. Aunque los PGA pueden ser evaluados mediante una biopsia de la piel o de los órganos internos, la mayoría de las personas no se muestran muy entusiastas (lo cual se entiende) de que les inserten un par de fórceps en alguna cavidad del cuerpo para cortarles un pedazo de tejido. Por fortuna, un análisis de sangre sencillo se puede usar para medir el ritmo de formación actual de PGA a través de la hemoglobina A1c o HbA1c. La HbA1c es una prueba de sangre común que, aunque generalmente se usa para controlar la diabetes, también índica la glicación simple. La hemoglobina es la proteína compleja dentro de los glóbulos rojos y es responsable de que lleven oxígeno. Como todas las demás proteínas del cuerpo, la hemoglobina está sujeta a glicación, es decir, a su modificación mediante la glucosa. La reacción sucede de inmediato y, como otras reacciones de PGA, es irreversible. Entre más alta la glucosa, mayor porcentaje de hemoglobina glicada.

Los glóbulos rojos tienen un espectro de vida de 60 a 90 días. Medir el porcentaje de moléculas de hemoglobina en la sangre glicadas proporciona un índice de qué tan alta ha sido la glucosa en los últimos 60 a 90 días, herramienta útil para evaluar la adecuación del control de glucosa en sangre en diabéticos o diagnosticarla.

LOS PGA por dentro y por fuera

Aunque hasta ahora nos hemos enfocado en los PGA en el cuerpo y que, en gran medida, se derivan del consumo de carbohidratos, hay una segunda fuente que proviene directamente de la dieta: los productos animales. Esto se puede volver terriblemente confuso, así es que empezamos desde el principio.

Los PGA se originan de dos fuentes generales:

PGA endógenos: se forman dentro del cuerpo, como hemos mencionado. El principal camino para formarlos empieza con la glucosa en sangre. Los alimentos que la incrementan elevan la formación de PGA endógenos. Esto significa que todos los carbohidratos, dado que elevan la glucosa, detonan la formación de PGA endógenos. Algunos más que otros. Desde un punto de vista de los PGA endógenos, una barra de Snickers detona una formación modesta, mientras el pan de trigo entero lo hace de manera vigorosa, dado que tiene un efecto mayor en el incremento de glucosa en sangre.

Resulta interesante que la fructuosa, otro azúcar cuya popularidad ha aumentado mucho como ingrediente en los alimentos procesados, incrementa la formación de PGA dentro del cuerpo cientos de veces más que la glucosa.[20] En forma de jarabe de maíz, alto en fructuosa, a menudo acompaña al trigo en panes y productos horneados. Te costará trabajo encontrar alimentos procesados que *no* contengan fructuosa en alguna forma, desde la salsa *barbecue* hasta los pepinillos. También debes observar que el azúcar de mesa, o sacarosa, es 50 por ciento fructuosa y otro 50 por ciento glucosa. El jarabe de maple, la miel y el jarabe de agave son otros endulzantes ricos en fructuosa.

PGA exógenos: se encuentran en alimentos que entran al cuerpo con desayuno, comida o cena. En contraste con los endógenos, no se forman en el cuerpo, sino que se ingieren.

Los alimentos varían ampliamente en cuanto a su contenido de PGA. Los más ricos son los productos animales, como carnes y queso. En particular las carnes y los productos animales cocinados a altas temperaturas, asados o fritos, incrementan el contenido de PGA mas de 1 000 veces.[21] Además, entre más tiempo se cocine un alimento de origen animal, más rico se vuelve el contenido de PGA.

Una demostración impresionante del poder de los PGA exógenos para afectar la función arterial se realizó en dos grupos de diabéticos voluntarios que consumieron dietas idénticas de pechuga de pollo, papas, zanahorias, tomates y aceite vegetal. La única diferencia: la comida del primer grupo se cocinaba diez minutos al vapor o hervida, mientras la del segundo grupo era frita o asada a 232°C durante 20 minutos. El grupo al que se dio comida cocinada por más tiempo y a temperaturas más altas mostró una reducción de 67 por ciento en términos de relajación arterial, con PGA y marcadores oxidativos más altos en sangre.[22]

Los PGA exógenos se encuentran en carnes ricas en grasas saturadas. Esto significa que esta grasa ha sido acusada equivocadamente de ser poco saludable para el corazón porque con frecuencia se presentaba en compañía del verdadero culpable: los PGA. Las carnes curadas como tocino, chorizo, pepperoni y salchichas no son usualmente altas en PGA. Así que las carnes no son malas en sí mismas, sino que se vuelven poco saludables mediante manipulaciones que incrementan la formación de PGA.

Además de la prescripción alimenticia de la filosofía *Adicto al pan*, es decir, eliminar el trigo mientras se mantiene un consumo restringido de carbohidratos, es sabio evitar fuentes de PGA exógenos, a saber, carnes ahumadas, cocinadas a altas temperaturas (>176°C) durante periodos prolongados y cualquier cosa frita. Cuando sea posible, evita la carne bien cocida y elige

> la casi cruda o término medio. (¿El sashimi es la carne perfecta?) Cocinar en líquidos en vez de en aceite también limita la exposición a los PGA.
>
> Dicho esto, la ciencia de los PGA sigue en pañales y aún quedan muchos detalles por descubrir. Sin embargo, dado lo que sabemos sobre los efectos potenciales de los PGA a largo plazo en la salud y en el envejecimiento, no creo prematuro a pensar un poco en reducir tu exposición personal a los PGA. Tal vez me lo agradezcas cuando cumplas cien años.

Una persona delgada con respuestas normales a la insulina y que consume una cantidad limitada de carbohidratos, tendrá aproximadamente 4.0 a 4.8 por ciento de hemoglobina glicada (es decir, una HbA1c de 4.0 a 4.8 por ciento), lo que refleja una tasa de glicación normal, inevitable y de bajo nivel. Los diabéticos por lo general tienen 8, 9 o hasta 12 por ciento o más hemoglobina glicada, el doble o más de la tasa normal.

La mayoría de los norteamericanos que no padecen diabetes en cierta forma están en el punto medio, con un rango de 5.0 a 6.4 por ciento, encima del rango perfecto, pero aún por debajo del umbral "oficial" de diabetes de 6.5 por ciento.[23,24] De hecho, un increíble 70 por ciento de adultos norteamericanos tienen una HbA1c entre 5.0 por ciento y 6.9 por ciento.[25]

La HbA1c no tiene que ser de 6.5 por ciento para generar consecuencias adversas para la salud. La HbA1c en el rango "normal" se asocia con un mayor riesgo de ataques cardiacos, cáncer y un aumento de 28 por ciento en la mortalidad por cada uno por ciento de incremento en la HbA1c.[26,27] La ida al bufet ilimitado de pastas, las cuales acompañas con un par de rebanadas de pan italiano y finalizas con un pequeño budín de pan eleva tu glucosa a un nivel de 150 a 250 mg/dl durante tres o cuatro horas. Tener la glucosa alta durante un periodo sostenido genera hemoglobina glicada, lo que se refleja en una HbA1c más alta.

Oye, está un poco borroso aquí

Los cristalinos de tus ojos son los maravillosos dispositivos ópticos diseñados por la naturaleza que forman parte de tu aparato ocular y te permiten ver el mundo. Las palabras que lees en este momento constituyen imágenes, enfocadas por los cristalinos de tu retina, y luego enviadas en forma señales del sistema nervioso para que tu cerebro las interprete como imágenes de letras blancas sobre fondo blanco. Los cristalinos son como diamantes: sin fallas, son transparentes como el cristal y permiten que la luz pase sin ningún obstáculo. Cuando lo piensas, es algo asombroso.

Sin embargo, si tienen fallas, el paso de la luz se afecta.

Los cristalinos consisten en proteínas estructurales llamadas cristalinas que, como todas las demás proteínas del cuerpo, están sujetas a glicación. Cuando las proteínas en los cristalinos se glican y forman PGA, éstos se entrecruzan y acumulan. Como las pequeñas manchas que se pueden ver en un diamante con fallas, en los cristalinos se acumulan pequeños defectos. La luz se dispersa al chocar con los defectos. Tras años de formación de PGA, los defectos acumulados ocasionan opacidad en los cristalinos, o cataratas.

La relación entre la glucosa en sangre, los PGA y las cataratas está bien definida. En animales de laboratorio, las cataratas se pueden producir en un plazo breve de 90 días sólo con mantener alta su glucosa.[28] Los diabéticos son especialmente propensos a las cataratas (lo cual no es de sorprender) y tienen un riesgo cinco veces mayor en comparación con quienes no la padecen.[29]

En Estados Unidos, las cataratas son comunes y afectan a 42 por ciento de hombres y mujeres entre 52 y 64 años y se incrementan en 91 por ciento entre 75 y

85 años.[30] De hecho, ninguna estructura del ojo escapa a los efectos dañinos de los PGA, incluyendo la retina (degeneración macular), el vítreo (el líquido gelatinoso que llena el globo ocular) y la córnea.[31]

Cualquier alimento que incremente el azúcar de la sangre, por tanto, puede ocasionar glicación en los cristalinos de tus ojos. En algún punto, su lesión excede su capacidad limitada de resorción de defectos y renovación del cristalino. Es entonces cuando el automóvil frente a ti se pierde en una niebla borrosa, que no mejora si te pones los lentes o entrecierras los ojos.

Así pues, la HbA1c, es decir, la hemoglobina glicada, proporciona un índice del control de la glucosa. También refleja hasta qué punto glicas proteínas del cuerpo además de la hemoglobina. Entre más alta es tu HbA1c, más glicas proteínas en tus cristalinos, tejidos renales, arterias, piel, etc.[32] En efecto, la HbA1c proporciona un índice del ritmo de envejecimiento: entre más alta, más rápido envejeces.

Así es que la HbA1c es mucho más que una herramienta de retroalimentación para el control de la glucosa en sangre en diabéticos. También refleja el ritmo al cual glicas otras proteínas del cuerpo y al cual envejeces. Si te mantienes en 5 por ciento o menos, envejeces a un ritmo normal; más de 5 por ciento significa que el tiempo para ti se está moviendo más rápido de lo que debería, acercándote al gran asilo del cielo.

Así que los alimentos que más incrementan los niveles de glucosa y se consumen con mayor frecuencia se traducen en niveles más altos de HbA1c, que a su vez se refleja en un ritmo más rápido de envejecimiento y mayor daño a los órganos. De modo que, si odias a tu jefe y quisieras acelerar su camino a la vejez y la enfermedad, hornéale un buen pastel de café.

No consumir trigo atenta contra
el envejecimiento

Recordarás que los alimentos hechos de trigo incrementan el azúcar en la sangre más que cualquier otro, incluyendo azúcar de mesa. Enfrentar al trigo con otros alimentos sería como poner a Mike Tyson en el ring contra Truman Capote: no hay competencia, un fuera de combate inmediato del azúcar de la sangre. A menos que seas una mujer que no ha llegado a la menopausia, talla 2, de 23 años y corredora de largas distancias que, gracias a su poca grasa abdominal, su vigorosa sensibilidad a la insulina y las ventajas de contar con estrógenos abundantes, disfruta de un bajo incremento en el azúcar de la sangre, dos rebanadas de pan blanco probablemente lanzarán tu nivel de azúcar a un rango de 150 mg/dl o más, suficiente para poner en marcha la cascada de formación de los PGA.

Si la glicación acelera el envejecimiento, ¿la *no* glicación podría *retrasarlo*?

Dicho estudio ha sido realizado con ratones, en los que una dieta rica en PGA generó más aterosclerosis, cataratas, enfermedades renales y diabetes, así como una esperanza de vida menor en comparación con los ratones más saludables y más longevos que consumieron una dieta baja en PGA.[33]

El ensayo clínico requerido para contar con la prueba final de este concepto en seres humanos aún no se ha llevado a cabo, es decir, comparar una dieta rica en PGA versus una dieta baja en PGA y luego analizar el daño del envejecimiento. Éste es un obstáculo práctico para todas las investigaciones. Imagina el planteamiento: "Señor, vamos a ponerlo en una de las dos 'ramas' del estudio: seguirá una dieta alta en PGA o una baja en PGA. Después de cinco años, mediremos su edad biológica." ¿Aceptarías participar en el grupo de alto PGA? ¿Y cómo medimos la edad biológica?

Parece plausible que, si la glicación y la formación de PGA subyacen a tantos fenómenos del envejecimiento y si algunos alimentos detonan la formación de PGA más fuertemente que otros, una dieta baja en esos alimentos debería retrasar el proceso de envejecimiento o, por lo menos las facetas que avanzan por medio del proceso de glicación. Un valor bajo de HbA1c significa que hay menos glicación endógena que promueve la edad. Serás menos propenso a cataratas, enfermedades renales, arrugas, artritis, aterosclerosis y todas las demás expresiones de la glicación que acosan a los seres humanos, en especial las relacionadas con el consumo de trigo.

Tal vez incluso te permitirá ser honesto respecto a tu edad.

CAPÍTULO **10**

MIS PARTÍCULAS SON MÁS GRANDES QUE LAS TUYAS: EL TRIGO Y LAS ENFERMEDADES CARDIACAS

E n biología, el tamaño lo es todo.

Unos camarones que se alimentan por filtración miden apenas un par de pulgadas, tienen un banquete constituido por algas microscópicas y plancton del agua del océano. Depredadores más grandes, como peces y aves, a su vez, consumen los camarones.

En el mundo vegetal, las plantas más altas, como los árboles kapok de 70 metros de altura de bosques tropicales, obtienen de ello ventaja: crecen hacia el cielo por encima del follaje de la selva requerido para la fotosíntesis y generando sombra a los árboles y plantas que luchan más abajo.

Y, así es, sucesivamente, desde los depredadores carnívoros hasta las presas herbívoras. Este sencillo principio es anterior a los seres humanos, al primer primate que caminó sobre la Tierra hace más de mil millones de años, desde que los organismos multicelulares ganaron una ventaja evolutiva por encima de los organismos unicelulares, que luchaban por abrirse paso en los mares primordiales. En incontables situaciones de la naturaleza, ser más grande es mejor.

La "ley de lo grande" del océano y del mundo vegetal también aplica dentro del microcosmos del cuerpo humano. En el torrente sanguíneo de los seres humanos, las partículas de lipoproteínas de baja densidad (LDL), lo que la mayor parte del mundo denomina "colesterol LDL", siguen las mismas reglas que los camarones y el plancton.

Las partículas de LDL grandes, como su nombre lo indica, son relativamente grandes. Las pequeñas son (adivinaste) pequeñas. Dentro del cuerpo humano, las partículas de LDL grandes proporcionan una ventaja de supervivencia al ser humano. Hablamos de diferencias en un nivel nanométrico (nm), de billonésimas de metro. Las partículas grandes miden 25.5 nm de diámetro o más, mientras las pequeñas miden menos de 25.5 nm de diámetro. (Esto significa que las partículas LDL, grandes o pequeñas, son miles de veces más pequeñas que un glóbulo rojo, pero más grandes que una molécula de colesterol. Alrededor de 10 000 partículas de LDL cabrían en el punto que se encuentra al final de esta oración).

Para las partículas LDL, el tamaño por supuesto no hace la diferencia entre comer o ser comido. Determina si sus partículas se acumularán en las paredes de las arterias, como las de tu corazón (coronarias) el cuello o el cerebro (arteria carótida y cerebral)... o no. En resumen, su tamaño determina en gran medida si a los 57 años te dará un ataque al corazón, un infarto o si seguirás jalando la manija de las máquinas tragamonedas del casino a los ochenta y siete.

De hecho, las partículas de LDL pequeñas son una causa muy común de enfermedades cardiacas y se manifiestan como ataques al corazón, anginoplastia, cánulas cardiacas, *bypass* y muchas otras manifestaciones de enfermedades coronarias ateroscleróticas.[1] En mi experiencia con miles de pacientes con enfermedades cardiacas, casi 90 por ciento expresa el patrón de partículas de LDL pequeñas en un nivel menos moderado, si no es que severo.

A la industria farmacéutica le ha parecido conveniente y rentable clasificar este fenómeno en la categoría mucho más fácil de

Los muffins te encogen

"Bébeme."

Entonces, Alicia bebió la poción y vio que medía tres pulgadas de alto y ahora era capaz de cruzar la puerta para ir a jugar con el Sombrero Loco y el Gato de Cheshire.

Para las partículas de LDL, el muffin de salvado o el bagel de diez granos que te comiste esta mañana es igual que la poción de Alicia que decía "Bébeme": hace que te encojas. Comenzando, por decir algo, con un diámetro de 29 nm; los muffins de salvado y otros productos de trigo harán que las partículas de LDL se encojan a 23 o 24 nm.[2]

Así como Alicia cruzó la diminuta puerta una vez que se encogió a tres pulgadas, así también el tamaño reducido de las partículas de LDL les permite comenzar una serie única de desventuras que las de tamaño normal no disfrutan.

Como los seres humanos, las partículas de LDL presentan una amplia gama de tipos de personalidad. Las grandes son el flemático servidor público que cuenta su tiempo y recoge su cheque, esperando tener un retiro cómodo pagado por el Estado. Las pequeñas son las partículas frenéticas, antisociales, alocadas por la cocaína, que no logran obedecer las reglas normales, ocasionando un daño indiscriminado sólo por diversión. De hecho, si pudieras diseñar una partícula malhechora perfectamente adecuada para la placa aterosclerótica semejante al potaje de maíz que se encuentra en las paredes de las arterias, serían las partículas de LDL pequeñas.

Las grandes son captadas por el receptor LDL del hígado, siguiendo la ruta fisiológica normal del metabolismo de las partículas. En cambio, el receptor del hígado no reconoce bien las partículas pequeñas, permitiéndoles quedarse mucho más tiempo en el torrente sanguíneo. Como resultado, las partículas pequeñas tienen más tiempo para ocasionar placa aterosclerótica, durando un promedio de cinco días en comparación con los tres de las partículas grandes.[3] Incluso si éstas se producen al mismo ritmo que las pequeñas, las menores serán sustanciosamente más numerosas que las otras debido al incremento de su longevidad. Las partículas de LDL pequeñas también son captadas por glóbulos blancos inflamatorios (macrófagos) en las paredes de las arterias, proceso que rápidamente genera placa aterosclerótica.

¿Has escuchado sobre el beneficio de los antioxidantes? La oxidación es parte del proceso de envejecimiento, dejando una secuela de proteínas modificadas por oxidación y otras estructuras que pueden ocasionar cáncer, enfermedades cardiacas y diabetes. Cuando están expuestas a un ambiente oxidante, las partículas de LDL pequeñas tienen 25 por ciento más probabilidades de oxidarse que las grandes. Cuando se oxidan, las partículas de LDL son más propensas a causar aterosclerosis.[4]

El fenómeno de glicación, del cual hablé en el capítulo 9, se manifiesta también con las partículas pequeñas. En comparación con las grandes, son ocho veces más susceptibles de glicación endógena; las pequeñas glicadas, como el LDL oxidado, contribuyen mucho más a la placa aterosclerótica.[5] Por tanto, la acción de los carbohidratos es doble: cuando hay muchos en la dieta, se forman partículas de LDL pequeñas; los carbohidratos también incrementan la glucosa en la sangre que genera glicación en las pequeñas. Los alimentos que incrementan la glucosa en la sangre deben, pues, traducirse tanto en mayores *cantidades* de partículas de LDL pequeñas, como en un incremento en la *glicación* de las mismas pequeñas.

> De modo que las enfermedades cardiacas y los infartos no sólo tienen que ver con el colesterol alto. Son ocasionados por oxidación, glicación, inflamación, partículas de LDL pequeñas... sí, los procesos detonados por carbohidratos, en especial por los del trigo.

"colesterol alto". Sin embargo, éste tiene poco que ver con la aterosclerosis; es un consenso de medición, un remanente de una época en la que no era posible caracterizar y medir las diversas lipoproteínas (es decir, las proteínas acarreadoras de lípidos) del torrente sanguíneo que ocasionan lesiones, acumulación de placa aterosclerótica y, por último, infarto y ataque al corazón.

Así que, en realidad, no se trata del colesterol, sino de partículas que ocasionan aterosclerosis. Hoy, tú y yo somos capaces de cuantificar y caracterizar directamente las lipoproteínas, relegando al colesterol a unirse a las lobotomías frontales en el basurero del olvido de las prácticas médicas pasadas de moda.

Un grupo crucial de partículas, el abuelo de todas ellas, son las lipoproteínas de muy baja densidad, o VLDL. El hígado empaca en conjunto varias proteínas (como la apoproteína B) y grasas (en su mayoría triglicéridos) como partículas VLDL, llamadas así debido a que las grasas abundantes hacen que la partícula tenga una menor densidad que el agua (razón por la cual el aceite de oliva flota en el vinagre del aderezo para la ensalada). Entonces, las partículas VLDL son liberadas y es la primera lipoproteína en entrar al torrente sanguíneo.

Las partículas de LDL grandes y pequeñas comparten los mismos padres, es decir, las partículas VLDL. Una serie de cambios en el torrente sanguíneo determina si las VLDL se convertirán en partículas LDL grandes o pequeñas. Resulta interesante que la composición de la dieta tiene una influencia muy poderosa en el destino de las partículas VLDL, determinando qué proporción habrá grandes y pequeñas. Puede que no seas capaz de elegir a los miembros de tu familia, pero sí influir en qué tipo de partículas tendrá la descendencia del VLDL y si se desarrollará o no aterosclerosis como resultado.

La breve y maravillosa vida de las partículas de LDL

Con riesgo a sonar tedioso, permíteme decirte unas cuantas cosas sobre esas lipoproteínas de tu torrente sanguíneo. Todo esto en unos cuantos párrafos. Al final, sabrás más sobre este tema, que 98 por ciento de los médicos.

Las lipoproteínas "padres" de las partículas de LDL, las VLDL, entran en el torrente sanguíneo tras ser liberadas del hígado, listas para engendrar a su descendencia. Una vez liberadas están muy cargadas de triglicéridos, la moneda de cambio de la energía en muchos procesos metabólicos. Dependiendo de la dieta, se producen más o menos. Estas partículas varían en cuanto al contenido de triglicéridos. En el contexto estándar del colesterol, un exceso de VLDL se reflejaría en niveles más altos de triglicéridos, una anomalía común.

Las VLDL son muy sociables y viven una vida lipoproteínica de fiesta, interactuando libremente con otras lipoproteínas. A medida que las partículas VLDL hinchadas con triglicéridos circulan en el torrente sanguíneo, dan triglicéridos tanto a las LDL como a las HDL (lipoproteínas de alta densidad) a cambio de una molécula de colesterol. Entonces, las LDL enriquecidas con triglicéridos son procesadas mediante otra reacción (a través de la lipasa hepática) que elimina los triglicéridos proporcionados por la VLDL.

De modo que las LDL comienzan siendo grandes, de 25.5 nm o más de diámetro, y reciben triglicéridos de las VLDL a cambio de colesterol. Entonces, pierden los triglicéridos. El resultado: las LDL se vacían tanto de triglicéridos como de colesterol y, en consecuencia, se vuelven varios nanómetros más pequeñas.[6,7]

No se necesita mucho en el camino del exceso de triglicéridos de VLDL para comenzar la oleada hacia la creación de LDL pequeñas. En un nivel de triglicéridos de 133 mg/dl o más, dentro del límite "normal" de 150 mg/dl, 80 por ciento de las personas desarrollan partículas de LDL pequeñas.[8] Una amplia encuesta realizada a norteamericanos de 20 años y más encontró que 33 por ciento tienen niveles de triglicéridos de 150 mg/dl y más altos, lo cual es más que suficiente para crear esas pequeñas partículas, que aumentan a 42 por ciento en quienes tienen 60 años o más.[9] En personas que padecen enfermedades coronarias, la proporción de los que tienen estas partículas rebasa a la de cualquier otro trastorno. Las LDL pequeñas, por mucho, son el patrón más frecuente.[10]

Eso en cuanto a triglicéridos y VLDL presentes en una muestra de sangre normal en ayunas. Si se incluye el incremento en triglicéridos que por lo general sucede después de una comida (el periodo "posprandial"), incrementos que normalmente elevan los niveles de triglicéridos al doble o cuádruple durante varias horas, las partículas de LDL pequeñas son detonadas en un nivel aún mayor.[11] Tal vez, esto es una buena parte de la razón por la cual los triglicéridos que se miden sin estar en ayunas resultan un increíble elemento para predecir el riesgo de ataques al corazón si hay niveles más altos de triglicéridos cuando no se está en ayunas.[12]

Por tanto, las VLDL son el punto de partida crucial de lipoproteínas que inicia la oleada de acontecimientos que conducen a partículas LDL pequeñas. Cualquier cosa que incremente la producción de partículas VLDL en el hígado y/o el contenido de triglicéridos de éstas echará a andar el proceso. Cualquier alimento que incremente los triglicéridos y las VLDL durante varias horas después de comer —es decir, en el periodo posprandial— también genera un incremento en las partículas LDL pequeñas.

Alquimia nutricional: convertir pan en triglicéridos

Entonces, ¿qué pone en marcha el proceso, ocasionando un incremento en VLDL/triglicéridos que, a su vez, detona la formación de partículas de LDL pequeñas que ocasionan placa ateroesclerótica?

El patrón de lípidos y el papel del trigo

Como señalé antes, el consumo de trigo incrementa el colesterol LDL y eliminarlo lo reduce, todo debido a las partículas de LDL pequeñas. Pero puede no ser así al principio.

Aquí es en donde se pone confuso el asunto.

El patrón de lípidos estándar en el que se basa tu doctor para medir el riesgo de enfermedades cardiacas incluye un valor de colesterol LDL calculado, *no* un valor medido. Lo único que necesitas es una calculadora para sumar el colesterol LDL de la siguiente ecuación (denominada ecuación Friedewald):

Colesterol LDL = colesterol total − colesterol HDL − (triglicéridos ÷ 5)

Los tres valores del lado derecho de la ecuación (colesterol total, colesterol HDL y triglicéridos) sí se miden. Sólo el colesterol LDL se calcula.

El problema es que esta ecuación fue desarrollada a partir de varias suposiciones. Para que funcione y produzca valores confiables de colesterol LDL, por ejemplo, el HDL debe ser de 40 mg/dl o más y los triglicéridos de 100 mg/dl o menos. Cualquier desviación de esos valores complicará el valor calculado de LDL.[13,14] La diabetes, en particular, afecta la precisión del cálculo, a menudo a un grado extremo; 50 por ciento de precisión no es algo poco común. Las variantes genéticas también pueden afectar el cálculo (por ejemplo, las variantes apo E).

Otro problema: si las partículas de LDL son pequeñas, las calculadas *subestimarán* las verdaderas LDL. En cambio, si son grandes, las calculadas *sobreestimarán* las verdaderas LDL.

Para hacer la situación aún más confusa, si cambias las pequeñas por grandes y, por tanto, más saludables, al realizar algún cambio en tu dieta —lo cual es bueno— el valor calculado de LDL a menudo parecerá *elevarse*, mientras el valor real en realidad *disminuye*. Aunque lograste un cambio benéfico genuino al reducir las partículas LDL pequeñas, tu médico intenta persuadirte de que tomes un medicamento del tipo de las estatinas para que *aparezca* colesterol alto LDL. (Por eso llamo al colesterol LDL, "colesterol ficticio LDL", una crítica que no ha impedido a la industria farmacéutica, siempre en busca de hacer negocio, obtener ingresos anuales por 27 000 millones de dólares gracias a la venta de estatinas. Tal vez te dan un beneficio, tal vez no. El colesterol LDL calculado quizá no te diga, aunque es la indicación aprobada por la FDA, que es colesterol alto LDL *calculado*.)

La única forma de que tú y tu médico sepan en dónde están parados es medir las partículas de LDL de alguna manera, como el número de partículas (mediante un análisis de lipoproteínas realizado a través del método de laboratorio llamado resonancia magnética nuclear o RMN) o de apolipoproteína B. (Como hay una molécula de apolipoproteína B por una de LDL, la B proporciona una cuenta de partículas LDL virtual). No es tan difícil, pero requiere que un médico invierta un poco más de su educación médica en entender estos temas.

Simple: los carbohidratos. ¿Y el jefe de los carbohidratos? El trigo, por supuesto.

Durante años, este simple hecho eludió a los especialistas en nutrición. Después de todo, las grasas de la dieta, consideradas malignas y temidas, están compuestas de triglicéridos. Lógicamente, un mayor consumo de alimentos grasosos, como carnes y mantequilla, debería incrementar los triglicéridos en la sangre. Esto resultó cierto, pero sólo hasta cierto punto.

Más recientemente, se ha vuelto claro que, aunque el aumento en el consumo de grasas sí genera más triglicéridos en el hígado y el torrente sanguíneo, también afecta la producción de triglicéridos del cuerpo. Como el cuerpo es capaz de producir grandes cantidades de triglicéridos que abruman de inmediato a la modesta cantidad que se consume en una comida, el efecto neto de un alto consumo de grasa es poco o incluso no modifica los niveles de triglicéridos.[15]

Por otro lado, los carbohidratos prácticamente no contienen triglicéridos. Dos rebanadas de pan integral, un bagel de cebolla, un pretzel de masa fermentada contienen una cantidad insignificante de triglicéridos. Sin embargo, los carbohidratos poseen una capacidad única para estimular la insulina, lo cual, a su vez, desencadena la síntesis de ácidos grasos en el hígado, un proceso que inunda de triglicéridos el torrente sanguíneo.[16] Dependiendo de la susceptibilidad genética al efecto, los carbohidratos pueden elevar los triglicéridos a un rango de cientos o incluso de miles de mg/dl. El cuerpo es tan eficiente en producir triglicéridos que los niveles altos, por ejemplo, 300 mg/dl, 500 mg/dl, incluso 1 000 mg/dl o más, se pueden mantener durante 24 horas al día, siete días a la semana a lo largo de años… siempre y cuando el flujo de carbohidratos continúe.

De hecho, el reciente descubrimiento del proceso de lipogénesis de novo, la alquimia del hígado que convierte azúcares en triglicéridos, ha revolucionado la forma en que los nutriólogos ven la comida y sus efectos en las lipoproteínas y el metabolismo. Uno de los fenómenos cruciales requeridos para iniciar esta cascada metabólica es tener niveles altos de insulina en el torrente sanguíneo,[17,18] que estimulan la maquinaria de la lipogénesis de novo en el hígado, transformando de manera eficaz los carbohidratos en triglicéridos, para luego empacarlos en forma de partículas VLDL.

Hoy en día, aproximadamente la mitad del total de calorías que consumen la mayoría de los norteamericanos provienen de los carbohidratos.[19] Los comienzos del siglo XXI pasarán a la historia como la "Era del consumo de carbohidratos". Este patrón alimenticio significa que la lipogénesis de novo puede ocurrir a tales grados que el exceso de grasa creada infiltra el hígado. Por eso, la enfermedad llamada hígado graso no alcohólico (HGNA) y la esteatosis no alcohólica (ENA) han alcanzado las proporciones de epidemia que hacen que los gastroenterólogos tengan sus propias abreviaturas para denominarlas. El HGNA y la ENA conducen a cirrosis del hígado, enfermedad irreversible, similar a la que experimentan los no alcohólicos, de ahí que se mencione que no es ocasionada por el alcohol.[20]

Los patos y los gansos también llenan de grasa sus hígados, una adaptación que les permite volar grandes distancias sin comer, empleando la grasa almacenada en el hígado para obtener energía durante la migración anual. Para las aves de caza, es parte de una adaptación evolutiva. Los granjeros aprovechan esto cuando producen hígados llenos de grasa en sus patos y gansos: si alimentas a las aves con granos, obtendrás *foie gras*, el paté grasoso que untas en galletas de trigo. Sin embargo, en los seres humanos, el hígado graso es una consecuencia perversa no fisiológica de consumir más carbohidratos. A menos que cenes con Hannibal Lecter, no deseas tener un hígado graso.

En efecto: los carbohidratos son alimentos que fomentan el almacenamiento de grasa, un medio de mantenerse durante los tiempos de vacas flacas. Si fueras un ser humano primitivo, saciado con tu comida de jabalí asado acompañado de bayas y frutas silvestres, almacenarías el exceso de calorías en caso de no atrapar otro jabalí u otra presa en los próximos días o semanas. La insulina ayuda a almacenar el exceso de energía en forma de grasa, transformándola en triglicéridos que llenan el hígado y se derraman en el torrente sanguíneo, reservas a las que se recurría cuando la caza fracasaba. Pero en nuestros tiempos de abundancia, el flujo de calorías, en especial las provenientes de carbohidratos como granos, nunca se detiene, sino que fluye sin parar. Hoy, *todos los días* son de abundancia.

La situación empeora cuando se acumula un exceso de grasa visceral: actúa como repositorio de triglicéridos que entran y salen de las células grasas, además de inundar el torrente sanguíneo.[21] Esto da como resultado que el hígado quede expuesto a niveles sanguíneos más altos de triglicéridos, lo cual genera una mayor producción de VLDL.

La diabetes proporciona un terreno de prueba conveniente para conocer los efectos de comer alimentos altos en carbohidratos, como una dieta rica en "granos enteros saludables". La mayoría de los casos de diabetes del adulto (tipo 2) son ocasionados por el consumo excesivo de carbohidratos; el azúcar alta y la diabetes misma se revierten en muchos si no es que en la gran mayoría de los casos de reducción de carbohidratos.[22]

La diabetes se asocia con una "triada lipídica" característica de HDL bajo, triglicéridos altos y partículas de LDL pequeñas, el mismo patrón creado por el consumo excesivo de carbohidratos.[23]

Por consiguiente, las grasas de la dieta hacen una contribución modesta a la producción de VLDL, mientras los carbohidratos lo hacen mucho más. Ésta es la razón por la cual las dietas bajas en grasa y ricas en "granos enteros saludables" se destacan por incrementar los niveles de triglicéridos, un hecho que con frecuencia se califica de inofensivo por parte de quienes defienden esas dietas. (Mi aventura personal con una dieta baja en grasa, en la que restringía el consumo de todas las grasas, animales y de cualquier índole, a menos de 10 por ciento de calorías —una dieta muy estricta, semejante a la dieta de Ornish— me dio un nivel de triglicéridos de 350 mg/dl debido a la abundancia de "granos saludables enteros" con los que sustituía grasas y carnes.) Las dietas bajas en grasa por lo general elevan los triglicéridos hasta un rango de 150, 200 o 200 mg/dl. En personas genéticamente susceptibles que luchan con el metabolismo de los triglicéridos, las dietas bajas en grasa pueden hacer que los triglicéridos lleguen al cielo, con un rango de miles de mg/dl, lo suficiente para ocasionar hígado graso HGNA y ENA, así como daño al páncreas.

Las dietas bajas en grasa no son buenas. El consumo alto en carbohidratos de muchos granos enteros que inevitablemente resulta al reducir las calorías de la grasa, detona un nivel más alto de glucosa en la sangre, una insulina más alta, una acumulación mayor de grasa visceral y más VLDL y triglicéridos. Todo esto genera mayores proporciones de partículas de LDL pequeñas.

Si los carbohidratos como el trigo detonan el efecto dominó completo de VLDL/triglicéridos/partículas de LDL pequeñas, entonces reducir los carbohidratos debería hacer lo opuesto, en particular reducir el carbohidrato dominante en la dieta: el trigo.

Si tu ojo derecho te es ocasión de pecar...

Y si tu ojo derecho te es ocasión de pecar, arráncalo y échalo de ti; porque te es mejor que se pierda uno de tus miembros, y no que todo tu cuerpo sea arrojado al infierno.

San Mateo 5: 29

El doctor Ronald Krauss y sus colegas de la Universidad de California-Berkeley fueron pioneros en establecer la conexión entre el consumo de carbohidratos y las partículas de LDL pequeñas.[24] En una serie de estudios, demostraron que, a medida que aumentaba el porcentaje de carbohidratos de la dieta de 20 a 65 por ciento y disminuía el contenido de grasa, había una explosión de las partículas de LDL pequeñas. Incluso las personas que comenzaban con *cero* partículas podían ser obligadas a desarrollarlas al incrementar el contenido de carbohidratos de su dieta. En cambio, las personas con muchas partículas de LDL pequeñas muestran marcadas reducciones (aproximadamente 25 por ciento) al disminuir los carbohidratos e incrementar el consumo de grasa en pocas semanas.

El doctror Jeff Volek y sus colegas de la Universidad de Connecticut también han publicado varios estudios que demuestran

¿Dijiste estatinas?

Chuck vino a verme porque escuchó que era posible bajar el colesterol sin medicamentos.

Aunque había sido etiquetado con "colesterol alto", lo que Chuck tenía en realidad era, como lo reveló una prueba de lipoproteínas, un exceso de partículas de LDL pequeñas. La técnica de RMN demostró 2 440 nmol/L de estas partículas. (Lo deseable es tener poco o nada). Esto le daba a Chuck un colesterol alto de 190 mg/dl, con un colesterol HDL bajo de 39 mg/dl y triglicéridos altos en 173 mg/dl.

Tres meses después de seguir la dieta sin trigo (reemplazó las calorías perdidas del trigo con alimentos reales como nueces, huevos, queso, verduras, carnes, aguacates y aceite de oliva), las partículas de LDL pequeñas de Chuck disminuyeron a 320 nmol/L. Esto se reflejó en un colesterol LDL de 123 mg/dl, un incremento en el HDL a 45 mg/dl, una disminución de los triglicéridos a 45 mg/dl y 6 kilos de pérdida de peso del abdomen.

Sí, así es: una reducción marcada y rápida del "colesterol", sin necesidad de medicamentos como las estatinas.

los efectos que tiene la reducción de carbohidratos en las lipoproteínas. En uno de esos estudios, los carbohidratos, incluyendo productos elaborados con harina de trigo, refrescos azucarados, alimentos hechos con almidón de maíz o harina de maíz, papas y arroz, fueron eliminados, reduciendo los carbohidratos a 10 por ciento del total de calorías. A los sujetos se les pidió consumir de manera ilimitada carne de res, aves, pescado, huevo, queso, nueces y semillas, así como verduras y aderezos para ensalada bajos en carbohidratos. Tras 12 semanas, las partículas LDL pequeñas se redujeron en 26 por ciento.[25]

Desde el punto de vista de las partículas LDL pequeñas, es casi imposible separar los efectos del trigo versus otros carbohidratos, como dulces, refrescos y papas fritas, dado que todos esos alimentos generan la formación de estas partículas en distintos grados. Sin embargo, podemos predecir con seguridad que los alimentos que más elevan el azúcar de la sangre también son los que más detonan insulina, seguida por una estimulación más vigorosa de la lipogénesis de novo en el hígado y una mayor acumulación de grasa visceral, tras la cual se presenta un incremento de VLDL/triglicéridos y dichas partículas.

Así pues, la reducción o eliminación del trigo genera una reducción inesperada de las partículas LDL pequeñas, siempre y cuando las calorías perdidas sean reemplazadas por vegetales, proteínas y grasas.

¿Lo "saludable para el corazón" puede *ocasionar* enfermedades del corazón?

¿A quién no le encanta una historia de agentes dobles estilo *Misión imposible*, donde el compañero o amante de confianza de repente resulta un agente secreto que ha trabajado para el enemigo todo el tiempo?

¿Qué hay del lado malvado del trigo? Es un alimento que ha sido pintado como tu salvador en la batalla contra las enfermedades cardiacas; no obstante, las investigaciones más recientes demuestran que no es así. (Angelina Jolie hizo una película sobre las múltiples capas del espionaje y la traición titulada *Salt*. ¿Qué tal si Russell Crowe protagonizara una película similar llamada *Trigo*, sobre un hombre de negocios de mediana edad que cree comer alimentos saludables sólo para descubrir que…? Está bien. Tal vez no).

Aunque el pan Wonder afirma que "ayuda a construir un cuerpo fuerte de 12 maneras", las muchas variedades "saludables para el corazón" de pan y otros productos de trigo vienen en una amplia gama de disfraces. Sin embargo, ya sea molido, germinado o fermentado, orgánico, de "comercio justo", "hecho a mano" u "horneado en casa", sigue siendo trigo, combinación de gluten, proteínas, gluteninas y amilopectina, que detonan el panel único del trigo de efectos inflamatorios, exorfinas activas neurológicamente y niveles excesivos de glucosa.

No te confundas a causa de otras afirmaciones asociadas con un producto de trigo. Puede estar "enriquecido con vitaminas", con vitaminas B sintéticas, pero sigue siendo trigo. Quizá lo molieron artesanalmente y es un pan integral al que se le agregó omega 3 a partir de aceite de linaza, pero sigue siendo trigo. Tal vez ayude a regular tus movimientos intestinales y a salir del baño de mujeres con una sonrisa de satisfacción, pero sigue siendo trigo. Podría considerarse un sacramento y ser bendecido por el papa, pero, sagrado o no, aún es trigo.

Creo que ya tienes una idea. Enfatizo este punto porque expone un ardid muy usado en la industria alimenticia: agrega ingredientes "saludables para el corazón" a un alimento y llámalo muffin, galleta o pan "saludable para el corazón". La fibra, por ejemplo, sí tiene modestos beneficios para la salud. Lo mismo sucede con el ácido linolénico de la linaza y el aceite de linaza. Pero ningún ingrediente "saludable para la salud" borrará los efectos adversos para la salud del trigo. El pan "saludable para la salud" repleto de fibra y grasas omega 3 sigue siendo un detonador de azúcar alta, glicación, acumulación de grasa visceral, partículas de LDL pequeñas, liberación de exorfinas y respuestas inflamatorias.

Si no soportas el trigo, sal de la cocina

Por consiguiente, los alimentos que incrementan la glucosa en la sangre a un nivel mayor detonan la producción de VLDL por el hígado. Una mayor disponibilidad de VLDL a través de la interacción con partículas de LDL, favorece la formación de partículas de LDL pequeñas que permanecen durante periodos más largos en el torrente sanguíneo. Un nivel alto de glucosa favorece la glicación de estas partículas, en especial las ya oxidizadas.

Longevidad de las partículas de LDL, oxidación, glicación... todo se suma a un elevado potencial de detonar la formación y el crecimiento de placa aterosclerótica en las arterias. ¿Y quién es el cabecilla, el líder de la manada, el maestro en crear VLDL, partículas de LDL pequeñas y glicación? El trigo, por supuesto.

Sin embargo, atrás de esta nube hay un rayo de sol: si el consumo de trigo ocasiona un marcado incremento de partículas de LDL pequeñas y todos sus fenómenos asociados, entonces, la eliminación del trigo debería revertirlo. Y, de hecho, es lo que sucede.

Se pueden lograr reducciones drásticas en las partículas de LDL pequeñas al eliminar los productos de trigo, siempre y cuando tu dieta sea saludable y no reemplaces las calorías perdidas del trigo con otros alimentos que contienen azúcar o rápidamente se convierten en azúcar al consumirlos.

Piénsalo de esta manera: cualquier cosa que provoque un incremento en el azúcar de la sangre, también, paralelamente, provocará partículas de LDL pequeñas. Cualquier cosa que impida que el azúcar aumente, como las proteínas, las grasas y la reducción de carbohidratos como el trigo, las reduce.

Observa que el conocimiento obtenido a partir de analizar las partículas de LDL, en vez del colesterol LDL, nos lleva a conclusiones sobre la dieta que están en contraste absoluto con los consejos convencionales de salud cardiaca. De hecho, la ficción popular acerca del colesterol LDL calculado ha perpetuado otra ficción: la de los beneficios para la salud de reducir la grasa e incrementar el consumo de "granos enteros saludables". Mientras tanto, cuando se ve desde los conocimientos obtenidos a partir del uso de técnicas como el análisis de lipoproteínas, vemos que este consejo logra lo *opuesto* de lo que pretendía.

El Estudio de China: una historia de amor

Este estudio es un esfuerzo de 20 años dirigido por el doctor Colin Campbell de la Universidad Cornell para estudiar los hábitos alimenticios de los chinos. Campbell afirma que la información demuestra que: "Las personas que comían más alimentos de origen animal contraían más enfermedades crónicas... Las personas que comían más alimentos de origen vegetal eran más saludables y tendían a evitar las enfermedades crónicas". Los hallazgos del Estudio de China han sido usados como evidencia de que todos los productos de origen animal ejercen efectos adversos y la dieta humana debería basarse en productos vegetales. Para crédito del doctor Campbell, la información se puso a disposición de todo el que estuviera interesado en revisarla en su libro de 894 páginas titulado *Diet, Style and Mortality in China* [*Dieta, estilo y mortalidad en China*] (1990).

Una persona con una profunda fascinación por la salud y los números aceptó su oferta y, durante meses de procesamiento de datos, volvió a realizar el análisis. Denise Minger, de 23 años, defensora de la comida natural y ex vegetariana, se clavó en la información de Campbell, esperando entender los descubrimientos e hizo públicos sus análisis en un blog que comenzó en enero de 2010.

Entonces, comenzaron los fuegos artificiales.

Después de meses de volver a analizar la información, Minger llegó a la idea de que las conclusiones originales de Campbell estaban equivocadas y muchos de los hallazgos reportados se debían a una interpretación selectiva de la información. Pero lo más asombroso fue lo que reveló sobre el trigo. Dejemos que Denise Minger cuente su propia historia con las palabras precisas.

"Cuando comencé a analizar la información del Estudio de China, no tenía intención de escribir una crítica al tan elogiado libro del doctor Campbell. Me fascinan los datos. Principalmente quería ver por mí misma qué tanto se acercaban las afirmaciones de Campbell a la información de donde las había extraído... sólo para satisfacer mi curiosidad personal.

Fui vegetariana durante una década y siento mucho respeto por quienes eligen una dieta basada en vegetales, aunque ya no lo soy. Mi meta, con el análisis del Estudio de China, y en general, es descubrir la verdad sobre la nutrición y la salud sin interferencias ocasionadas por inclinaciones y dogmas. No tengo ningún interés que promover.

Planteo que las hipótesis de Campbell no están del todo mal, sino, dicho con más precisión, que son incompletas. Aunque ha identificado con gran destreza la importancia de los alimentos integrales y sin procesar para alcanzar y mantener la salud, su enfoque al relacionar los productos animales con las enfermedades ha sido a expensas de explorar (o incluso reconocer) la presencia de otros patrones de enfermedad ocasionados por la dieta que pueden ser más fuertes, más relevantes y, al final, más imperativos para la salud pública y la investigación nutricional."

Pecados de omisión

Denise Minger se refiere en seguida a valores llamados correlación de coeficientes, que tienen el símbolo r. Un r de 0 significa que dos variables no comparten ninguna relación y cualquier supuesta asociación es meramente aleatoria, mientras que un r de 1.00 significa que dos variables coinciden perfectamente. Una r negativa significa que dos variables se comportan en direcciones opuestas, como tú y tu ex esposa. Minger continúa diciendo:

"Tal vez, más perturbador que los hechos distorsionados en el Estudio de China son los detalles que Campbell deja fuera. ¿Por qué acusa a los alimentos animales de generar enfermedades cardiovasculares (correlación de 0.01 para proteínas animales y -0.11 para proteínas de pescado) y, no obstante, no menciona que la harina de trigo tiene una correlación de 0.67 con los ataques cardiacos y las cardiopatías coronarias, mientras las proteínas

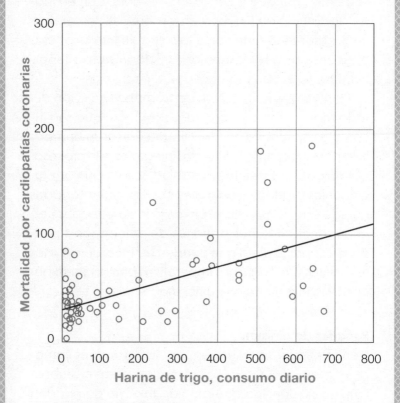

Mortalidad por cardiopatías coronarias en una población de 100 000 con un consumo diario de harina de trigo, en gramos al día. Esto refleja algunos de los datos del Estudio de China, lo cual demuestra una relación lineal entre el consumo de harina de trigo y la mortalidad por cardiopatías coronarias: entre mayor sea el consumo de trigo, más probable es la muerte por enfermedades cardíacas. Fuente: Denise Minger, rawfoodsos.com

vegetales tienen una correlación de 0.25 con esas enfermedades?

¿Por qué Campbell no indica también las correlaciones exorbitantes que tiene la harina de trigo con varias enfermedades: 0.46 con cáncer cervical, 0.54 con hipertensión, 0.47 con infarto, 0.41 con enfermedades de la sangre y de los órganos que forman la sangre y el 0.67 antes mencionado con infarto al miocardio y

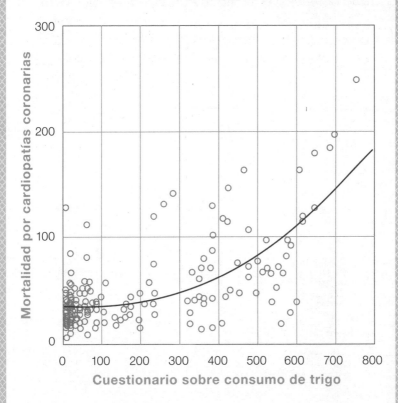

Mortalidad por cardiopatías coronarias en una población de 100000 con un consumo diario de harina de trigo, en gramos al día, a partir de información posterior del Estudio de China. Aún más preocupante que la información previa, ésta sugiere que incrementar el consumo de trigo conduce a muerte por cardiopatías coronarias, con un incremento especialmente marcado de la mortalidad cuando se consumen más de 400 gramos al día. Fuente: Denise Minger, rawfoodsos.com

cardiopatías coronarias? ¿Acaso el 'Grand Prix de la epidemiología' descubrió accidentalmente un vínculo entre la causa principal de muerte del mundo y su grano glutenoso favorito? ¿El 'personal de la vida' es en realidad el personal de la muerte?"

Cuando tomamos la variable del trigo del cuestionario del Estudio de China II de 1989 (el cual tiene más información registrada) y consideramos la no linealidad potencial, el resultado es aún más escalofriante.

El trigo es el elemento más importante para la predicción del peso corporal (en kilogramos: r = 0.65, p<0.001) de cualquier dieta variable. Y no sólo porque

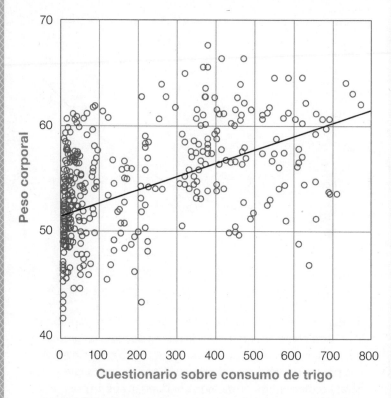

Peso corporal en kilogramos y consumo de trigo diario, en gramos al día. Cuanto más trigo se consume, mayor es el peso corporal. Fuente: Denise Minger, rawfoodsos.com

quienes comen trigo son más altos, porque el consumo de trigo también se relaciona fuertemente con el índice de masa corporal (r = 0.58, p<0.001).

¿Qué es lo único que tienen en común las regiones propensas a enfermedades cardiacas con las naciones occidentalizadas? Exactamente: el consumo de altas cantidades de harina de trigo.

El impresionante texto completo de las ideas de Denise Minger se puede encontrar en su blog, Raw Food SOS, en http://rawfoodsos.com.

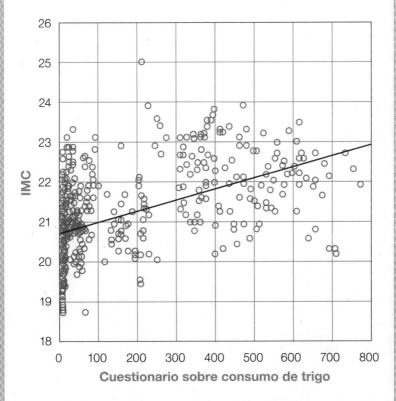

IMC y consumo de trigo, en gramos al día. Cuanto mayor es el consumo de trigo, más alto es el IMC. Usar el IMC en lugar del peso corporal sugiere que es realmente el peso y no la altura lo que determina el incremento en la talla del cuerpo asociado con el consumo de trigo. Fuente: Denise Minger, rawfoodsos. com

CAPÍTULO 11

TODO ESTÁ EN TU MENTE: EL TRIGO Y EL CEREBRO

E stá bien. El trigo se mete con tus intestinos, aumenta tu apetito y te convierte en un blanco de bromas sobre panzas cheleras. Pero, ¿realmente es tan malo?

Los efectos del trigo llegan al cerebro en la forma de péptidos opioides. Sin embargo, las exorfinas polipéptidas responsables de esos efectos van y vienen, disipándose con el tiempo. Las exorfinas hacen que tu cerebro te instruya para comer más, incrementar el consumo de calorías y rascar las migajas de galletas rancias en el fondo de la caja cuando no queda nada más.

Sin embargo, todos esos efectos son reversibles. Si dejas de comer trigo, el efecto se va, el cerebro se recupera y estás listo para ayudar a tu hijo adolescente con las ecuaciones cuadráticas.

Pero los efectos del trigo no terminan ahí. Entre los más perturbadores están los que se ejercen en el tejido cerebral… no "sólo" en pensamientos y comportamientos, sino en el cerebro, el cerebelo y otras estructuras del sistema nervioso, con consecuencias que van desde falta de coordinación hasta incontinencia, desde convulsiones hasta demencia. Y, a diferencia del fenómeno adictivo, éstas *no* son del todo reversibles.

Fíjate en dónde pisas:
el trigo y la salud del cerebelo

Imagína que te colocas una venda en los ojos y caminas en un cuarto no familiar y lleno de ángulos extraños, salientes, ranuras y objetos colocados al azar con los cuales podrías tropezar. Tras pocos pasos es probable que muerdas el polvo de la alfombra. Ésas son las dificultades que enfrenta una persona que padece ataxia cerebelosa. Sin embargo, esas personas tienen los ojos bien abiertos.

A menudo las ves con bastones y andaderas o tropezándose en la banqueta, lo cual trae como resultado una fractura de pierna o cadera. Algo ha dañado su capacidad de navegar por el mundo, haciéndoles perder el control sobre el equilibrio y la coordinación, funciones centradas en una región del cerebro llamada cerebelo.

La mayoría de las personas con ataxia cerebelosa consultan a un neurólogo, sólo para que les digan que su enfermedad es idiopática, sin que se conozca la causa. No se indica ningún tratamiento, porque no se ha desarrollado. El neurólogo simplemente sugiere el uso de andadera, recomienda quitar cualquier obstáculo potencial en casa y aconseja usar pañales para la incontinencia urinaria que se desarrolla. La ataxia cerebelosa es progresiva y empeora año con año hasta que quien la padece resulta incapaz de peinarse, lavarse los dientes o ir al baño solo. Incluso las actividades más básicas del cuidado de sí mismos tendrán que ser realizadas por alguien más. En este punto, el final está cerca, dado que la debilidad extrema acelera complicaciones como neumonía y úlceras infectadas.

Entre 10 y 22.5 por ciento de personas con enfermedad celíaca muestran problemas del sistema nervioso.[1,2] De todas las formas de ataxia diagnosticadas, 20 por ciento manifiesta marcadores anormales de gluten. De las personas que padecen ataxia sin que se sepa por qué (es decir, no se puede identificar otra causa) los marcadores anormales de gluten en la sangre se encuentran en 50 por ciento de los afectados.[3]

Problema: la mayoría de las personas con ataxia detonada por el gluten del trigo no tienen síntomas ni señales de enfermedad intestinal, tampoco advertencias semejantes a las de la celiaquía que envíen la señal de sensibilidad al gluten.

La respuesta inmune destructiva responsable de la diarrea y los cólicos abdominales de la enfermedad celíaca también se puede dirigir contra el tejido cerebral. Aunque desde 1966 se sospechó de la relación entre el gluten y el cerebro que subyace al daño neurológico, se pensó que se debía a las deficiencias nutricionales que acompañan la enfermedad celíaca.[4] Más recientemente, ha quedado claro que la participación del cerebro y del sistema nervioso resulta de un ataque inmunológico directo a las células nerviosas. Los anticuerpos antigliadina detonados por el gluten pueden unir las células de Purkinje del cerebro, células únicas del cerebelo.[5] El tejido cerebral, como estas células, no tiene capacidad de regenerarse: una vez dañadas, las células de Purkinje se han ido... para siempre.

Además de la pérdida de equilibrio y coordinación, la ataxia cerebelosa puede mostrar fenómenos tan raros como, dicho en el lenguaje arcano de la neurología, nistagmus (parpadeo involuntario lateral del globo ocular) mioclono, (sacudidas involuntarias de los músculos) y corea (movimientos involuntarios caóticos de las extremidades). Un estudio de 104 personas con ataxia cerebelosa también reveló problemas de memoria y de las habilidades verbales, lo cual sugiere que la destrucción inducida por el trigo puede involucrar al tejido cerebral, sede de los pensamientos y la memoria.[6]

La edad típica del inicio de los síntomas de la ataxia cerebelosa inducida por el trigo es entre los 48 y los 53 años. En una RMI del cerebro, 60 por ciento mostró atrofia del cerebelo, lo cual refleja la destrucción irreversible de células de Purkinje.[7]

Con la eliminación del gluten, debido a la poca capacidad que tiene el tejido cerebral de regenerarse, sólo tiene lugar una recuperación limitada de la función neurológica. La mayoría de las personas simplemente dejan de empeorar una vez que el flujo de gluten se detiene.[8]

El primer obstáculo en el diagnóstico de la ataxia que se desarrolla de la exposición al trigo es tener un médico que considere en primer lugar el diagnóstico. Éste puede ser el mayor obstáculo de todos, puesto que gran parte de la comunidad médica sigue abrazando la idea de que el trigo es bueno para ti. Sin embargo, una vez que se toma en cuenta, resulta un poco más engañoso que simplemente diagnosticar enfermedad celíaca, sobre todo porque algunos anticuerpos (la IgA específicamente) no están involucrados en la enfermedad cerebral inducida por trigo. Añade a esto el pequeño problema de que una biopsia cerebral es algo objetable para la mayoría de las personas y se requiere un neurólogo bien informado para hacer el diagnóstico. Éste puede basarse en una combinación de sospecha y marcadores positivos HLA DQ, con la observación de una mejoría o estabilización cuando se eliminan el trigo y el gluten.[9]

La dolorosa realidad de la ataxia cerebelosa es que, en la gran mayoría de los casos, no te darás cuenta de que la tienes hasta que tropiezas con tus propios pies, chocas contra las paredes o mojas tus pantalones. Una vez que se manifiesta, tu cerebelo probablemente ya está encogido y dañado. Detener por completo la ingesta de trigo y gluten en este punto probablemente sólo te mantendrá alejado de vivir en un hospital.

Y todo esto por los muffins y bagels que tanto se te antojan.

De los pies a la cabeza: el trigo y la neuropatía periférica

Mientras que la ataxia cerebelosa se debe a reacciones inmunológicas en el cerebro provocadas por el trigo, en los nervios de las piernas, la pelvis y otros órganos se presenta una enfermedad paralela: la neuropatía periférica.

Una causa común de ésta es la diabetes. La presencia continua de niveles altos de azúcar en sangre durante años daña los nervios de las piernas, reduciendo la sensibilidadación (de tal forma que permite que un diabético pise una tachuela sin darse cuenta),

A bailar sin trigo

La primera vez que vi a Meredith sollozaba. Me visitó por una cuestión cardiaca menor (una alteración de ECG benigna).

"¡Todo me duele! Especialmente los pies, dijo. Me han tratado con toda clase de medicamentos. Los odio porque he tenido un montón de efectos secundarios. Con el que acabo de empezar hace dos meses me da tanta hambre que no paro de comer. ¡Ya he subido seis kilos!"

Meredith describió cómo, en su trabajo como maestra de escuela, apenas podía estar de pie durante la clase debido al dolor. Más recientemente, dudó de su capacidad para caminar, pues comenzaba a sentirse inestable y con mala coordinación. Tan sólo vestirse por la mañana le tomaba cada vez más tiempo debido tanto al dolor como a la torpeza creciente que le impedía actividades tan simples como ponerse unos pantalones. A pesar de tener sólo 56 años, se vio obligada a usar bastón.

Le pregunté si su neurólogo tenía alguna explicación para su discapacidad: "Ninguna. Todos dicen que no hay una buena razón. Tengo que vivir con esto. Pueden darme medicinas para ayudar con el dolor, pero probablemente seguirá empeorando". Fue entonces cuando rompió nuevamente a llorar.

Sospeché que había un problema relacionado con el trigo sólo con verla. Aparte de la obvia dificultad con la que entró en la habitación, su cara estaba hinchada y enrojecida. Describió sus problemas de reflujo y los retortijones y distensión abdominales diagnosticados como síndrome del intestino irritable. Tenía un sobrepeso de alrededor de 27 kilos y una cantidad moderada de edema (retención de agua) en pantorrillas y tobillos.

Le pedí que se aventurara por el camino sin trigo. Para entonces, ya estaba tan desesperada por algún consejo que le ayudara, que aceptó. La programé para una prueba de estrés que requeriría caminar a velocidad moderada cuesta arriba en una caminadora.

Meredith regresó dos semanas después. Le pregunté si podía con la caminadora. "¡Sin problema! Dejé el trigo inmediatamente después de hablar contigo. Tomó como una semana, pero el dolor empezó a desaparecer. Ahora tengo como 90 por ciento menos dolor del que tenía hace un par de semanas. Diría que casi no hay. Ya dejé una de las medicinas para el dolor y creo dejaré la otra en el transcurso de la semana". También era claro que ya no necesitaba bastón.

Relató cómo el reflujo y los síntomas del intestino irritable habían desaparecido por completo. Y había perdido cuatro kilos en el periodo de dos semanas.

Meredith hizo la prueba de la caminadora sin dificultad, dominando con comodidad las 5.7 kilómetros por hora, con un grado de 14 por ciento.

disminuyendo el control de la presión sanguínea y de la frecuencia cardiaca y lento vaciado del estómago (gastroparesia diabética), entre otras manifestaciones de un sistema nervioso fuera de control.

Un caos similar ocurre en el sistema nervioso con la exposición al trigo. La edad promedio de inicio de la neuropatía periférica inducida por el gluten es 55 años. Así como en la ataxia cerebelosa, la mayoría de los enfermos no presentan síntomas intestinales que indiquen enfermedad celíaca.[10]

A diferencia de la incapacidad de regenerarse de las células cerebelosas de Purkinje, los nervios periféricos tienen una limitada capacidad de repararse una vez que se retira el trigo y el gluten nocivos, y la mayoría de las personas experimentan al menos una reversión parcial de su neuropatía. En un estudio, de 35 pacientes sensibles al gluten con neuropatía periférica que resultaron positivos a anticuerpos antigliadina, 25 que seguían una dieta sin trigo ni gluten mejoraron en el transcurso de un año, mientras los diez restantes del grupo de control que no retiraron el trigo y el gluten se deterioraron.[11] También se realizaron estudios formales que demostraron una mejor conducción nerviosa en el grupo sin trigo ni gluten y deterioro en el que consumía trigo y gluten.

Debido a que el sistema nervioso humano es una compleja telaraña de redes y células nerviosas, la neuropatía periférica por exposición al gluten de trigo puede manifestarse en una amplia variedad de formas, dependiendo de los nervios afectados. La más frecuente es la pérdida de sensación en ambas piernas, con un mal control de los músculos de las piernas, llamada neuropatía periférica axonal sensitivomotora. De manera menos frecuente, puede verse afectado sólo un lado del cuerpo (neuropatía asimétrica) o el sistema nervioso autónomo, la parte del sistema responsable de las funciones automáticas como presión sanguínea, frecuencia cardiaca y control de intestinos y vejiga.[12] Si se afecta el sistema nervioso autónomo, pueden resultar fenómenos tales como pérdida del conocimiento o sentirse mareado al estar de pie debido a un mal control de la presión sanguínea, incapacidad de vaciar la vejiga o los intestinos y una frecuencia cardiaca elevada.

La neuropatía periférica, sin importar cómo se manifieste, es progresiva e irá empeorando a menos que se retire por completo el trigo y el gluten.

Cerebro de grano entero

Creo que todos estamos de acuerdo: las funciones cerebrales "superiores", como pensamiento, aprendizaje y memoria, deberían estar fuera del alcance de los intrusos. Nuestras mentes son profundamente personales, representan la suma de todo lo que eres y de tus experiencias. Nadie quiere que vecinos curiosos o anunciantes de productos tengan acceso a los dominios privados de la mente.

Aunque la idea de la telepatía sea algo fascinante, es también muy perturbador pensar que alguien pudiera leerte la mente.

Para el trigo, *nada* es sagrado. Ni tu cerebelo, ni tu corteza cerebral. Aunque no pueda leer tu mente, seguro que puede influir en lo que sucede en su interior.

El efecto del trigo en el cerebro es más que sólo una influencia en humor, energía y sueño. Realmente puede haber *daño* cerebral, como se vio con la ataxia cerebelosa. Sin embargo, la corteza cerebral, centro de la memoria y del pensamiento superior, almacén de lo que eres tú, de tu personalidad única y tus memorias, la "materia gris" del cerebro, también puede caer en la batalla inmunológica contra el trigo, dando como resultado encefalopatía o enfermedad cerebral.

La encefalopatía por gluten se manifiesta con dolores de cabeza ocasionados por migraña y síntomas tipo ataque, como pérdida del control de un brazo o pierna, dificultad para hablar o problemas visuales.[13,14] En una resonancia magnética del cerebro, hay evidencia característica del daño que rodea a los vasos sanguíneos del tejido cerebral. La encefalopatía por gluten también mostrará muchos síntomas de equilibrio y coordinación que ocurren en la ataxia cerebelosa.

En un estudio de la Clínica de Mayo, particularmente perturbador, realizado en 13 pacientes a quienes se hizo diagnosis de enfermedad celíaca, también se les diagnosticó demencia. De esos 13, no se pudo identificar, mediante biopsia de lóbulo frontal (sí, biopsia cerebral) o estudios *post mortem* del cerebro, ninguna otra patología que la asociada con la exposición al gluten de trigo.[15] Antes de la muerte o la biopsia, los síntomas más frecuentes fueron pérdida de memoria, incapacidad para realizar operaciones aritméticas simples, confusión y cambios de personalidad. De los 13, nueve murieron a causa del deterioro progresivo de la función cerebral. Sí: demencia fatal por trigo.

¿En qué porcentaje de los enfermos de demencia se puede culpar al trigo por el deterioro de la mente y la memoria? Esta pregunta aún no ha sido respondida de manera satisfactoria. Sin embargo, un grupo de investigación británico que se ha preocupado por esta pregunta, hasta la fecha ha diagnosticado 61 casos de encefalopatía, demencia incluida, debida al gluten de trigo.[16]

Por lo tanto, el trigo se asocia con demencia y disfunción cerebral, lo que desencadena una respuesta inmunológica que se infiltra en la memoria y la mente. Las investigaciones sobre la relación entre trigo, gluten y daño cerebral son aún preliminares y quedan muchas preguntas sin contestar, pero lo que sí sabemos es profundamente inquietante. Me dan escalofríos pensar en lo que podríamos descubrir.

La sensibilidad al gluten también puede ocasionar convulsiones como respuesta al trigo y tienden a ocurrir en gente joven, a menudo adolescentes. Por lo general, se originan en el lóbulo temporal del cerebro, justo bajo los oídos. Las personas que las padecen experimentan alucinaciones del olfato y el gusto, emociones raras e inapropiadas como un miedo abrumador sin motivo y comportamientos repetitivos como chasquidos de los labios o movimientos de las manos. Un síndrome peculiar de convulsiones del lóbulo temporal, que no responde a medicamentos anticonvulsivos y se desencadena por el depósito de calcio en una parte del lóbulo llamada hipocampo (responsable de la formación de nuevos recuerdos), se ha asociado tanto con enfermedad celíaca, como con sensibilidad al gluten (positiva a anticuerpos antigliadina y marcadores HLA, sin enfermedad intestinal).[17]

De los enfermos de celiaquía, se puede esperar que de uno a 5.5 por ciento diagnosticados con convulsiones[18,19] del lóbulo temporal, desencadenadas por el gluten del trigo, mejoren después de eliminar el gluten.[20,21] En un estudio se demostró que los epilépticos con convulsiones generalizadas (gran mal), mucho más graves, tenían el doble de probabilidad (19.6 por ciento contra 10.6 por ciento) de tener sensibilidad al gluten en forma de mayores niveles de anticuerpos antigliadina sin enfermedad celíaca.[22]

Debe analizarse por qué el trigo tiene la capacidad de llegar hasta el cerebro humano y causar cambios en pensamiento, comportamiento y estructura, en ocasiones al grado de provocar convulsiones.

¿Es trigo o gluten?

El gluten es el componente del trigo que, sin lugar a dudas, se vincula con el desencadenamiento de fenómenos inmunológicos destructivos, como enfermedad celíaca, ataxia cerebelosa o demencia. Sin embargo, muchos de sus efectos, incluidos los del cerebro y el sistema nervioso, no tienen *nada* que ver con los fenómenos inmunológicos desencadenados por el gluten. Las propiedades adictivas del trigo, por ejemplo, que se expresan como tentación irresistible y obsesión, obstruidas por fármacos bloqueadores de opiáceos, no se deben directamente al gluten sino a las exorfinas, producto de la descomposición del gluten. Aunque no se ha identificado el componente del trigo responsable de las distorsiones del comportamiento en personas con esquizofrenia y niños con autismo y TDAH, es probable que estos fenómenos también se deban a las exorfinas del trigo y no a una respuesta inmunológica desencadenada por el gluten. A diferencia de la sensibilidad al gluten, que puede diagnosticarse comúnmente con estudios de anticuerpos, actualmente no hay un marcador que pueda evaluar los efectos de las exorfinas.

Los no asociados al gluten pueden *sumarse* a los del gluten. La influencia psicológica de las exorfinas del trigo sobre el apetito y el impulso, o los efectos glucosa-insulina y quizá otros, aún están por describirse y pueden ocurrir independientemente o en combinación con efectos inmunológicos. Alguien que sufre de enfermedad celíaca intestinal no diagnosticada puede tener antojos extraños de comida que daña su intestino delgado, pero también niveles diabéticos de azúcar en sangre con el consumo de trigo, además de profundos cambios de humor. Alguien más, sin enfermedad celíaca, puede acumular grasa visceral y manifestar deterioro neurológico. Otros pueden estar agotados, con sobrepeso y diabéticos, y no sufrir efecto alguno, intestinal ni nervioso, por el gluten del trigo. La maraña de consecuencias de salud ocasionadas por su consumo es en verdad impresionante.

La gran variedad de formas en que pueden experimentarse los efectos neurológicos del trigo complica la realización del "diagnóstico". Los efectos potenciales pueden calibrarse con estudios sanguíneos de anticuerpos. Sin embargo, los no inmunológicos no son revelados por ninguna prueba sanguínea y, por lo tanto, son más difíciles de identificar y cuantificar.

El mundo del "cerebro de trigo" apenas ha comenzado a dar paso a la luz del día: mientras más brilla, más fea se pone la situación.

CAPÍTULO **12**

CARA DE BAGEL: EL EFECTO DESTRUCTIVO DEL TRIGO EN LA PIEL

Si el trigo y sus efectos alcanzan órganos como cerebro, intestinos, arterias y huesos, ¿puede también afectar el órgano más grande del cuerpo, la piel?

En efecto. Y puede exhibir sus efectos peculiares en formas más variadas que las donas de Krispy Kreme.

A pesar de su tranquila fachada exterior, la piel es un órgano activo, un semillero de actividad fisiológica, una barrera impermeable que rechaza los ataques de miles de millones de organismos extraños, regula la temperatura corporal mediante el sudor, resiste golpes y rasguños todos los días y se regenera para repeler el bombardeo constante. La piel es la barrera física que te separa del resto del mundo. La de cada persona provee de hogar a diez billones de bacterias, la mayoría de las cuales vive en una serena simbiosis con su mamífero anfitrión.

Cualquier dermatólogo te puede decir que la piel es el reflejo exterior de los procesos internos del cuerpo. Un simple rubor demuestra este hecho: la vasodilatación (dilatación capilar) facial aguda e intensa al darte cuenta de que el tipo al que hiciste señas obscenas en el tráfico es tu jefe. Pero la piel refleja más que nuestros estados emocionales. También puede exhibir evidencias de procesos físicos internos.

El trigo puede ejercer efectos aceleradores de la edad en la piel, como arrugas y pérdida de elasticidad mediante la formación de productos finales de glicación avanzada. Sin embargo, el trigo tiene mucho más que ver con tu piel que el sólo hecho de hacer que envejezcas más rápido.

El trigo se expresa —de hecho, la *reacción* del cuerpo al trigo se manifiesta— por medio de la piel. Al igual que los subproductos del trigo ocasionan inflamación articular, azúcar en sangre elevada y efectos cerebrales, también pueden resultar reacciones de la piel, desde molestias menores, hasta úlceras y gangrena que ponen en peligro la vida.

Los cambios en la piel normalmente no ocurren aislados: si una anomalía a causa del trigo se expresa en la superficie de la piel, entonces, por lo general, esto significa que la piel no es el único órgano que experimenta una respuesta no deseada. Otros órganos pueden verse involucrados, desde los intestinos hasta el cerebro, aunque no estés consciente de ello.

Oye, tú, cara de grano

Acné: aflicción común de adolescentes y adultos jóvenes, culpable de provocar más angustia que la noche del baile escolar.

Los doctores del siglo xix lo llamaban "*stone-pock*" (pústula piedra), mientras los médicos antiguos a menudo se cuestionaban acerca de su apariencia de erupción sin presencia de comezón. Esta enfermedad ha sido atribuida a todo, desde problemas emocionales, especialmente los que tienen que ver con vergüenza y culpa, hasta una conducta sexual anormal.

Los tratamientos con frecuencia eran espantosos: laxantes potentes y enemas, fétidos baños de azufre, exposición prolongada a rayos X.

¿Qué no son ya bastante complicados los años de la adolescencia?

Como si los adolescentes necesitaran más razones para sentirse incómodos, el acné visita al grupo de 12 a 18 años con excepcional frecuencia. Es, además del embate de los efectos desconcertantes de las hormonas, un fenómeno casi universal en las culturas occidentales, que afecta a más de 80 por ciento de adolescentes, hasta 90 por ciento entre 16 y 18 años, a veces a niveles deformantes. Los adultos no se salvan, pues 50 por ciento de los mayores de 25 años son atacados de forma intermitente.[1]

Aunque el acné puede ser casi universal en adolescentes norteamericanos, no es un fenómeno universal en todas las culturas. En algunas no hay acné en absoluto. Culturas tan extendidas como los isleños de Kitava en Papúa Nueva Guinea, cazadores-recolectores aché de Paraguay, nativos del Valle del Purus en Brasil, bantúes y zulúes de África, okinawenses de Japón y los inuit de Canadá están curiosamente exentos de la molestia y vergüenza del acné.

¿Acaso a estas culturas se les perdona la amargura del acné sólo por una inmunidad genética única?

Las evidencias indican que no es asunto genético, sino de la dieta. Las culturas que dependen sólo de alimentos provistos por su ubicación y clima distintivos nos permiten observar los efectos de los alimentos agregados o sustraídos a la dieta. Las poblaciones sin acné, como los habitantes de Kitava, sobreviven con base en una dieta tipo cazador-recolector compuesta de verduras, frutas, tubérculos, cocos y pescado. Los cazadores-recolectores aché paraguayos, también exentos por completo de acné, siguen una dieta similar, además de consumir animales terrestres y mandioca, cacahuates, arroz y maíz cultivados.[2] Los okinawenses japoneses, quizá el grupo más longevo del planeta Tierra, hasta la década de 1980 consumían una dieta rica en una colección increíble de verduras, camotes, soya, cerdo y pescado; el acné era prácticamente desconocido para ellos.[3] La dieta tradicional inuit, que consiste en foca, pescado, caribú y cualquier alga marina, frutillas y raíces, del mismo modo los mantiene sin acné. Las dietas de los bantúes y zulúes africanos difieren según la temporada y el terreno, pero son ricas en plantas silvestres nativas como guayabas, mangos y tomates, además del pescado y los animales de caza que capturan; nuevamente, nada de acné.[4]

En otras palabras, las culturas que carecen de acné consumen cantidades pequeñas o nulas de trigo, azúcar o productos lácteos. A medida que la influencia occidental introdujo almidones procesados como trigo y azúcares en grupos como okinawenses, inuit y zulúes, enseguida llegó el acné.[5-7] En otras palabras, las culturas sin acné no tenían una protección genética especial contra él, simplemente seguían una dieta carente de alimentos que provocan esta afección. Agrega trigo, azúcar y lácteos y las ventas del Clearasil se elevan al cielo.

Irónicamente, en los inicios del siglo xx, era "del conocimiento público" que el acné era causado o empeorado por comer alimentos ricos en almidón como panqués y galletas. Esta noción perdió fuerza durante los ochenta, después de llevarse a cabo un estudio mal encausado que comparaba los efectos de una barra de chocolate con los de una barra de caramelo "placebo". En el estudio, se concluyó que no había diferencia en el acné observado entre los 65 participantes, sin importar cuál barra consumieran; sólo que la placebo era prácticamente igual a la de chocolate en calorías, azúcar y contenido de grasa, excepto por el cacao.[8] (Los amantes del cacao tienen motivos para regocijarse: el cacao *no* causa acné. Disfruten su chocolate oscuro 85 por ciento cacao.) Esto no impidió que la comunidad dermatológica desdeñara, de todos modos, la relación entre acné y dieta por muchos años, basándose, en gran medida, en este único estudio que era citado repetidas veces.

De hecho, la dermatología moderna ignora en muchos sentidos por qué tantos adolescentes y adultos modernos experimentan esta enfermedad crónica y en ocasiones deformante. Aunque las discusiones se centran alrededor de la infección por *Propionibacterium acnes*, inflamación y producción excesiva de sebo, los tratamientos se dirigen a la supresión de las erupciones del acné, no a identificar las causas. Así que los dermatólogos rápidamente prescriben cremas y ungüentos antibacterianos tópicos, antibióticos orales y fármacos antiinflamatorios.

Más recientemente, los estudios han apuntado de nuevo a los carbohidratos como detonantes del acné, los cuales ejercen sus efectos promotores mediante niveles aumentados de insulina.

La manera en que la insulina desencadena el acné empieza a salir a la luz. La insulina estimula la liberación de una hormona llamada factor de crecimiento insulínico-I, o IGF-I (por sus siglas en inglés) dentro de la piel. El IGF-1, a su vez, estimula el crecimiento de tejido en los folículos pilosos y en la dermis, la capa de piel justo bajo la superficie.[9] La insulina y el IGF-1 también estimulan la producción de sebo, película protectora oleosa que producen las glándulas sebáceas.[10] La producción excesiva de sebo, con el crecimiento de tejido cutáneo, lleva a la característica espinilla enrojecida que crece hacia arriba.

La evidencia indirecta del papel de la insulina en la formación de acné también proviene de otras experiencias. Las mujeres con síndrome de ovario poliquístico (SOP), en las que se demostraron respuestas exageradas de insulina y niveles más altos de azúcar en sangre, son sorprendentemente propensas al acné.[11] Los medicamentos que reducen la insulina y la glucosa en mujeres con SOP, como el fármaco metformina, reducen el acné.[12] Aunque por lo general no se administran medicamentos orales para diabetes a niños, se ha observado que la gente joven que toma medicamentos orales para diabetes que reducen el azúcar en sangre y la insulina sí experimenta menos acné.[13]

Los niveles de insulina están al máximo después de consumir carbohidratos; mientras más alto es el índice glucémico del carbohidrato, más insulina es liberada por el páncreas. Por supuesto, el trigo, con su índice glucémico extraordinariamente alto, detona niveles de azúcar en sangre más altos que casi cualquier otro alimento, liberando insulina más que casi cualquier otro alimento. No es de sorprender que el trigo, en especial en forma de donas y galletas azucaradas, es decir, trigo de índice glucémico alto con sacarosa de índice glucémico alto, cause acné. Pero esto también ocurre con tu pan multigrano astutamente disfrazado como sano.

En paralelo con la capacidad de la insulina de provocar acné, se encuentra el papel de los lácteos. Aunque la mayoría de las autoridades sanitarias están obsesionadas con el contenido de grasa de los lácteos y recomiendan productos bajos en grasa o desnatados, el acné no es provocado por la grasa. Las proteínas únicas de los productos bovinos son las culpables de sacar de proporción la insulina con respecto al contenido de azúcar, una propiedad insulinotrópica especial que explica el aumento de 20 por ciento en el acné severo en adolescentes que consumen leche.[14,15]

Los adolescentes con sobrepeso y obesidad por lo general llegan a ese estado, no por consumo excesivo de espinacas o pimientos verdes, ni de salmón o tilapia, sino de alimentos compuestos por carbohidratos, como los cereales para el desayuno. Por consiguiente, los adolescentes con sobrepeso y obesidad deberían tener más acné que los esbeltos y, en efecto, así es: mientras más pesado es el niño, más probable es que él o ella tenga acné[16] (esto no significa que los chicos esbeltos no puedan tener acné, pero la propensión estadística del acné aumenta con el peso corporal).

Como podríamos esperar al seguir este razonamiento, los esfuerzos realizados en la dieta por disminuir insulina y azúcar en la sangre deberían reducir el acné. En un estudio reciente, se comparó una dieta de índice glucémico alto con una de índice bajo consumidas por estudiantes universitarios en un periodo de 12 semanas. La dieta de bajo IG arrojó 23.5 por ciento menos lesiones de acné, en comparación con 12 por ciento de reducción en el grupo de control.[17] Los participantes que más redujeron su consumo de carbohidratos disfrutaron de una reducción de casi 50 por ciento en el número de lesiones por acné.

En resumen, los alimentos que incrementan el azúcar en sangre y la insulina desencadenan la formación de acné. El trigo incrementa el azúcar y, por ende, la insulina, más que casi cualquier otro alimento. El pan de granos enteros con el que alimentas a tu adolescente en nombre de la salud, en realidad empeora el problema. Aunque no ponga en peligro la vida por sí mismo, el acné puede llevar al enfermo a recurrir a toda clase de tratamientos, algunos potencialmente tóxicos como la isotretinoína, que afecta la visión nocturna, modificar el pensamiento y el comportamiento y provocar malformaciones congénitas grotescas en fetos.

Por otro lado, la eliminación del trigo reduce el acné. Al suprimir también lácteos y otros carbohidratos procesados como papas fritas, tacos y tortillas inhabilitarás en gran medida la maquinaria de la insulina que desencadena el acné. Si existe tal cosa en el mundo como un adolescente agradecido, tú podrías, incluso, tenerlo en tus manos.

¿Quieres ver mi erupción?

La dermatitis herpetiforme (DH), descrita como una inflamación cutánea en forma de herpes, es una forma más de la reacción inmunológica al gluten de trigo fuera del tracto intestinal. Es una erupción que da comezón, tipo herpes (es decir, con lesiones cutáneas similares, aunque no tiene nada que ver con el virus del herpes) que persiste y, con el tiempo, puede dejar manchas y cicatrices descoloridas. Las áreas más comúnmente afectadas son codos, rodillas, nalgas, cuero cabelludo y espalda; por lo general involucran ambos lados del cuerpo simétricamente. Sin embargo, la DH también aparece en formas menos comunes, como llagas en boca, pene o vagina, así como hematomas extraños en las palmas.[18] A menudo se requiere una biopsia de la piel para identificar la respuesta inflamatoria característica.

Curiosamente, la mayoría de los afectados por DH no experimenta síntomas intestinales de enfermedad celíaca, pero la mayoría sí muestra la inflamación y la destrucción intestinales características de la celiaquía. Por lo tanto, si continúan consumiendo gluten de trigo, las personas con DH están sujetas a todas las complicaciones que padece la gente con enfermedad celíaca típica, las cuales incluyen linfoma intestinal, enfermedades inflamatorias autoinmunes y diabetes.[19]

Obviamente, el tratamiento para la DH es la estricta eliminación del trigo y otras fuentes de gluten. Las erupciones pueden mejorar en días en algunas personas mientras en otras disiparse poco a poco en el transcurso de meses. Casos particularmente molestos, o DH recurrente debido al consumo continuo de gluten de trigo (por desgracia muy común) pueden ser tratados con el fármaco dapsona, que se toma por vía oral. También utilizado para tratar la lepra, es un fármaco potencialmente tóxico por sus efectos secundarios como dolor de cabeza, debilidad, daño hepático y, en ocasiones, convulsiones y coma.

Bueno, así que consumimos trigo y, como resultado, desarrollamos erupciones que dan comezón, son molestas y causan deformidad. Entonces, aplicamos un fármaco potencialmente tóxico que nos permita seguir consumiendo trigo, pero nos exponemos a un riesgo muy alto de cánceres intestinales y enfermedades autoinmunes. ¿Realmente tiene sentido?

Después del acné, la DH es la manifestación cutánea más común de reacción al gluten de trigo. Pero, más allá de ésta también se desencadena una increíble variedad de enfermedades por el consumo de gluten de trigo, algunas de ellas asociadas a niveles aumentados de anticuerpos celíacos.[20] La mayoría de estas enfermedades también pueden ser causadas por otros factores, como fármacos, virus o cáncer. El gluten de trigo, como fármacos, virus y cáncer, por lo tanto, comparte el potencial de causar cualquiera de estas erupciones.

Las erupciones y otras manifestaciones cutáneas relacionadas con el gluten de trigo incluyen:

- **Úlceras orales**: lengua inflamada y roja (glositis), queilitis angular (llagas dolorosas en las comisuras de la boca) y ardor en la boca son formas comunes de erupciones asociadas al gluten de trigo.

- **Vasculitis cutánea**: lesiones elevadas en la piel tipo hematoma, con vasos sanguíneos inflamados identificados mediante una biopsia.
- **Acantosis nigricans**: piel negra aterciopelada que crece, por lo general, en la parte trasera del cuello, pero también en axilas, codos y rodillas. La acantosis nigricans es terriblemente común en niños y adultos propensos a diabetes.[21]
- **Eritema nudoso**: lesiones de color rojo brillante, calientes y dolorosas, que miden de una a dos pulgadas y aparecen por lo general en espinillas, pero asimismo casi en cualquier parte. El eritema nudoso representa inflamación de la capa grasa de la piel. Al sanar, dejan una cicatriz sumida color marrón.
- **Psoriasis**: erupción enrojecida y escamosa que por lo general se presenta en codos, rodillas, cuero cabelludo y, a veces, en todo el cuerpo. La mejoría al seguir una dieta sin trigo ni gluten podría requerir varios meses.
- **Vitiligo**: manchas comunes no dolorosas en piel no pigmentada (blanca). Una vez que se manifiesta, responde de forma inconsistente a la eliminación del gluten del trigo.
- **Enfermedad de Behçet**: úlceras en boca y genitales; generalmente afligen a adolescentes y adultos jóvenes. La enfermedad puede manifestarse también en una gran variedad de formas, como psicosis debida a participación del cerebro, fatiga incapacitante y artritis.
- **Dermatomiositis**: erupción roja hinchada combinada con debilidad muscular e inflamación de los vasos sanguíneos.
- **Dermatosis ictiosiforme**: erupción rara y escamosa ("ictiosiforme" quiere decir con forma de pez) que por lo general involucra boca y lengua.
- **Pioderma gangrenoso**: úlceras deformantes que involucran cara y miembros y provocan cicatrices profundas y a veces crónicas. Los tratamientos incluyen agentes supresores de la inmunidad como esteroides y ciclosporina. Esta enfermedad puede conducir a gangrena, amputación de miembros y muerte.

Todas estas enfermedades se han asociado al gluten del trigo y se ha observado mejoría o cura al eliminarlo. Para la mayoría de estas enfermedades, no se conoce la proporción debida al gluten respecto a otras causas, ya que con frecuencia no se considera causa potencial. De hecho, en la mayor parte de los casos, no se busca una causa y se establece el tratamiento a ciegas con cremas esteroides y otros fármacos.

Aunque no lo creas, por aterradora que parezca la lista anterior, sólo es parcial. Todavía hay más enfermedades de la piel asociadas al gluten de trigo no enlistadas aquí.

Puedes ver que las enfermedades de la piel desencadenadas por el gluten de trigo van desde simples molestias hasta deformidades. Fuera de las úlceras orales y la acantosis nigricans, relativamente comunes, la mayoría de estas manifestaciones cutáneas por el gluten del trigo son poco frecuentes. Pero en total se suman a una lista impresionante de enfermedades socialmente perjudiciales, emocionalmente difíciles y físicamente deformantes.

¿Tienes la impresión de que los humanos y el gluten de trigo podrían ser incompatibles?

¿Quién necesita una depilación?

En comparación con los grandes simios y otros primates, el *Homo sapiens* moderno es relativamente lampiño. Así es que atesoramos el poco pelo que tenemos.

Mi papá solía insistirme que comiera chiles rojos picantes porque, según decía, "hará que te crezca pelo en el pecho". ¿Y si el consejo de papá, en cambio, hubiera sido evitar el trigo porque me haría *perder* pelo sobre mi cabeza? Más que cultivar un "escote masculino" muy varonil, el perder mi pelo habría captado mi atención. Los chiles rojos picantes en realidad no generan pelo en el pecho ni en ninguna otra parte, pero el trigo sí puede desencadenar su caída.

El pelo puede ser algo muy íntimo para mucha gente, una marca personal de apariencia y personalidad. Para algunas personas,

La comezón del séptimo año

Kurt vino a verme porque le dijeron que tenía colesterol alto. Lo que su doctor etiquetó así resultó ser un exceso de partículas de LDL pequeñas, bajo colesterol HDL y triglicéridos altos. Naturalmente, con este patrón combinado, le aconsejé eliminar el trigo.

Así lo hizo y perdió 3.6 kilos en tres meses, todas de la panza. Pero lo curioso fue lo que la dieta le hizo a su erupción.

Kurt me dijo que había padecido una erupción color rojizo-marrón en el hombro derecho, hacia el codo y la espalda alta que lo había molestado más de siete años. Había consultado a tres dermatólogos, lo que ocasionó tres biopsias, y ninguna llevó a un diagnóstico contundente. No obstante, los tres estuvieron de acuerdo en que Kurt "necesitaba" una crema esteroide para la erupción. Kurt siguió su consejo, ya que en ocasiones le daba mucha comezón y las cremas le producían alivio, por lo menos temporal.

Sin embargo, a las cuatro semanas de su nueva dieta sin trigo, Kurt me mostró su brazo y hombro derechos: completamente libres de erupción.

Siete años, tres biopsias, tres diagnósticos erróneos... y la solución fue tan simple como "pan no comido".

la caída de pelo puede ser tan devastador como perder un ojo o un pie.

A veces es inevitable, debido a efectos de fármacos tóxicos o enfermedades peligrosas. La gente sometida a quimioterapia por cáncer pierde temporalmente su pelo debido a que los agentes empleados están diseñados para matar células cancerosas que se reproducen de manera activa, pero de forma inadvertida también matan las no cancerosas, como las de los folículos pilosos.

La enfermedad inflamatoria llamada lupus eritematoso sistémico, que con frecuencia conduce a enfermedad renal y artritis, también puede estar acompañada por caída de pelo debido a inflamación autoinmune de los folículos pilosos.

La caída de pelo también ocurre en situaciones más comunes. Los hombres de mediana edad pueden perder el pelo, a lo que rápidamente sigue un impulso por manejar autos deportivos convertibles.

Suma el consumo de trigo a la lista de causas de caída del pelo. La "alopecia areata" se refiere a la caída en parches, por lo general en el cuero cabelludo, pero en ocasiones en otras partes del cuerpo. La alopecia puede involucrar incluso el cuerpo completo, dejando al afectado completamente lampiño de pies a cabeza, sin olvidar lo de en medio.

El consumo de trigo provoca alopecia areata debido a una inflamación de la piel tipo celiaquía. El folículo piloso inflamado tiene menos fuerza para mantener cada cabello, lo que provoca la caída.[22] En los puntos sensibles en los que se cayó el pelo, hay mayores niveles de mediadores de la inflamación, como el factor de necrosis tumoral, interleucinas e interferones.[23]

Cuando es provocada por el trigo, la alopecia persiste durante todo el tiempo que se consume trigo. Como completar un tratamiento de quimioterapia para combatir el cáncer, la eliminación del trigo y de todas las fuentes de gluten generalmente da como resultado una pronta recuperación del pelo, sin necesidad de cremas tópicas ni implantes quirúrgicos de pelo.

Adiós a mi llaga

En mi experiencia, acné, llagas bucales, erupción en la cara o en la parte de atrás, caída del pelo o casi cualquier otra anomalía de la piel, deberían sugerir que se trata de una reacción al gluten de trigo. Podría tener menos que ver con higiene, genes de tus padres o compartir toallas con amigos, que con el sándwich de pavo de trigo entero que almorzaste ayer.

El caso del panadero calvo

Me costó muchísimo trabajo convencer a Gordon de abandonar el trigo.

Lo conocí porque tenía enfermedad coronaria. Entre las causas: abundantes partículas de LDL pequeñas. Le pedí eliminar por completo el trigo de su dieta para reducir o eliminar esas partículas y así obtener un mejor control sobre la salud de su corazón.

El problema: Gordon era dueño de una panadería. Pan, roles y muffins eran parte de su vida siete días a la semana. Era natural que ingiriera sus productos en la mayoría de sus comidas. Durante dos años insté a Gordon a dejar el trigo, en vano.

Un día, vino a mi consultorio con una gorra de esquiador. Me comentó cómo había empezado a perder mechones de pelo y le habían quedado huecos por todo el cuero cabelludo. Su médico de cabecera le diagnosticó alopecia, pero no pudo averiguar una causa. Por su parte, un dermatólogo tampoco daba con la explicación para el dilema de Gordon. La caída del pelo lo afectaba mucho, lo que lo llevó a pedir a su médico un antidepresivo y a ocultar su vergonzosa situación con una gorra.

El trigo, por supuesto, fue lo primero que pensé. Se ajustaba al cuadro general de salud de Gordon: partículas de LDL pequeñas, configuración corporal de panza de trigo, presión sanguínea alta, niveles de azúcar en sangre de prediabético, quejas de síntoma estomacal vago y ahora caída de pelo. Hice un intento más para que Gordon eliminara el trigo de su dieta por completo y de una vez por todas. Después del trauma emocional de perder la mayor parte de su pelo y esconder su cuero cabelludo lleno de parches, finalmente aceptó. Significaba llevar comida a su panadería y no comer sus propios productos, algo que se le dificultaba explicar a sus empleados. No obstante, se disciplinó.

En el transcurso de tres semanas Gordon reportó que le había empezado a brotar pelo en los huecos calvos. En los siguientes dos meses recuperó el crecimiento vigoroso. A la vez que recuperó una coronilla digna de orgullo, perdió 5 kilos y dos pulgadas de cintura. La molestia abdominal intermitente desapareció, así como su nivel prediabético de azúcar en sangre. Seis meses después, la reevaluación de sus partículas de LDL pequeñas demostró una reducción de 67 por ciento.

¿Inconveniente? Quizás. Pero seguro es mejor que un bisoñé.

¿Cuántos otros alimentos se han asociado a tan compleja serie de enfermedades de la piel? Seguro, los cacahuates y mariscos pueden provocar urticaria. Pero, ¿a qué otro alimento se puede culpar por una gama tan increíble de enfermedades de la piel, desde una erupción común hasta gangrena, desfiguración y muerte? Ciertamente, no conozco ninguno... además del trigo.

PARTE TRES

DILE ADIÓS AL TRIGO

CAPÍTULO 13

ADIÓS, TRIGO: CREA UNA VIDA SALUDABLE, DELICIOSA Y SIN TRIGO

Aquí llegamos al verdadero meollo del asunto: como quitar la arena al traje de baño, puede ser difícil eliminar de nuestros hábitos este alimento omnipresente, esta cosa que parece pegarse a todo recoveco, grieta y rendija de las dietas norteamericanas.

Mis pacientes a menudo entran en pánico cuando se dan cuenta de la gran transformación que deben hacer en los contenidos de sus alacenas y refrigeradores, en sus arraigados hábitos de comprar, cocinar y comer. "¡No queda nada qué comer! ¡Moriré de hambre!" Muchos también se dan cuenta de que estar más de dos horas sin un producto de trigo genera antojos insaciables y la ansiedad de la abstinencia. Cuando Bob y Jillian pacientemente toman la mano de los participantes de *Biggest Loser*, que lloran por la agonía de perder sólo 1.5 kilos esta semana, te das una idea de lo que la eliminación del trigo puede significar para algunas personas.

Confía en mí, vale la pena. Si ya has llegado hasta aquí, supongo que por lo menos consideras divorciarte de este compañero infiel y abusador. Mi consejo: no muestres clemencia. No te obsesiones con los viejos tiempos de hace 20 años, cuando el pastel de ángel y los roles de canela te consolaban cuando te despedían del trabajo, ni pienses en el hermoso pastel de siete capas que comiste en tu boda. Piensa en las palizas a tu salud, en las patadas emocionales en el estómago que has soportado, en las veces en que te rogó que lo aceptaras de nuevo porque de verdad había cambiado.

Olvídalo. No sucederá. No hay rehabilitación, sólo eliminación. Ahórrate el *show* del juicio de divorcio: declárate libre del trigo, no pidas pensión alimenticia ni manutención de los hijos, no mires atrás ni recuerdes los buenos tiempos. Sólo *corre*.

Prepárate para la salud

Olvida todo lo aprendido acerca de los "granos enteros saludables". Durante años nos han dicho que deben dominar nuestra dieta. Esta forma de pensar dice que una dieta llena de "granos enteros saludables" te harán animado, popular, guapo, *sexy* y exitoso. También gozarás de niveles saludables de colesterol y movimientos intestinales regulares. Escatima los granos enteros y tendrás mala salud, mala nutrición, sucumbirás ante enfermedades cardiacas o cáncer. Te echarán del club campestre, te vetarán de la liga de boliche y te desterrarán de la sociedad.

Mejor recuerda que la necesidad de "granos enteros saludables" es pura ficción. Los granos como el trigo no son más necesarios para la dieta humana que contar con abogados de lesiones personales durante tu fiesta en la alberca.

Déjame describir una persona típica con deficiencia de trigo: esbelta, abdomen plano, triglicéridos bajos, colesterol HDL ("bueno") alto, azúcar en sangre normal, presión sanguínea normal, mucha energía, buen sueño, función intestinal normal.

En otras palabras, el signo de que tienes "síndrome de deficiencia de trigo" es que eres normal, esbelto y sano.

Contrario a la sabiduría popular, incluyendo la de tu amistoso dietista de la colonia, no se desarrolla ninguna deficiencia por la eliminación del trigo, siempre que las calorías perdidas sean reemplazadas por alimentos adecuados.

Si el vacío que deja el trigo se llena con verduras, frutos secos, carnes, huevos, aguacates, aceitunas, queso, es decir, comida *real*, entonces, no sólo no desarrollarás una deficiencia nutricional, sino que gozarás de una mejor salud, más energía, mejor sueño, pérdida de peso y reversión de todos los fenómenos abdominales expuestos. Si llenas el vacío que queda al extirpar los productos de trigo con chips de maíz, barras energéticas y bebidas de frutas, entonces habrás reemplazado un grupo no deseable de alimentos con otro no deseable: poco habrás logrado. Y entonces sí podrías generar deficiencia de nutrientes importantes, así como continuar en la experiencia norteamericana única que consiste en engordar y volverse diabético.

Así que eliminar el trigo es el primer paso. El segundo consiste en encontrar sustitutos adecuados para llenar la pequeña disminución de calorías (recuerda, la gente sin trigo consume de manera natural e inconsciente de 350 a 400 calorías menos por día).

En su forma más simple, una dieta en la que eliminas el trigo pero aceptas que todos los demás alimentos se expandan proporcionalmente para compensar la disminución, aunque no es perfecta, es ya mejor que la dieta que incluye trigo. En otras palabras, elimina el trigo y come sólo un poco más de los alimentos que quedan en tu dieta: come una porción mayor de pollo horneado, ejotes, huevos revueltos, ensalada Cobb, etcétera. Todavía podrías darte cuenta de muchos de los beneficios aquí comentados. Sin embargo, simplificaría demasiado si sugiriera que lo único que se requiere es eliminar el trigo. Si tu objetivo es la salud *ideal*, entonces sí importa qué alimentos escojas para llenar el vacío dejado por el trigo.

Si eliges ir más allá de su eliminación, debes remplazar las calorías del trigo perdidas con comida *real*. Distingo la comida real de los productos altamente procesados, con herbicidas, genéticamente modificados, listos para consumirse, llenos de jarabe de maíz rico en fructuosa, comidas a las que sólo hay que agregar agua, alimentos empacados con personajes de caricatura, figuras del deporte y otras tácticas astutas de mercadotecnia.

Ésta es una batalla que debe librarse en todos los frentes, ya que existen presiones sociales increíbles para no consumir comida real. Enciende la televisión y no verás comerciales de pepinos, quesos artesanales ni huevos de granjas locales donde las gallinas no están en jaulas. *Serás* inundado por anuncios de papas fritas, cenas congeladas, refrescos y el resto del universo de los alimentos procesados de ingredientes baratos.

Una gran cantidad de dinero se gasta promoviendo los productos que debes evitar. Kellog's, conocido por sus cereales de desayuno (6.5 miles de millones de dólares en ventas de cereal de desayuno en 2010), está también detrás del yogur Yoplait, el helado Häagen-Dazs, las barras saludables Lärabar, Keebler Graham Crackers, las galletas de chispas de chocolate Famous Amos, las galletas Cheez-It, así como los Cheerios y los Apple Jacks. Estos alimentos llenan los pasillos de los supermercados, son anunciados al final de los pasillos, están colocados estratégicamente al nivel de la vista en los anaqueles y dominan la tele diurna y nocturna. Conforman el grueso de anuncios de muchas revistas. Y Kellog's es sólo una compañía de alimentos entre muchas. Big Food también patrocina gran parte de la "investigación" que llevan a cabo dietistas y científicos de la nutrición, financian puestos en universidades e influyen en los contenidos de los medios. En resumen, están en todas partes.

Y son extremadamente efectivos. La gran mayoría de los norteamericanos han mordido el anzuelo de la mercadotecnia. Esto es aún más difícil de ignorar cuando la Asociación Americana del Corazón y otras organizaciones de salud avalan sus productos (el sello de corazón de aprobación de la Asociación Americana del Corazón, por ejemplo, ha sido otorgado a más de 800 alimentos, entre los que se encuentran el Honey Nut Cheerios y, hasta hace poco, los Cocoa Puffs).

Y ahí estás tú tratando de ignorarlos, de desconectarte de ellos y de marchar al ritmo de tu propio tambor. No es fácil.

Una cosa sí está clara: *no se desarrolla ninguna deficiencia nutricional al dejar de consumir trigo y otros alimentos procesados.* Además, experimentarás una menor exposición a sacarosa, jarabe de maíz rico en fructuosa, colorantes comestibles y saborizantes artificiales, almidón de maíz y la lista de impronunciables de la etiqueta del producto. De nuevo, no hay *ninguna deficiencia nutricional genuina* por prescindir de nada de ello. Pero esto no ha evitado que la industria alimenticia y sus amigos del USDA, la Asociación Americana del Corazón, la Asociación Americana de Dietética y la Asociación Americana de Diabetes indiquen que estos alimentos son, de alguna manera, necesarios para la salud y no consumirlos podría ser malo para la salud. Tonterías de grano entero no adulterado, al 100 por ciento.

Algunas personas, por ejemplo, se preocupan de que no comerán suficiente fibra si eliminan el trigo. Irónicamente, si sustituyes las calorías del trigo con las de verduras y frutos secos crudos, el consumo de fibra *aumenta*. Si dos rebanadas de pan de trigo entero que contienen 138 calorías se sustituyen por un puñado equivalente en calorías de frutos secos crudos como almendras o nueces (aproximadamente 24 frutos secos), igualarás o excederás los 3.9 gramos de fibra del pan. De igual forma, una ensalada equivalente en calorías de verduras, zanahorias y pimientos igualará o excederá la cantidad de fibra del pan. Así fue, después de todo, como las culturas primitivas de cazadores-recolectores, las que en un principio nos enseñaron la importancia de la fibra dietética, obtenían su fibra: mediante abundantes alimentos vegetales, no de cereales de salvado u otras fuentes de fibras procesadas. El consumo de fibra no es, por lo tanto, una preocupación si eliminar el trigo se acompaña con un mayor consumo de alimentos saludables.

La comunidad dietética supone que vives de charritos y gomitas jelly beans y, por lo tanto, requieres alimentos "enriquecidos" con varias vitaminas. Sin embargo, todas esas suposiciones se caen si no vives de lo que puedes obtener en una bolsa de la tienda de la esquina y consumes alimentos reales. Las vitaminas B, como la B6, B12, ácido fólico y tiamina se adicionan a los productos horneados de trigo; los dietistas, por ende, nos advierten que evitar estos productos nos ocasionará deficiencias de vitamina B. También falso. Las vitaminas B están presentes en cantidades más que abundantes en carnes, verduras y frutos secos. Aunque el pan y otros productos de trigo por ley estén obligados a tener ácido fólico adicionado, excederás varias veces su contenido de los productos de trigo sólo por ingerir un puñado de semillas de girasol o espárragos. Un cuarto de taza de espinacas o cuatro tallos de espárragos, por ejemplo, igualan el ácido fólico de la mayoría de los cereales del desayuno (también los *folatos* de fuentes naturales pueden ser superiores al *ácido fólico* de los alimentos procesados enriquecidos). Los frutos secos y las verduras, en general, son fuentes excepcionalmente ricas en folato y representan la manera en que los humanos tendrían que obtenerlo (las mujeres embarazadas o en lactancia son la excepción y sí podrían beneficiarse de un suplemento de ácido fólico o folato para cubrir sus necesidades y prevenir defectos del tubo neural). Igualmente, la vitamina B6 y la tiamina se obtienen en cantidades mayores en 113 gramos de pollo o cerdo, un aguacate o ¼ de taza de semillas de linaza molidas que en un peso equivalente de productos de trigo.

Además, la eliminación del trigo de tu dieta, de hecho, mejora la absorción de vitamina B6. No es raro, por ejemplo, que al suprimirlo aumenten la vitamina B12 y el folato, con hierro, zinc y magnesio, ya que la salud gastrointestinal mejora y con ella la absorción de nutrientes.

Eliminar el trigo puede ser incómodo, pero ciertamente no es malo para la salud.

Programa tu trigoectomía radical

Afortunadamente, eliminar el trigo de tu dieta no es tan malo como acomodar espejos y escalpelos para extirpar tu propio apéndice sin anestesia. Para algunas personas, es tan simple como pasar de largo la tienda de bagels o no aceptar los panecillos dulces. Para otras, puede ser una experiencia desagradable semejante a una endodoncia o a vivir con tus suegros durante un mes.

En mi experiencia, la forma más efectiva y, finalmente, más fácil de eliminar el trigo es hacerlo abrupta y completamente. La montaña rusa de insulina y glucosa causada por el trigo, y los efectos de las exorfinas adictivas, para algunas personas dificulta la reducción gradual del trigo, así que el cese abrupto es preferible. La eliminación súbita y completa del trigo desencadenará, en personas susceptibles, el fenómeno de abstinencia. Pero salir de ella puede ser más fácil que pasar por las constantes fluctuaciones de antojos que por lo general acompañan a la reducción, lo cual no es muy diferente a un alcohólico tratando de estar sobrio. No obstante, algunas personas se sienten más cómodas con la reducción gradual que con la eliminación abrupta. De cualquier manera, el resultado final es el mismo.

A estas alturas, estoy seguro de que estás en sintonía con el hecho de que el trigo no sólo se trata de pan. El trigo es omnipresente, está en todo.

Muchas personas, cuando comienzan a identificar los alimentos que contienen trigo, lo encuentran en casi todos los procesados que han consumido, incluso en sopas de "crema" enlatadas y cenas congeladas "saludables". El trigo está allí por dos razones: una, sabe bien; dos, estimula el apetito. La última no es en *tu* beneficio, por supuesto, sino para el de los fabricantes de alimentos. Para éstos el trigo es como la nicotina de los cigarrillos: el mejor seguro que tienen para fomentar el consumo continuo (incidentalmente, otros ingredientes comunes en los alimentos procesados que aumentan su consumo, aunque no tan potentes como el efecto del trigo, incluyen jarabe de maíz rico en fructuosa, almidón de maíz y sal; también vale la pena evitarlos).

Retirar el trigo requiere, sin lugar a dudas, algo de premeditación. Los alimentos hechos con trigo tienen la indiscutible ventaja de la comodidad: sándwiches y wraps, por ejemplo, son fáciles de llevar, guardar y se comen con la mano. Evitarlo significa llevar tu propia comida al trabajo y utilizar un tenedor o una cuchara. Quizá debas hacer compras más seguido y, no lo quiera Dios, cocinar. Una mayor dependencia de verduras y frutas frescas también puede significar ir a la tienda, al mercado de agricultores o a la verdulería un par de veces a la semana.

Sin embargo, el factor de la incomodidad está muy lejos de ser insuperable. Puede significar unos cuantos minutos de preparación previa como cortar y empacar un trozo de queso y ponerlo en una bolsita para llevar al trabajo, con varios puñados de almendras crudas y sopa de verduras en un contenedor. Puede significar guardar un poco de tu ensalada de espinacas de la cena para el desayuno (sí: cena de desayuno, una estrategia útil que comentaré más adelante).

La gente que habitualmente consume productos de trigo se vuelve malhumorada, confusa y cansada después de un par de horas sin un producto de trigo. A menudo buscan desesperadamente alguna migaja o pedazo para aliviar el dolor, fenómeno que he observado divertido desde mi cómodo sitio sin trigo; pero una vez eliminado de tu dieta, el apetito ya no está manejado por la montaña rusa de glucosa e insulina de la saciedad y el hambre, y no necesitarás darte tu "toque" de exorfinas cerebrales activas. Después de desayunar a las 7:00 a.m. dos huevos revueltos con verduras, pimientos y aceite de oliva, por ejemplo, tal vez no estarás hambriento hasta el mediodía o la 1 p.m. Compara esto con el ciclo de 90-120 minutos de hambre insaciable que experimenta la mayoría de la gente después de un tazón de cereal de desayuno alto en fibra a las 7:00 a.m., que te hace necesitar un bocadillo a las 9 en punto y otro a las 11 en punto o una comida temprano. Puedes ver qué fácil se hace la reducción de las 350 a 400 calorías diarias de tu consumo total, que resulta natural e inconsciente tras eliminar el trigo. También evitarás la depresión de la tarde que mucha gente experimenta alrededor de las 2:00 o las 3:00 p.m., la confusión perezosa después de comer un sándwich de pan de trigo entero, el apagón mental debido a la alta de glucosa seguida de la baja. Una comida, por ejemplo, compuesta de atún (sin pan) mezclado con un aderezo de mayonesa o aceite de oliva,

Ayuno: más fácil de lo que piensas

Ayunar puede ser una de las herramientas más poderosas para recuperar la salud: pérdida de peso, reducción de presión sanguínea, mejores respuestas a la insulina, longevidad, así como mejoría de numerosas enfermedades.[1] Aunque el ayuno se considera una práctica religiosa (por ejemplo el Ramadán en el Islam; ayuno de la Natividad, de la Cuaresma y de la Asunción de la Iglesia cristiana ortodoxa griega), está entre las estrategias más menospreciadas para la salud.

Sin embargo, para la persona promedio que come una dieta típica norteamericana que incluye trigo, el ayuno puede ser una experiencia dolorosa que requiere una fuerza de voluntad monumental. La gente que consume productos de trigo por lo general rara vez ayuna con éxito durante más de unas cuantas horas y con frecuencia se rinde al frenesí de comer todo lo que esté a la vista.

Resulta interesante que la eliminación del trigo haga mucho más fácil el ayuno, casi sin esfuerzo.

Ayuno significa nada de comida, sólo agua (la hidratación vigorosa también es clave para un ayuno seguro), durante un periodo que va de 18 horas a varios días. La gente que no consume trigo puede ayunar durante 18, 24, 36, 72 o más horas con poco o nada de incomodidad. La habilidad para ayunar, por supuesto, imita la situación natural de un cazador-recolector, que podía estar sin alimento durante días o incluso semanas cuando la caza fallaba o surgía algún obstáculo natural para la disponibilidad del alimento.

La capacidad de ayunar cómodamente es *natural*; la incapacidad de estar más de unas cuantas horas sin comer antes de buscar calorías alocadamente *no es natural*.

con rebanadas de calabacita y un puñado (o varios puñados) de nueces no generará en lo absoluto el altibajo de glucosa e insulina, sólo un nivel de azúcar en sangre normal que no ocasiona sueño ni pereza.

La mayoría de la gente encuentra difícil creer que la eliminación del trigo a la larga puede hacer sus vidas más fáciles, no más difíciles. La gente que no consume trigo se libera de las búsquedas desesperadas cíclicas de comida cada dos horas y se siente cómoda durante periodos largos sin alimento. Cuando se sientan finalmente a comer, se conforman con menos. La vida… simplificada.

En efecto, mucha gente está esclavizada por el trigo y los horarios y hábitos dictados por su disponibilidad. Una trigoectomía radical, por lo tanto, significa más que sólo retirar un componente de la dieta. Elimina un estimulante potente del apetito en tu vida que gobierna el comportamiento y el impulso frecuente e implacablemente. Eliminar el trigo te hará libre.

Trigohólicos y síndrome de abstinencia del trigo

Aproximadamente 30 por ciento de la gente que elimina los productos de trigo de modo abrupto de su dieta experimentará el efecto de la abstinencia. A diferencia de la de opiáceos o alcohol, la del trigo no provoca convulsiones o alucinaciones, desvanecimientos u otros fenómenos peligrosos. La comparación más cercana a la abstinencia del trigo es la de nicotina al dejar el cigarrillo. Para algunas personas, la experiencia es casi igual de intensa. Tal como la abstinencia de nicotina, la de trigo puede causar fatiga, confusión mental e irritabilidad. También puede acompañarse de una vaga disforia, sentimiento de humor apagado y tristeza. La del trigo con frecuencia tiene el único efecto de disminuir la capacidad de ejercitarse, el cual por lo general dura de dos a cinco días. La abstinencia del trigo tiende a ser de corta duración, mientras los ex fumadores por lo general siguen trepando paredes después de tres o cuatro semanas. En cambio, la mayoría de los ex comedores de trigo se sienten mejor después de una semana (lo más que he visto persistir los síntomas de abstinencia del trigo es cuatro semanas, pero eso fue inusual).

La gente que sufre por abstinencia por lo general es la misma que experimentaba antojos increíbles de productos de trigo en su dieta anterior: habitualmente come pretzels, galletas y pan todos los días, como resultado del poderoso impulso alimenticio desencadenado por el trigo. Los antojos ocurren en ciclos de aproximadamente dos horas, lo que refleja las fluctuaciones de glucosa e insulina que resultan de los productos de trigo. Saltarse un refrigerio o comida les provoca alteración: temblores, nerviosismo, dolor de cabeza, fatiga y antojos intensos; todos estos síntomas pueden persistir durante el periodo completo de abstinencia.

¿Cuál es la causa del síndrome por abstinencia de trigo? Es probable que los años de consumo abundante de carbohidratos hagan que el metabolismo dependa de un suplemento constante de azúcares que se absorben fácilmente como los del trigo. La eliminación de las fuentes de azúcar obliga al cuerpo a movilizar y quemar ácidos grasos, en lugar de azúcares de más fácil acceso, proceso que requiere varios días para iniciarse. Sin embargo, este paso es una parte necesaria para convertir el *depósito* de grasa en *movilización* de grasa y para lograr el encogimiento de la grasa visceral de la panza de trigo. La abstinencia de trigo comparte efectos fisiológicos con las dietas restringidas en carbohidratos (los aficionados a la dieta Atkins le llaman resfriado de inducción, sentimiento de cansancio y dolor desarrollado con la fase de inducción sin carbohidratos del programa). Privar al cerebro de las exorfinas derivadas del gluten de trigo también se suma al efecto de abstinencia, fenómeno probablemente responsable de los antojos de trigo y la disforia.

Hay dos formas de suavizar el golpe. Una es reducir el trigo gradualmente durante una semana, algo que funciona sólo para algunas personas. Sin embargo, ten cuidado: algunas son tan adictas al trigo que este proceso de reducción les resulta abrumador por el repetitivo despertar de los fenómenos adictivos con cada mordida que dan a un bagel o bollo. Para las personas con fuerte adicción al trigo, cortarlo de tajo podría ser la única forma de romper el ciclo. Es similar al alcoholismo. Si tu amigo bebe 755 ml de whisky al día y le insistes en reducir la medida a dos vasos al día, seguramente prefiere ser más sano y vivir más, pero le resultaría prácticamente imposible hacerlo.

Segundo, si crees que estás entre quienes experimentarán la abstinencia, es importante elegir el mejor momento para la eliminación del trigo. Elige un periodo de tiempo en el que no necesites estar a tu máximo, por ejemplo, cuando estés de vacaciones o en un fin de semana largo. La confusión y la pereza mentales de algunas personas pueden ser importantes, lo que hace que la concentración prolongada y el desempeño en el trabajo se dificulten (ciertamente, no esperarás comprensión de tu jefe o compañeros de trabajo, que probablemente se burlarán de tu explicación y dirán cosas como "¡Tom le tiene miedo a los bagels!").

Aunque la abstinencia de trigo puede ser molesta e incluso hacer que quieras morder a tus seres queridos y compañeros de trabajo, es inofensiva. Nunca he visto ningún efecto adverso genuino, ni se ha reportado ninguno, más que los descritos anteriormente. Decir no al pan tostado y los muffins es difícil para algunos, y está cargado de muchos matices emocionales, con antojos crónicos que pueden regresar durante meses y años, pero es bueno para tu salud, no dañino.

Por fortuna, no todos experimentan el síndrome completo de abstinencia. Algunos no lo experimentan en absoluto y se preguntan por qué tanto escándalo. Algunas personas pueden dejar de fumar de golpe y nunca mirar atrás. Lo mismo pasa con el trigo.

No hay vuelta atrás

Otro fenómeno extraño: una vez que sigues una dieta sin trigo durante unos meses, puedes notar que volver a consumirlo provoca efectos indeseables, que van desde dolores articulares hasta asma y alteración gastrointestinal. Éstos pueden ocurrir con o sin

¡Subí 13 kilos por una galleta!

No, no es un encabezado del *National Enquirer* junto a "¡Mujer de Nueva York adopta extraterrestre!" Para la gente que se aleja del trigo podría ser verdad.

En aquéllos que son susceptibles a sus efectos adictivos, sólo hace falta una galleta o un pretzel en un momento de indulgencia. Una bruschetta en la fiesta de la oficina o un puñado de pretzels en la hora feliz pueden abrir las compuertas del impulso. Una vez que empiezas, no puedes parar: más galletas, seguidas de trigo triturado para el desayuno, sándwiches para el almuerzo, más galletas de refrigerio, pasta y panecillos para la cena, etcétera. Como cualquier adicto, racionalizas tu comportamiento: "No puede ser tan malo. Esta receta es de un artículo de revista sobre comer sano". O: "Me portaré mal hoy, pero mañana ya no". Antes de que te enteres, todo el peso perdido lo volverás a subir en semanas. He visto gente recuperar 13, 18, incluso 30 kilos antes de poner un alto.

Tristemente, quienes sufrieron más a causa de la abstinencia del trigo son las mismas personas propensas a este efecto. El consumo sin control puede ser resultado de la más mínima e "inofensiva" indulgencia. La gente no propensa a este efecto puede ser escéptica, pero he sido testigo de esto en cientos de pacientes. La gente que es susceptible a este efecto sabe muy bien lo que significa.

Aparte de tomar fármacos opiáceos bloqueadores como la naltrexona, no existe una manera saludable y fácil de brincar esta etapa desagradable pero necesaria. La gente propensa a este fenómeno simplemente debe estar alerta y no dejar que el pequeño demonio del trigo que está sobre su hombro susurre: "¡Anda! Es sólo una galletita."

abstinencia en un principio. El "síndrome" de reexposición más frecuente consiste en gas, distensión, retortijones y diarrea durante seis a 48 horas. De hecho, los efectos gastrointestinales de la reexposición al trigo reflejan en muchas formas los de la intoxicación alimentaria aguda, es decir, no son diferentes a haber consumido pollo en mal estado o salchicha contaminada con materia fecal.

El siguiente fenómeno más común por reexposición son los dolores articulares, el dolor sordo tipo artritis, que afecta por lo general múltiples articulaciones como codos, hombros y rodillas, y pueden durar varios días. Otros experimentan empeoramiento agudo del asma y requerir inhaladores varios días. Los efectos en el comportamiento o el humor también son frecuentes y van desde un estado de ánimo apagado y fatiga hasta ansiedad e ira (por lo general en el sexo masculino).

No está claro por qué sucede esto, ya que ningún estudio lo ha explorado. Mi sospecha es que la inflamación quizá estuvo presente en varios órganos durante la época de consumo de trigo. Esto sana al eliminarlo y se vuelve a inflamar con la reexposición. Sospecho que los efectos sobre el comportamiento y el humor se deben a las exorfinas, algo similar a lo que los pacientes esquizofrénicos vivieron durante los experimentos de Filadelfia.

La mejor manera de prevenir los efectos de la reexposición: evitar el trigo una vez eliminado de tu dieta.

¿Y qué hay de otros carbohidratos?

Cuando has quitado el trigo de tu dieta, ¿qué queda?

Quita el trigo de tu dieta y eliminarás la fuente más evidente de problemas alimenticios de la gente que, en todo lo demás, sigue una dieta saludable.

El trigo realmente es lo peor de lo peor en carbohidratos. Pero otros también pueden ocasionar problemas, aunque a una escala menor en comparación con el trigo.

Creo que todos hemos sobrevivido a un periodo de 40 años de consumo excesivo de trigo. Nos hemos deleitado con cada nuevo producto procesado que llega a los anaqueles del supermercado desde los setenta en adelante, nos hemos dado el gusto de los alimentos ricos en carbohidratos para desayuno, comida, cena y refrigerios. Como resultado, durante décadas nos expusimos a grandes fluctuaciones de azúcar en sangre y glicación, a tener una resistencia grave y creciente a la insulina, al crecimiento de grasa visceral y a respuestas inflamatorias, todo lo cual nos lleva a tener páncreas cansados y golpeados, incapaces de satisfacer la demanda de insulina. Los desafíos generados por el consumo continuo de carbohidratos impuestos a nuestra abatida función pancreática nos lleva por el camino de prediabetes y diabetes, hipertensión, anomalías lipídicas (bajo HDL, triglicéridos altos, partículas de LDL pequeñas), artritis, enfermedades cardiacas, accidentes cerebrovasculares y todas las demás consecuencias del consumo excesivo de carbohidratos.

Por esta razón, creo que además de eliminar el trigo, una reducción general de carbohidratos también es benéfica. Ayuda a liberar de todos los fenómenos de indulgencia por carbohidratos cultivados todos estos años.

Si deseas que retrocedan los efectos de desencadenamiento de estimulación del apetito, distorsión de la insulina y partículas pequeñas de LDL mucho más allá del trigo, o si entre tus objetivos de salud está lograr una pérdida importante de peso, entonces debes considerar reducir o eliminar los siguientes alimentos, además del trigo.

- **Almidón de maíz y harina de maíz**: productos de harina de maíz, como tacos, tortillas, botanas y panes de maíz, cereales de desayuno, salsas y aderezos tipo *gravy* espesadas con almidón de maíz.
- **Botanas**: papas fritas, pasteles de arroz, palomitas de maíz. Estos alimentos, como los hechos de almidón de maíz, mandan el azúcar de la sangre directo a la estratósfera.

- **Postres**: tartas, pasteles, cupcakes, helados, sorbetes y otros postres azucarados; todos tienen demasiada azúcar.

- **Arroz**: blanco o integral y arroz salvaje. Las porciones moderadas son relativamente benignas, pero las grandes (más de ½ taza) generan efectos adversos en el azúcar en sangre.

- **Papas**: blancas, rojas, batatas y camotes causan efectos similares a los del arroz.

- **Legumbres**: frijoles negros, blancos, alubias, habas, garbanzos, lentejas. Al igual que las papas y el arroz, pueden generar efectos en el azúcar en sangre, especialmente si la porción excede ½ taza.

- **Alimentos sin gluten**: deben evitarse porque los almidones de maíz, arroz, papa y tapioca en lugar del gluten de trigo provocan enormes elevaciones del azúcar en sangre.

- **Jugos de frutas y refrescos**: incluso "naturales", los jugos de frutas no son buenos para ti. Aunque tienen componentes saludables como flavonoides y vitamina C, la carga de azúcar es demasiado grande para ser benéfica. Porciones pequeñas de dos a 113 gramos generalmente están bien, pero una cantidad mayor desencadenará consecuencias en el azúcar en sangre. Los refrescos, en especial los carbonatados, son muy malos para la salud a causa de los azúcares adicionados, el jarabe de maíz rico en fructosa, los colorantes y los problemas de la carbonación del ácido carbónico.

- **Frutas secas**: arándanos secos, pasas, higos, dátiles, albaricoques.

- **Otros granos**: que no son trigo, como quinoa, sorgo, alforfón, mijo y posiblemente las avenas, no generan las consecuencias en el sistema inmunológico y las exorfinas que ocasiona el trigo. Sin embargo, presentan desafíos de carbohidratos sustanciales, suficientes para generar niveles altos de azúcar en sangre. Creo que estos granos son más seguros que el trigo, pero consumir porciones pequeñas (menos de ½ taza) son clave para minimizar el impacto sobre el azúcar en sangre.

En términos de mitigación de efectos adversos del trigo, no hay necesidad de restringir las grasas. Pero algunas no deberían ser parte de la dieta de nadie. Estas incluyen grasas hidrogenadas (trans) de alimentos procesados, aceites fritos que contienen subproductos excesivos de la oxidación y formación de PGA y embutidos como chorizos, tocino, salchichas, salami, etcétera (nitrito de sodio y PGA).

Las buenas noticias

Entonces, ¿que *puedes* comer?

Hay varios principios básicos que te servirán mucho en tu campaña sin trigo.

Come verduras. Ya lo sabías. Aunque no soy fan de la sabiduría convencional, en este punto es absolutamente correcta: las verduras, en su maravillosa variedad, son los mejores alimentos del planeta Tierra. Ricas en nutrientes como flavonoides y fibra, deberían ser la pieza central de la dieta de todos. Antes de la revolución agraria, los humanos cazaban y recolectaban sus alimentos. La parte recolectada de la ecuación se refiere a plantas como cebollas silvestres, hierba de ajo, hongos, achicoria, verdolagas y muchas otras. Cualquiera que diga "no me gustan las verduras" es culpable de no haberlas probado todas, la misma gente que cree que el mundo de las verduras termina con la crema de elote y los ejotes enlatados. No pueden "no gustarte" si no las has probado. Su increíble variedad de sabores, texturas y versatilidad significa que hay opciones para todos, desde berenjenas rebanadas y horneadas con aceite de oliva y carnosos hongos portobello hasta ensalada Caprese de tomates rebanados, mozzarella, albahaca fresca y aceite de oliva o rábano daikon y jengibre en vinagre como guarnición de un pescado. Amplía la variedad de verduras más allá de tus hábitos. Explora los hongos como los shiitake y porcini. Adorna platillos preparados con vegetales de la familia de la cebolla como cebollines, ajo, poro y chalotes. Las verduras no deben ser sólo para la cena; piensa en ellas para cualquier hora del día, incluso el desayuno.

Come *algo* de fruta. Nótese que no dije "Come frutas y verduras". Esto es porque las dos no van juntas, a pesar de la frase de dietistas y demás personas que repiten la forma de pensar convencional. Aunque las verduras deban ser consumidas *ad libitum*, la fruta sólo en cantidades limitadas. Claro, la fruta contiene componentes saludables, como flavonoides, vitamina C y fibra. Pero la tratada con herbicidas y fertilizantes, rociada con gas e hibridada ahora es demasiado alta en azúcar. Tener acceso durante todo el año a estas frutas puede sobreexponerte a suficientes azúcares para amplificar las tendencias diabéticas. Yo digo a los pacientes que las porciones pequeñas como ocho a diez moras azules, dos fresas, algunos pedazos de manzana o naranja están bien; más de eso provocará exceso de azúcar en sangre. Las moras (azules, zarzamoras, fresas, arándanos, cerezas) encabezan la lista con el mayor contenido de nutrientes y el menor de azúcares, mientras plátanos, piña, mango y papaya deben limitarse por su alto contenido de azúcar.

Come frutos secos crudos. Almendras crudas, nueces, nueces de Castilla, avellanas, nueces de Brasil, pistaches y nueces de la India son maravillosos. Y puedes comer tantos como quieras. Son llenadores y tienen mucha fibra, aceites monoinsaturados y proteína. Reducen la presión sanguínea, reducen el colesterol LDL (incluso las partículas de LDL pequeñas) y consumirlos varias veces a la semana puede agregar dos años a tu vida.[2]

No hay exceso de frutos secos, siempre que estén crudos (crudos significa que no estén asados en aceite hidrogenado de semilla de algodón o de soya, ni "asados con miel", ni sean Beer Nuts, ni ninguna otra de esas interminables variedades de nueces procesadas que transforman a las saludables nueces crudas en algo que provoca aumento de peso, presión sanguínea alta y elevación del colesterol LDL). No es la recomendación de "no consumir más de 14 nueces a la vez" ni de comer sólo el paquete de 100 calorías de los dietistas que temen al consumo de grasa. Mucha gente no sabe que se pueden comer o incluso comprar frutos secos crudos. Están disponibles en grandes cantidades en la sección a granel de las tiendas de alimentos, en bolsas de un kilo en tiendas que venden empaques grandes como Sam's Club y Costco y en otras de comida saludable. Los cacahuates, por supuesto, no son frutos secos, sino legumbres; no se pueden comer crudos; deben hervirse o asarse en seco y la etiqueta no debe incluir ingredientes como aceite de soya hidrogenado, harina de trigo, maltodextrina, almidón de maíz, sacarosa.

Utiliza aceites generosamente. Limitar el aceite es innecesario, es parte de los disparates dietéticos de la nutrición de los últimos 40 años. Utiliza aceites saludables de manera generosa, como aceite de oliva extravirgen, de coco, de aguacate y de cacao, y evita los aceites poliinsaturados como el de semilla de girasol, cártamo, maíz y aceites vegetales (que desencadenan la oxidación e inflamación). Intenta minimizar el calor y cocina a bajas temperaturas; nunca frías, ya que la fritura es el extremo de la oxidación que desencadena, entre otras cosas, la formación de PGA.

Come carnes y huevos. La fobia a la grasa de los últimos 40 años nos alejó de alimentos como huevos, sirloin y cerdo, por su contenido de grasa saturada, pero ésta nunca fue el problema. No obstante, los carbohidratos *en combinación* con la grasa saturada provocan que las mediciones de partículas de LDL se vayan al cielo. El problema era los carbohidratos, más que la grasa saturada. De hecho, nuevos estudios nuevos exoneran a la grasa saturada como causa de infarto al corazón y riesgo de accidentes cerebrovasculares.[3] También existe el problema de los PGA exógenos, que acompañan a los productos animales; los PGA son componentes poco saludables de las carnes dentro de los componentes de productos animales potencialmente poco saludables, pero la grasa saturada no. La exposición reducida a los PGA exógenos de los productos animales consiste en cocinar a temperaturas más bajas, por periodos más cortos, siempre que se pueda.

Intenta comprar carnes de ganado alimentado con pasto (que tienen una composición mayor de ácidos grasos omega-3 y menor probabilidad de estar llenos de antibióticos y hormonas del crecimiento), y de preferencia los criados en condiciones humanitarias y no en una granja productora equivalente a Auschwitz. No carnes frías (las temperaturas altas oxidan los aceites y crean PGA) y evita los embutidos por completo. También deberías comer huevos. No "un huevo a la semana" ni ninguna otra restricción no fisiológica. Come lo que tu cuerpo te diga que comas, ya que las señales del apetito, una vez que te deshaces de los estimulantes no naturales como la harina de trigo, te dirán lo que requieres.

Come productos lácteos. Disfruta el queso, otro alimento maravillosamente diverso. Recuerda que la grasa *no* es el problema, así que disfruta los quesos grasos, como el suizo o el cheddar o quesos exóticos como el Stilton, Crotin du Chavignol, Edam o Comté. El queso sirve como un maravilloso refrigerio o pieza central de una comida.

Otros productos lácteos como el queso cottage, el yogur, la leche y la mantequilla deben consumirse en cantidades limitadas, no más de una porción al día. Yo creo que los adultos deberían limitar los productos lácteos que no sean queso debido al efecto insulinotrópico de las proteínas lácteas, la tendencia que tienen a incrementar la liberación pancreática de insulina[4] (el proceso de fermentación requerido para hacer queso reduce el contenido de aminoácidos responsables de este efecto). Los productos lácteos deben estar en su forma menos procesada. Por ejemplo, escoge yogur de leche entera, sin sabor y sin endulzar en lugar de uno endulzado, con contenido de azúcar y jarabe de maíz alto en fructosa.

La mayoría de las personas con intolerancia a la lactosa son capaces de consumir, al menos, un poco de queso, siempre que sea real, haya sido sometido al proceso de fermentación (puedes distinguir el queso real por las palabras "cultivo" o "cultivo vivo" en la lista de ingredientes, que significa que se adicionó un organismo vivo para fermentar la leche). La fermentación reduce el contenido de lactosa en el producto final, el queso. Las personas intolerantes a la lactosa también tienen la opción de productos lácteos a los que se añade enzima lactasa o pueden tomarla en forma de píldora.

El tema de los productos de soya puede estar muy cargado de emotividad. Yo creo que esto se debe principalmente a la proliferación de la soya y del trigo, en varias formas, en los alimentos procesados, además de que ha sido foco de atención de mucha modificación genética. Debido a que ahora es prácticamente imposible saber qué alimentos tienen soya modificada genéticamente, yo recomiendo a mis pacientes consumirla en cantidades moderadas y de preferencia en su forma fermentada, por ejemplo, tofu, tempeh, miso y natto, ya que la fermentación degrada sus lectinas y fitatos que pueden producir efectos intestinales adversos. La leche de soya puede ser un sustituto útil para los intolerantes a la lactosa, pero, por las razones ya mencionadas, es mejor consumirla en cantidades limitadas. Precauciones similares se aplican a los frijoles de soya enteros y los edamame.

Complementos. Aceitunas (verdes, kalamata, rellenas, en vinagre, en aceite de oliva), aguacates, verduras en vinagre (espárragos, pimientos, rábano, tomates) y semillas crudas (de calabaza, girasol y ajonjolí) están entre los complementos que proporcionan variedad. Es importante extender tus opciones de alimento fuera de los hábitos usuales, ya que parte del éxito de la dieta es la variedad para proporcionar abundantes vitaminas, minerales, fibra y fitonutrientes (por el contrario, parte del fracaso de muchas dietas comerciales modernas es la falta de variedad. El hábito moderno de concentrar las fuentes de calorías en un grupo de alimento, el trigo por ejemplo, significa que habrá carencia de otros nutrientes, por esto, la necesidad del enriquecimiento).

Los condimentos son a la comida lo que las personalidades ingeniosas a la conversación: pueden ir por toda la gama de emociones y hacerte reír. Mantén un suministro de rábano picante, wasabi y mostazas (Dijon, mostaza marrón, china, criolla, chipotle, wasabi, de rábano picante y las variedades de mostazas regionales), y jura que no usarás cátsup nunca más (especialmente la hecha con sirope de maíz rico en fructosa). Los Tapenades (untables hechos de pasta de aceitunas, alcaparras, alcachofas, hongos portobello y ajo asado) se

El enfoque nutricional de la panza de trigo para una salud óptima

La mayoría de los adultos son un caos metabólico creado, en gran medida, por el consumo excesivo de carbohidratos. Eliminar la peor fuente de todas, el trigo, arregla gran parte del problema. Sin embargo, hay otros problemas ocasionados por carbohidratos que, si se desea tener control total de las distorsiones metabólicas y del peso, también deberían ser minimizadas o eliminadas. A continuación, presento un resumen.

Consume en cantidades ilimitadas

Verduras (excepto papas y maíz): incluyendo hongos, hierbas, calabaza y calabacín.

Frutos secos y semillas: almendras, nueces, nueces de Castilla, avellanas, nueces de Brasil, pistaches, nueces de la India y macadamias; cacahuates (cocidos o asados en seco), semillas de girasol, de calabaza, de ajonjolí, harina de frutos secos.

Aceites: de oliva extravirgen, aguacate, nuez, coco, manteca de cacao, semilla de linaza, macadamia, ajonjolí.

Carnes y huevos: de preferencia orgánicos y de granjas sin jaulas, pollo, pavo, carne de res, cerdo, búfalo, avestruz, aves, pescado, mariscos, huevos (incluso las yemas).

Queso.

Condimentos no azucarados: mostaza, rábano picante, tapenades, salsas, mayonesa, vinagre (blanco, de vino tinto, de cidra de manzana, balsámico) salsa inglesa, salsa de soya, salsas de chile o de pimientos.

Otros: semillas de linaza (molidas), aguacates, aceitunas, coco, especias, cacao (sin endulzar).

Consumir en cantidades limitadas

Lácteos (excepto queso): leche, queso cottage, yogur, mantequilla.

Fruta: las moras son lo mejor, es decir, moras azules, frambuesas, zarzamoras, fresas, arándanos y cerezas. Ten precaución con las frutas más azucaradas como piña, papaya, mango y plátano. Evita la fruta seca, especialmente higos y dátiles, debido a su alto contenido de azúcar.

Maíz entero (no confundir con harina de maíz o almidón de maíz, que deben evitarse)

Jugos de frutas.

Granos sin gluten, excepto trigo: quinoa, mijo, sorgo, teff, amaranto, alforfón, arroz (integral y blanco) avena, arroz salvaje.

Legumbres: frijoles negros y blancos, alubias, judías blancas, habas, lentejas, garbanzos; papas (blancas y rojas) camote y batatas.

Productos de soya: tofu, tempeh, miso, natto; edamame, frijoles de soya.

Consumir rara vez o nunca

Productos de trigo: panes con base de trigo, pasta, fideos, galletas, pasteles, pays, cupcakes, cereales de desayuno, hot cakes, waffles, pan pita, couscous; centeno, bulgur, triticale, kamut, cebada.

Aceites insalubres: fritos, hidrogenados, poliinsaturados (especialmente de maíz, semilla de girasol, cártamo, semilla de uva, semilla de algodón, frijol de soya).

Alimentos sin gluten: específicamente los hechos de almidón de maíz, almidón de arroz, almidón de papa, o almidón de tapioca.

Frutas secas: higos, dátiles, ciruelas pasa, pasas, arándanos.

Alimentos fritos.

Refrigerios azucarados: dulces, helados, sorbetes, fruit roll-ups, craisins, barras energéticas.

Edulcorantes azucarados ricos en fructosa: jarabe o néctar de agave, miel, jarabe de maple, jarabe de maíz alto en fructosa, sacarosa.

Condimentos azucarados: jaleas, mermeladas, conservas, cátsup (si contiene sacarosa o jarabe de maíz alto en fructosa), chutney.

pueden comprar listos para ingerir y son untables maravillosos para berenjenas, huevos o pescado. Probablemente ya sepas que las salsas están disponibles en gran variedad o pueden prepararse fácilmente en minutos con un procesador de alimentos.

La sazón no debe empezar y terminar en sal y pimienta. Las hierbas y especias no sólo son una gran fuente de variedad, sino que agregan mucho al perfil nutricional de una comida. La albahaca fresca o seca, el orégano, la canela, el comino, la nuez moscada y docenas de otras hierbas y especias están disponibles en cualquier tienda de alimentos bien surtida.

El bulgur, el kamut, el triticale, el centeno y la cebada comparten herencia genética con el trigo y por lo tanto tienen al menos parte de los efectos potenciales del trigo y deben evitarse. Otros granos como la avena (aunque para algunas personas intolerantes al gluten, en especial las que padecen enfermedades inmunomediadas como la celíaca, hasta la avena cae en la lista de los alimentos que no hay que consumir nunca), la quinoa, el mijo, el amaranto, el teff, la chía y el sorgo son esencialmente carbohidratos que no tienen los efectos inmunológicos o cerebrales del trigo. A pesar de no ser tan indeseables como éste, cobran cuota metabólica. Por lo tanto, es mejor que estos granos se usen hasta después de eliminar el trigo, ya que los objetivos metabólicos y la pérdida de peso se hayan alcanzado y pueda permitirse una relajación de la dieta. Si eres de esas personas con potencial adicción al trigo, debes tener cuidado con estos granos. Como son ricos en carbohidratos, también incrementan mucho el azúcar en sangre en algunas personas. La avena, por ejemplo, molida, a la irlandesa o cocinada a fuego lento, provocará que el azúcar en sangre se vaya a las nubes. Ninguna dieta debe estar dominada por alguno de estos granos, tampoco los necesitas. Sin embargo, la mayoría de las personas puede estar bien al ingerirlos en cantidades moderadas (por ejemplo, de ¼ a ½ taza). La excepción: si tienes sensibilidad al gluten comprobada, evita meticulosamente centeno, cebada, bulgur, triticale, kamut y quizá avena.

En el mundo de los granos, hay uno aparte, ya que está hecho por completo de proteína, fibra y aceites: la semilla de linaza. Debido a que básicamente está desprovisto de carbohidratos que aumenten el nivel de azúcar en sangre, esta semilla molida es el único grano que se ajusta perfectamente a este enfoque (el grano no molido es indigerible). Utiliza el grano de linaza molido como cereal caliente (calentado, por ejemplo, con leche, leche de almendras sin endulzar, leche de coco o agua de coco, leche de soya; servido con nueces o moras azules) o agrégalo a alimentos como queso cottage o chiles. También puedes usarlo para empanizar pollo y pescado.

Una nota de precaución similar que se aplica a los granos que no son trigo, también se aplica a las legumbres (excepto los cacahuates). Alubias, frijoles negros y blancos, habas y otros frijoles con almidón tienen componentes sanos, como proteína y fibra, pero la carga de carbohidratos puede ser excesiva si se consumen en grandes cantidades. Una taza de frijoles por lo general contiene de 30 a 50 gramos de carbohidratos, cantidad suficiente para impactar sustancialmente el azúcar en la sangre de muchas personas. Por esto, al igual que con los granos que no son trigo, son preferibles las porciones pequeñas (1/2 taza).

Bebidas. Tal vez parezca austero, pero el agua debería ser tu primera opción. Los jugos 100 por ciento de fruta se pueden disfrutar en cantidades pequeñas, pero las bebidas de frutas y los refrescos son muy mala idea. Tés y café, extractos de productos vegetales, están muy bien para disfrutar con o sin leche, crema, leche de coco o leche de soya entera. Si se puede argumentar a favor de bebidas alcohólicas, la única que genuinamente sobresale para la salud es el vino tinto, fuente de flavonoides, antocianinas y el ahora popular resveratrol. La cerveza, por otro lado, es una bebida fermentada de trigo, en la mayoría de los casos, y es la bebida por excelencia que debe ser evitada o minimizada. Las cervezas también tienden a ser altas en carbohidratos, en especial las cervezas inglesas y las oscuras. Si tienes marcadores positivos a celiaquía, no debes consumir, por ningún motivo, cerveza que contenga trigo o gluten.

Algunas personas sólo necesitan tener el sabor y la textura reconfortantes de los alimentos hechos de trigo, pero no quieren provocarse dolores de cabeza. En el ejemplo de plan de menú que comienza en el Apéndice B, incluyo un número de posibilidades de sustitutos sin trigo como la pizza sin trigo y el pan y muffins sin trigo. También se pueden encontrar recetas selectas.

Para los vegetarianos, y con razón, el panorama será un poco más difícil, en particular los estrictos y veganos que evitan huevos, lácteos y pescado. Pero es posible. Los vegetarianos estrictos necesitan confiar mucho más en los frutos secos, harinas de nuez, semillas, mantecas de nueces, aceites, aguacates y aceitunas y podrán tener un poco más de libertad de acción con los carbohidratos contenidos en frijoles, lentejas, garbanzos, arroz salvaje, semilla de chía, batatas y camote. Si pueden conseguirse productos de soya no modificados genéticamente, entonces el tofu, tempeh y natto pueden proporcionar otra fuente rica en proteínas.

Manos a la obra:
una semana de una vida sin trigo

Debido a que el trigo tiene un lugar importante en el mundo de las "comidas de consuelo" y en el universo de los cómodos alimentos procesados, y por lo general ocupa un lugar privilegiado en desayuno, comida y cena, a algunas personas les cuesta trabajo conceptualizar cómo podría ser su vida sin él. Vivir sin trigo puede ser absolutamente aterrador.

El desayuno, en particular, desconcierta a mucha gente. Después de todo, si eliminamos el trigo, eliminamos cereales de desayuno, pan tostado, muffins ingleses, bagels, hot cakes, waffles, donas y muffins, ¿qué queda? Mucho. Pero no serán necesariamente alimentos habituales de desayuno. Si lo consideras un alimento más, sin diferencias con la comida o la cena, las posibilidades son infinitas.

Las semillas de linaza molidas y los frutos secos molidos (almendras, avellanas, pacanas, nueces) son cereales calientes excelentes para el desayuno, calentados con leche, leche de coco o agua, leche de almendra sin endulzar o leche de soya y adicionados con nueces, semillas de girasol crudas y moras azules y otras moras. Los huevos regresan al desayuno en todo su esplendor: fritos, estrellados, tibios, duros, revueltos. Agrega pesto de albahaca, tapenade de aceituna, verduras picadas, hongos, queso de cabra, aceite de oliva, carnes picadas (pero no tocino curado, salchicha ni salami) a tus huevos estrellados para obtener una variedad infinita de platillos. En lugar de un tazón de cereal de desayuno con jugo de naranja, come una ensalada Caprese de tomates rebanados y mozzarella adornada con hojas de albahaca fresca y aceite de oliva extravirgen. O guarda un poco de la ensalada de la noche anterior para el desayuno. Cuando tengas prisa, lleva un pedazo de queso, un aguacate fresco, una bolsa de plástico llena de nueces y un puñado de frambuesas. O intenta una estrategia a la que llamo "cena de desayuno" que consiste en convertir los alimentos que normalmente consideras para la comida o la cena en alimentos para el desayuno.

Aunque podría parecer un poco extraño a los observadores no informados, esta simple estrategia es una forma muy efectiva de mantener saludable la primera comida del día.

A continuación, una muestra de cómo se ve una dieta sin trigo de una semana. Nótese que una vez que se elimina y se sigue una estrategia nutricional cuidadosa en los demás aspectos, es decir, se consume una selección alimenticia no dominada por la industria de los alimentos procesados, sino rica en alimentos *reales*, no es necesario contar calorías ni adherirse a fórmulas que dicten porcentajes óptimos de calorías de grasa o proteínas. Estos problemas, de manera muy simple, se resuelven solos (a menos que tengas alguna enfermedad que requiera restricciones específicas, como gota, cálculos renales o enfermedad renal). Entonces, en la dieta de "panza de trigo" no encontrarás consejos como: bebe leche baja en grasa o sin grasa, ni limítate a 113 gramos de carne, ya que estas restricciones son innecesarias cuando el metabolismo regresa a la normalidad. Y esto casi siempre sucede una vez que los efectos que distorsionan el metabolismo están ausentes.

La única variable común de la dieta en este enfoque es el contenido de carbohidratos. Debido a la sensibilidad excesiva a los carbohidratos que la mayoría de los adultos ha adquirido a lo largo de años de consumo excesivo, me doy cuenta de que la mayoría tiene mejores resultados con un consumo diario de carbohidratos de 50 a 100 gramos por día. En ocasiones, se requiere una restricción aún más estricta de carbohidratos si tratas de revertir prediabetes o diabetes (por ejemplo, menos de 30 gramos diarios), mientras la gente que hace ejercicio por periodos prolongados (por ejemplo, corredores de maratón, triatletas, ciclistas de largas distancias) necesitará incrementar su consumo de carbohidratos durante el ejercicio.

Nótese que los tamaños de las porciones especificadas son, por ende, sólo sugerencias, no restricciones. Todos los platillos acompañados por una receta en el Apéndice B están en negritas y llevan un asterisco (*). También se incluyen recetas adicionales en el

Apéndice B. Nótese que cualquiera que tenga enfermedad celíaca o cualquier otra forma positiva a anticuerpos de intolerancia a trigo y gluten necesitará ser más estricto al examinar los ingredientes utilizados en este menú y en recetas al buscar la garantía "sin gluten" del paquete. Todos los ingredientes necesarios están ampliamente disponibles como alimentos sin gluten.

DÍA 1

Desayuno
Cereal caliente de coco y semillas de linaza*

Comida
Jitomate grande relleno de atún o cangrejo mezclado con cebolla o cebollinos picados, mayonesa
Selección de aceitunas mixtas, quesos, verduras en vinagre

Cena
Pizza sin trigo*
Ensalada verde mixta (o mezcla de lechugas de hojas rojas y verdes) con radicchio, pepino picado, rábanos picados, **aderezo ranch sin preocupaciones***
Pastel de zanahoria*

DÍA 2

Desayuno
Huevos revueltos con dos cucharadas de aceite de oliva extravirgen, tomates deshidratados, pesto de albahaca, queso feta
Puñado de almendras, nueces, pacanas o pistaches crudos

Comida
Hongo portobello horneado relleno de cangrejo y queso de cabra

Cena

Salmón silvestre horneado o filete de atún a la plancha
con **salsa wasabi***

Ensalada de espinacas con nueces o piñones, cebolla
roja picada, queso Gorgonzola, **vinagreta***

Galletas de jengibre con especias

DÍA 3

Desayuno

Hummus con pimientos verdes rebanados, apio, jícama,
rábanos

"Pan" de manzana y nuez* untado con queso crema,
mantequilla de cacahuate, mantequilla de almendra, mantequilla de anacardo o mantequilla de semilla de girasol

Comida

Ensalada griega con aceitunas negras o kalamata, pepino picado, rebanadas de tomate, queso feta en
cubos; aceite de oliva extravirgen con jugo de limón
fresco o **vinagreta***

Cena

Pollo horneado o **berenjena horneada a los tres quesos ***

"Pasta" de calabacitas con hongos baby bella*

Mousse de chocolate oscuro y tofu*

DÍA 4

Desayuno

Cheesecake clásico de corteza sin trigo* (sí, cheesecake para el desayuno. ¿Qué más se puede pedir?)

Puñado de almendras crudas, nueces, nueces de Castilla o pistaches

Comida
Wrap de pavo y aguacate* (con wraps de linaza*)
Granola*

Cena
Pollo cubierto de pacanas con tapenade*
Arroz salvaje
Espárragos con aceite de oliva y ajo asado*
Dulce de chocolate y mantequilla de cacahuate*

DÍA 5

Desayuno
Ensalada Caprese (tomate rebanado, mozzarella rebanado, hojas de albahaca, aceite de oliva extravirgen)
"Pan" de manzana y nuez* untado con crema, mantequilla de cacahuate natural, mantequilla de almendra, mantequilla de nueces de la India o mantequilla
de semilla de girasol

Comida
Ensalada de atún y aguacate*
Galletas de jengibre con especias*

Cena
Fideos shirataki salteados*
Smoothie de frutillas y coco*

DÍA 6

Desayuno
Wrap de huevo y pesto para el desayuno*
Puñado de almendras crudas, nueces, nueces de Cas-
tilla o pistaches

Comida

Sopa de verduras mixtas con semilla de linaza y aceite de oliva

Cena

Chuletas de cerdo empanizadas con parmesano acompañadas de vegetales asados con balsámico*

"Pan" de manzana y nuez con queso crema o mantequilla de calabaza

---

DÍA 7

Desayuno

Granola*

"Pan" de manzana y nuez untado con mantequilla de cacahuate natural, mantequilla de almendra, de nueces de la India o de semilla de girasol

Comida

Ensalada de espinacas y hongos* con **aderezo ranch sin preocupaciones***

Cena

Burrito de linaza: **Wrap de linaza*** con frijoles negros, carne molida, pollo, cerdo, pavo o tofu, pimientos verdes, chiles jalapeños, queso Cheddar, salsa

Sopa de tortilla mexicana*

Jícama con pasta de guacamole

Cheesecake clásico de corteza sin trigo*

El menú de siete días está un poco cargado de recetas sólo para ilustrar algo de la variedad posible al transformar recetas convencionales en saludables y que no dependen del trigo. De igual forma, puedes utilizar platillos sencillos que requieren poca planeación o preparación previas, por ejemplo, huevos revueltos y un puñado de moras azules y nueces para el desayuno, pescado horneado con una simple ensalada verde para la cena.

Preparar alimentos sin trigo realmente es mucho más fácil de lo que piensas. Con un poco más de esfuerzo del que se lleva planchar una camisa, puedes preparar varias comidas al día, que se centren alrededor de alimentos reales, proporcionen la variedad necesaria para la salud verdadera y sean libres de trigo.

Entre comidas

En el plan de la dieta "panza de trigo", rápidamente te desharás del hábito de "pastar", es decir, de muchas comidas pequeñas o refrigerios frecuentes entre comidas. Esta noción absurda pronto será un remanente de tu estilo de vida previo consumido por el trigo, pues tu apetito ya no estará dictado por los paseos en la montaña rusa del hambre y de glucosa e insulina de 90 a 120 minutos de duración. No obstante, es agradable tener algún refrigerio ocasional. En un régimen sin trigo la elección de refrigerios saludables incluye:

Frutos secos crudos: nuevamente, escoge los crudos por encima de las variedades asadas en seco, ahumadas, rostizadas con miel o glaseadas (recuerda que los cacahuates, que son legumbres y no frutos secos, deben estar asados en seco, no crudos).

Queso: no se acaba con el Cheddar. Un plato de quesos, frutos secos y aceitunas puede servir como refrigerio sustancioso. El queso se mantendrá al menos algunas horas sin refrigeración, por lo que es un gran refrigerio portátil. El mundo del queso es tan diverso como el del vino, tiene variedades maravillosas de sabores, olores y texturas, lo que le da diversidad con otros alimentos.

Chocolates oscuros: lo que necesitas es cacao con la justa cantidad de azúcar para hacerlo sabroso. La mayoría de los chocolates son azúcar con sabor a chocolate. Las mejores opciones contienen 85 por ciento o más de cacao. Lindt y Ghirardelli son dos marcas que hacen chocolates deliciosos con 85 a 90 por ciento de cacao. Algunas personas necesitan acostumbrarse al sabor ligeramente amargo y menos dulce del chocolate rico en cacao. Explora y encuentra tu marca favorita, pues algunos tienen sabores a vino, otros terrosos. El Lindt 90 por ciento es mi favorito, ya que su muy bajo contenido de azúcar me permite comer un poco más. Dos cuadros no moverán el azúcar en sangre de la mayoría de las personas; algunos pueden comer cuatro cuadros (40 gramos, como 5 centímetros por 5 centímetros) y salirse con la suya.

Puedes sumergir o untar tu chocolate oscuro con mantequilla de cacahuate natural, de almendra, de anacardo o de semilla de girasol para tener una versión saludable de un "peanut butter cup". También puedes agregar cacao en polvo a las recetas; las variedades más saludables carecen de lo "holandés", es decir, que no fueron tratadas con álcali, ya que este proceso quita muchos de los flavonoides saludables que bajan la presión sanguínea, incrementan el colesterol HDL e inducen la relajación de las arterias. Ghirardelli, Hershey y Scharffen Berger producen cacaos no holandeses. La mezcla de cacao en polvo, leche / leche de soya / leche de coco, canela y edulcorantes no nutritivos como stevia, sucralosa, xilitol y eritritol hace un excelente chocolate caliente.

Galletas bajas en carbohidratos: como regla general, creo que estamos mejor si nos apegamos a los alimentos "reales", no imitaciones ni modificaciones sintéticas. Sin embargo, para una golosina ocasional, hay algunas ricas galletas bajas en carbohidratos que puedes usar para sumergir en hummus, guacamole, pasta de pepino (recuerda: no estamos limitando aceites ni grasas) o salsa. Mary's Gone Crackers es un fabricante de galletas sin trigo (alcaravea, hierbas, pimienta negra y cebolla) y "pretzels" Sticks & Twigs (chipotle, tomate, sal de mar y curry) hechos con arroz integral, quinoa y semilla de linaza. Cada galleta o pretzel tiene poco más de un gramo de carbohidratos "netos" (totales menos fibra no digerible), así que comer varios no generará una elevación indeseable del azúcar en sangre. Cada vez más fabricantes hacen galletas cuyo principal ingrediente es la semilla de linaza, como las Flackers, hechas por Doctor in the Kitchen, en Mineápolis. Por otro lado, si tienes un deshidratador de alimentos, las verduras secas como la calabacita y la zanahoria son excelentes para sumergirlas en salsas.

Pastas de verduras: todo lo que necesitas son verduras previamente cortadas como pimientos, ejotes crudos, rábanos, calabacitas rebanadas o cebollines y algunas pastas interesantes como la de frijol negro, hummus, de verduras, de wasabi, mostazas como la de Dijon o rábanos picantes o pastas con base de queso crema. Todas las anteriores están ampliamente disponibles ya preparadas.

A pesar de que eliminar el trigo y otros carbohidratos "chatarra" de la dieta puede dejar un gran vacío, realmente hay una gama y variedad increíbles de alimentos para escoger. Tal vez tengas que aventurarte fuera de tus hábitos típicos con relación a las compras y la cocina, pero encontrarás abundantes alimentos para mantener interesado a tu paladar.

Con un sentido del gusto recién despertado, un menor impulso de comer y un consumo reducido de las calorías que acompañan la experiencia sin trigo, mucha gente avala un mayor aprecio de los alimentos. Como resultado, la mayoría que elige este camino disfruta más la comida que durante la época en que consumían trigo.

Hay vida después del trigo

En la dieta sin trigo, hallarás que pasas más tiempo en el pasillo de frutas y verduras, en el mercado de agricultores o en el puesto de verduras, así como en la carnicería y el pasillo de lácteos. Rara vez, si acaso, andarás por los pasillos de botanas, cereales, panes o alimentos congelados.

También podrás darte cuenta de que ya no estás a gusto con los fabricantes de Big Food o sus adquisiciones y marcas New Age.

Un nombre New Age, tal o cual cosa orgánica, etiqueta estilo "natural" y ¡zas!, la enorme corporación multinacional de alimentos ahora parece un pequeño grupo de ex *hippies* con conciencia ambiental tratando de salvar al mundo.

Los actos sociales, como podrán confirmar muchos enfermos de celiaquía, pueden llegar a ser extravagantes ferias del trigo, en absolutamente todo. La forma más diplomática de rechazar algún platillo que sabes es una bomba de trigo es declarar que tienes alergia a él. La mayor parte de la gente civilizada respetará tu preocupación por la salud y preferirá tu privación a un vergonzoso caso de urticaria que podría arruinar las festividades. Si no lo has consumido durante varias semanas, rechazar la bruschetta, los hongos rellenos de migas o los Chex Mix tendría que ser más fácil, ya que el impulso anormal de atragantarte de productos de trigo generado por las exorfinas ya tendría que haber cesado. Estarás totalmente conforme con el coctel de camarones, las aceitunas y crudités.

Comer fuera de casa puede ser un campo minado de trigo, almidón de maíz, azúcar, jarabe de maíz rico en fructosa y otros ingredientes poco saludables. Primero, la tentación. Si el mesero trae una canasta de panecillos calientitos y fragantes a tu mesa sólo tienes que rechazarlos. A menos de que tus acompañantes a la cena insistan en el pan, es más fácil no tenerlo justo frente a ti, seduciéndote tu voluntad. Segundo, no te compliques. El salmón ahumado con salsa de jengibre probablemente sea una apuesta segura. Pero un platillo francés con muchos ingredientes tiene muchas más probabilidades de tener ingredientes indeseables. En esta situación ayuda preguntar. Sin embargo, si tienes sensibilidad al trigo inmunomediada, como la enfermedad celíaca o alguna otra, entonces ni siquiera confíes en lo que el mesero o la mesera te diga. Como cualquier víctima celíaca podría afirmar, prácticamente todos los enfermos han tenido algún episodio desencadenado por exposición inadvertida al gluten en un platillo "sin gluten". Cada vez más restaurantes anuncian un menú sin gluten. Sin embargo, ni eso es garantía de que no habrá problema si se utiliza por ejemplo almidón de maíz u otro ingrediente que desencadene problemas de azúcar en sangre. A fin de cuentas, comer fuera de casa presenta peligros que, en mi experiencia, sólo se minimizan, sin eliminarlos. Siempre que sea posible, consume alimentos preparados por ti o tu familia. De esta forma, podrás está seguro de lo que contienen.

La realidad es que, para mucha gente, la mejor protección contra el trigo es estar sin él por un tiempo, ya que la reexposición puede inducir toda clase de fenómenos peculiares. Aunque pueda ser difícil rechazar una rebanada de pastel de cumpleaños, si pagas por el antojo con varias horas de retortijones estomacales y diarrea, esto puede dificultar que te lo permitas frecuentemente (por supuesto, si padeces de enfermedad celíaca o cualquier historial de marcadores celíacos anormales, *nunca* deberías permitirte ningún alimento que contenga trigo o gluten).

Nuestra sociedad, en efecto, se ha convertido en un "mundo de grano entero" con productos de trigo que llenan los anaqueles de todas las tiendas locales, cafeterías, restaurantes y supermercados, así como dedicadas por completo al trigo como panaderías y tiendas de bagels y donas. Por momentos, deberás buscar y escarbar entre el escombro para encontrar lo que necesitas. Pero además del sueño, el ejercicio y recordar tu aniversario de matrimonio, eliminar el trigo puede verse como necesidad básica para una vida larga y sana. Una vida sin trigo puede ser tan satisfactoria y llena de aventuras como la alternativa, aunque ciertamente más segura.

EPÍLOGO

No cabe duda de que el cultivo del trigo en el Creciente Fértil, hace 10 000 años, fue un parteaguas en el curso de la civilización, ya que se plantaron las semillas de la revolución agrícola. El cultivo del trigo fue el paso fundamental que convirtió a cazadores-recolectores nómadas en sociedades fijas no migratorias, que crecieron hasta ser villas y ciudades, que produjeron alimento en exceso e hicieron posible la especialización ocupacional. Sin el trigo, la vida hoy en día seguramente sería muy diferente.

Así que, en muchas formas, debemos estar agradecidos con el trigo por impulsar la civilización humana hasta nuestra era tecnológica. ¿O será que no?

Jared Diamond, profesor de geografía y fisiología en UCLA y autor del libro ganador del Premio Pulitzer, *Armas, gérmenes y acero*, cree que la "adopción de la agricultura, supuestamente nuestro paso más decisivo hacia una mejor vida, fue, en muchas formas, una catástrofe de la que nunca nos hemos recuperado".[1] El doctor Diamond señala que, con base en lecciones aprendidas a través de la paleopatología moderna, la conversión de la sociedad cazadora-recolectora en agrícola estuvo acompañada por una reducción en la estatura, una rápida propagación de enfermedades infecciosas como tuberculosis y peste bubónica, y la generación de una estructura social de clases de campesinos a la realeza, y también sentó las bases para la desigualdad sexual.

En sus libros *Paleopathology at the Origins of Agriculture* [*Paleopatología en los orígenes de la agricultura*] y *Health and the Rise of Civilization* [*La salud y el surgimiento de la civilización*], el antropólogo Mark Cohen, de la Universidad Estatal de Nueva York, argumenta que, aunque la agricultura produjo en exceso y permitió la división del trabajo, también implicó trabajar más y por más tiempo. Significó reducir la amplia variedad de plantas recolectadas a las pocas cosechas que podían cultivarse. También introdujo una serie completamente nueva de enfermedades antes desconocidas. "No creo que la mayoría de los cazadores-recolectores hayan cultivado hasta que tuvieron que hacerlo y, cuando cambiaron a la agricultura, intercambiaron calidad por cantidad", escribe.

La noción estándar moderna de que la vida de cazador-recolector previa a la agricultura era corta, brutal y desesperada, de que era un callejón sin salida desde el punto de vista nutricional, podría ser incorrecta. Según esta idea revisionista, la adopción de la agricultura puede verse como un compromiso en el que la conveniencia, la evolución de la sociedad y la abundancia de alimento fueron intercambiadas por la salud.

Hemos llevado al extremo este paradigma, reduciendo nuestra variedad alimenticia hasta llegar a frases populares pegajosas como "come más granos enteros saludables". La comodidad, la abundancia y la accesibilidad económica se han alcanzado a un nivel que habría sido inconcebible hace un siglo. El pasto silvestre de 14 cromosomas se transformó en la variedad de 42, fertilizado con nitrato, de categoría superior y alto rendimiento que nos permite comprar bagels por docenas, pilas de hot cakes y pretzels en bolsas de "tamaño familiar".

Por lo tanto, tales extremos de accesibilidad están acompañados de sacrificios extremos para la salud: obesidad, artritis, incapacidad neurológica, incluso muerte por enfermedades que se vuelven cada vez más comunes como la celiaquía. De manera involuntaria, hemos hecho un trato faustiano con la naturaleza, intercambiando abundancia por salud.

Esta idea de que el trigo no sólo enferma a la gente, sino que mata a algunos de nosotros, unos rápido, otros más lento, arroja preguntas inquietantes: ¿qué decimos a los millones de personas de países del tercer mundo: si se privan del trigo de alto rendimiento podrían tener menos enfermedades crónicas, pero mayores probabilidades de morir de inanición a corto plazo? ¿Deberíamos simplemente aceptar que nuestros medios, lejos de ser perfectos, justifican el fin de la reducción neta de la mortalidad?

¿Puede la tambaleante economía de Estados Unidos soportar la enorme reducción de ganancias, si el trigo experimenta una caída en su demanda para dar paso a otras cosechas y fuentes de alimento? ¿Es posible siquiera mantener el acceso a alimento barato y en grandes volúmenes para decenas de millones de personas que en la actualidad dependen del trigo de alto rendimiento para tener pizza de 5.00 y barras de pan de 1.29 dólares?

¿Acaso el einkorn o el emmer, los trigos primitivos que preceden a las miles de hibridaciones que condujeron al trigo moderno, deberían sustituir nuestra versión moderna, pero a costa de menores rendimientos y precios más altos?

No pretendo tener todas las respuestas. De hecho, podrían pasar décadas antes de que estas preguntas puedan ser contestadas adecuadamente. Creo que resucitar granos antiguos (como hace Eli Rogosa en el oeste de Massachusetts) podría proporcionar una pequeña parte de la solución; una solución que cobrará mayor importancia en el transcurso de muchos años, al igual que los huevos de granjas sin jaulas han logrado cierto empuje económico. Sospecho que para mucha gente el trigo ancestral representa una solución razonable, no necesariamente exenta por completo de implicaciones para la salud humana, pero al menos mucho más segura. Y, en una economía en que la demanda finalmente controla la oferta, que haya un menor interés por parte de los consumidores en productos modernos de trigo alterado genéticamente, provocará que la producción agrícola cambie se ajuste a los gustos cambiantes.

¿Qué hacer con el espinoso tema de ayudar a la alimentación del tercer mundo? Sólo espero que las condiciones mejoradas de los años por venir también permitan una mayor opción de alimentos que permitan a la gente alejarse de la mentalidad "es mejor que nada" que domina actualmente.

Entre tanto, tienes la libertad de proclamar tu emancipación de la "panza de trigo" con el poder adquisitivo de tu dinero.

El mensaje "come más granos enteros saludables" debe acompañar a otros errores, como sustituir grasas hidrogenadas y poliinsaturadas por saturadas, sustituir margarina por mantequilla y jarabe de maíz rico en fructosa por sacarosa, en el cementerio de los consejos nutricionales erróneos que ha confundido, engañado y engordado al público norteamericano.

El trigo *no* es un carbohidrato más, no más que la fisión nuclear es una reacción química más.

Es la gran arrogancia de los humanos modernos de que podemos cambiar y manipular el código genético de otra especie según nuestras necesidades. Quizá eso sea posible en 100 años, cuando el código genético se pueda manipular tan fácilmente como tu cuenta de cheques. Pero hoy, la modificación genética y la hibridación de las plantas que llamamos alimento sigue siendo ciencia dura repleta de efectos no intencionales tanto en la misma planta como en los animales que la consumen.

Las plantas y los animales de la Tierra existen en su forma actual debido al resultado final de millones de años de evolución. Llegamos nosotros y, en el absurdamente breve periodo de la última mitad de siglo, alteramos el curso de la evolución de una planta que ha prosperado junto a los seres humanos durante milenios, sólo para sufrir ahora las consecuencias de nuestras manipulaciones cortas de visión.

En el viaje de 10 000 años desde el inocente pasto de trigo einkorn de bajo rendimiento y no tan bueno para hornear hasta el trigo enano de alto rendimiento, creado en laboratorio, incapaz de sobrevivir de manera silvestre, ajustado a los gustos modernos, hemos sido testigos de una transformación realizada mediante ingeniería humana que no es distinta a llenar al ganado de antibióticos y hormonas y confinarlo a la bodega de una fábrica. Tal vez nos *podamos* recuperar de esta catástrofe llamada agricultura, pero un gran primer paso es darnos cuenta de lo que le hemos hecho a esta cosa llamada "trigo".

Nos vemos en el pasillo de frutas y verduras.

APÉNDICE A

En busca del trigo en todos los lugares equivocados

A unque las listas siguientes pudieran ser desalentadoras, apegarse a los alimentos sin trigo ni gluten puede ser tan fácil como restringirte a alimentos que no requieren etiqueta.

Alimentos como pepinos, col rizada, bacalao, salmón, aceite de oliva, nueces, huevos y aguacates no tienen nada que ver con trigo o gluten. Están naturalmente exentos de esas cosas; son naturales, sanos y sin el beneficio de una etiqueta que dice "sin gluten".

Sin embargo, si te aventuras fuera de los alimentos familiares completamente naturales, comes en reuniones sociales, vas a restaurantes o viajas, entonces puedes exponerte de manera inadvertida al trigo y el gluten.

Para algunas personas, esto no sólo es un juego. Alguien con enfermedad celíaca, por ejemplo, podría tener que soportar días de retortijones intestinales, diarrea e incluso hemorragia por un encuentro inadvertido con un poco de gluten de trigo mezclado en la pasta para empanizar pollo. Incluso después de que la horrible erupción de dermatitis herpetiforme sana, puede reaparecer con sólo una pizca de salsa de soya que contenga trigo. O una persona que presenta síntomas neurológicos inflamatorios, experimentar una disminución abrupta en su coordinación debido a que la cerveza sin gluten no lo era en realidad. Para muchos otros que no tienen sensibilidad al gluten mediada inmunológicamente o por inflamación, la exposición accidental al gluten puede ocasionar diarrea, asma, confusión mental, dolores o hinchazones articulares, edema de piernas, estallidos del comportamiento en personas con TDAH, autismo, enfermedad bipolar y esquizofrenia.

Muchas personas, por tanto, deben estar alertas a la exposición al trigo. Quienes padecen enfermedades autoinmunes como celiaquía, dermatitis herpetiforme y ataxia cerebelosa también necesitan evitar otros granos que contienen gluten: centeno, cebada, espelta, triticale, kamut y bulgur.

Trigo y gluten vienen en una gran variedad de formas. Cuscús, matzá, orzo, graham y salvado son todos trigo. También lo son faro, panko y rusk. Las apariencias engañan. Por ejemplo, la mayoría de los cereales del desayuno contienen harina de trigo, ingredientes derivados de trigo o gluten a pesar de tener nombres como Corn Flakes (hojuelas de maíz) y Rice Krispies (arroz crujiente).

La avena es todavía un tema controvertido, en especial porque los productos de avena, por lo general, se procesan en el mismo equipo o instalaciones que los productos de trigo. La mayoría de los enfermos celíacos, en consecuencia, evita también la avena.

Para ser calificados como sin gluten según criterios de la FDA, los productos manufacturados (no los de restaurante) deben tanto no tenerlo como producirse en instalaciones sin la sustancia para prevenir la contaminación cruzada (algunas personas son tan sensibles al gluten que incluso la pequeña cantidad a la que te expones al compartir una herramienta para cortar puede provocar los síntomas). Esto significa que, para los muy sensibles, incluso una etiqueta de ingredientes que no incluye al trigo ni ninguna palabreja que se refiera a él, como "almidón modificado", *puede* contener trigo en cierta medida. Si hay dudas, quizá sea necesario hacer una llamada o enviar un correo electrónico al departamento de servicios al cliente para indagar si se utilizaron instalaciones libres de gluten. También, cada vez más fabricantes especifican en sus sitios de internet si sus productos tienen o no gluten.

Nótese que en las etiquetas alimenticias sin trigo *no* equivale a sin gluten. Sin trigo puede significar, por ejemplo, que se utiliza malta de cebada o centeno en su lugar, pero ambos también contienen gluten. Quienes son muy sensibles a él, como enfermos de celiaquía, no deben suponer que sin trigo necesariamente significa sin gluten.

Ya sabes que trigo y gluten pueden encontrarse en abundancia en alimentos obvios como panes, pastas y pasteles. Pero hay otros no tan obvios que contienen trigo, como los que se enlistan a continuación.

Almidón de alimentos modificado

Baguetes

Biscote

Brioche

Bulgur

Buñuelos

Burritos

Cebada

Centeno

Crepas

Crotones

Cuscús

Espelta

Farina

Faro

Focaccias

Germen de trigo

Harina de trigo sin cernir

Kamut

Matzá

Ñoquis

Orzo

Panko (mezcla de ralladura de pan utilizada en la cocina japonesa)

Proteína vegetal hidrolizada

Proteína vegetal texturizada

Ramen

Wraps

Roux (salsa con base de trigo o espesante)

Salvado

Seitán (gluten casi puro usado en lugar de carne)

Semolina

Soba (en su mayoría alforfón pero puede incluir trigo)

Strudel

Tartas

Trigo duro

Trigo emmer

Trigo einkorn

Triticale

Udon

Productos que contienen trigo

El trigo actual refleja la increíble inventiva de la especie humana, pues hemos transformado este grano en una increíble multitud de formas y presentaciones. Más allá de las configuraciones que puede tomar arriba enlistadas, aún hay una variedad mayor de alimentos que en cierta medida contienen trigo o gluten. Éstos se encuentran enlistados más adelante.

Por favor, ten en mente que, debido a la extraordinaria cantidad y variedad de productos en el mercado, esta lista no puede incluir todos los posibles alimentos que los contienen. La clave es permanecer alerta y preguntar (o huir) siempre que haya duda.

Muchos alimentos enlistados más adelante también existen en versiones sin gluten. Algunas son tan deliciosas como saludables, por ejemplo, la vinagreta para ensalada sin proteína vegetal hidrolizada. Pero ten en cuenta que el mundo cada vez mayor de panes, cereales de desayuno y harinas sin gluten, que por lo general están hechos con almidón de arroz, de maíz, de papa o de tapioca, no son sustitutos saludables. Nada que genere respuestas de azúcares en sangre de niveles diabéticos debería ser etiquetado como "saludable", tenga o no gluten. Sirven, si acaso, para un antojo ocasional, no más.

También hay todo un mundo de fuentes silenciosas de trigo y gluten que no se pueden descifradas a partir de la etiqueta. Si la lista de ingredientes incluye términos no específicos como "almidón", "emulsificantes", "agentes de fermentación", entonces el alimento contiene gluten hasta que se demuestre lo contrario.

Hay dudas respecto al contenido de gluten de algunos alimentos e ingredientes, como el colorante caramelo, producto caramelizado de azúcares calentados que casi siempre está hecho de jarabe de maíz, pero algunos fabricantes lo hacen de alguna fuente derivada del trigo. Tales incertidumbres se expresan con un signo de interrogación junto a la lista.

No todo el mundo debe estar extraalerta por la más mínima exposición al gluten. Las listas siguientes simplemente son para que estés consciente de lo omnipresentes que son trigo y gluten y para proporcionar un punto de partida para las personas que realmente *sí* necesitan estar muy alerta por su exposición al gluten.

Aquí se presenta una lista de fuentes inesperadas de trigo y gluten:

BEBIDAS

Cafés, saborizados

Cervezas de fermentación alta tipo Ale, y cervezas de fermentación baja tipo Lager (aunque ha aumentado el número de cervezas sin gluten)

Licor de Malta

Preparados de Bloody Mary

Refrescos a base de vino (que contienen cebada, malta)

Tés herbales hechos con trigo, cebada o malta

Tés, saborizados

Vodkas destilados de trigo (Absolut, Grey Goose, Stolichnaya)

Whisky destilado de trigo o cebada

CEREALES DE DESAYUNO: espero que ya sepas que los cereales como Shredded Wheat y Wheaties contienen trigo (*"wheat"* significa "trigo" en inglés). Sin embargo, hay algunos que aparentan no tener trigo, pero lo más seguro es que lo incluyan.

Cereales de arroz inflado (Rice Krispies)

Cereales de avena (Cheerios, Cracklin'Oat Bran, Honey Bunches of Oats)

Cereales de maíz inflado (Corn Pops)

Cereales de salvado (All Bran, Bran Buds, Raisin Bran)

Cereales de granola

Cereales "saludables" (Smart Start, Special K, Grape Nuts, Trail Mix Crunch)

Hojuelas de maíz (Corn Flakes, Frosted Flakes, Crunchy Corn Bran)

Muesli, Mueslix

QUESO: debido a que algunos de los cultivos utilizados para fermentar algunos quesos tienen contacto con el pan (moho del pan) presentan un riesgo potencial de exposición al gluten.

Queso azul	Queso gorgonzola
Queso cottage (no todos)	Roquefort

COLORANTES/RELLENOS/TEXTURIZANTES/ESPESANTES: estas fuentes ocultas pueden estar entre las más problemáticas, ya que a menudo están enterradas en lo profundo de la lista de ingredientes o suenan como si no tuvieran nada que ver con trigo o gluten. Desafortunadamente, por lo general, no hay manera de saberlo a partir de la etiqueta, ni el fabricante podrá decírtelo, pues estos ingredientes son producidos por un proveedor.

Almidón de alimentos modificado	Estabilizadores
Colorante caramelo (?)	Maltodextrina (?)
Colorantes artificiales	Saborizantes artificiales
Dextrimaltosa	Saborizante caramelo (?)
Emulsificantes	Proteína vegetal texturizada

BARRAS ENERGÉTICAS, PROTÉICAS Y COMO SUSTITUTO DE COMIDA

Barras comida Slim-Fast	Barras Kashi GoLean
Barras Gatorade Pre-Game Fuel Nutrition	Clif Bars
Barras GNC Pro Performance	Power Bars

COMIDA RÁPIDA: en muchos restaurantes de comida rápida, el aceite que se utiliza para las papas fritas puede ser el mismo utilizado para freír hamburguesas de pollo cubiertas de pan molido.

De igual forma, las superficies en que se cocina también pueden ser compartidas. Alimentos que no pensarías que contienen trigo, frecuentemente, lo contienen, como los huevos estrellados hechos con pasta para hot cakes o los nachos o bocados de papa de Taco Bell. Salsas, embutidos y burritos por lo general contienen trigo o ingredientes derivados de él.

De hecho, los alimentos que no contienen trigo o gluten son la excepción en los restaurantes de comida rápida. Por lo tanto, es difícil, algunos dicen que casi imposible, obtener con confianza alimentos sin trigo ni gluten en estos lugares (¡no deberías estar comiendo allí de cualquier forma!). Sin embargo, algunas cadenas como Subway, Arby's, Wendy's y Chipotle Mexican Grill, declaran confiadamente que muchos de sus productos no tienen gluten u ofrecen un menú sin gluten.

CEREALES CALIENTES

Avena	Malt-O-Meal
Cream of Wheat	Salvado de avena
Farina	

CARNES

Carnes deli (carnes frías, salami)	Imitación de carne de cangrejo
Carnes empanizadas	Imitación de tocino
Carnes enlatadas	Pavo, marinado
Hamburguesa (si se añade pan molido)	Hot dogs
	Salchichas

MISCELÁNEOS: ésta puede ser un área problemática, ya que los ingredientes que contienen trigo o gluten y se pueden identificar tal vez no estén enlistados en la etiqueta del producto. Podría ser necesario llamar al fabricante.

Brillos y bálsamos para
labios
Lápices labiales
Estampillas (pegamento)
Medicamentos que
requieren prescripción
médica y que no la
requieren (un recurso
útil en línea puede
encontrarse en www.

glutenfreedrugs.com,
un listado actualizado
por un farmacéutico.)
Play-Doh
Sobres (pegamento)
Suplementos nutricionales
(muchos fabricantes
especifican "sin
gluten" en la etiqueta.)

SALSAS, ADEREZOS PARA ENSALADAS, CONDIMENTOS

Aderezos para ensalada
Cátsup
Escabeches
Miso
Mostazas que contienen
trigo

Salsa de soya
Salsa Teriyaki
Salsa tipo *gravy* espesada
con harina de trigo
Sirope de malta
Vinagre de malta

CONDIMENTOS

Condimentos
para tacos

Curry en polvo

Mezcla de
condimentos

REFRIGERIOS Y POSTRES: galletas dulces y saladas y los pretzels son refrigerios que evidentemente contienen trigo. No obstante, hay gran variedad de alimentos no tan obvios.

Barquillos de helado
Barras de dulce
Barras de frutos secos
Barritas de granola
Betún

Cacahuates asados
Papas fritas (incluso
Pringles)
Chips de maíz
Totopos o nachos

Chips de tortilla, saborizados

Fruta seca (ligeramente cubierta de harina)

Frutos secos asados

Gomitas Jelly Beans (sin incluir Jelly Bellies ni Star-burst)

Goma de mascar (recubrimiento de polvo)

Helado (galletas con crema, galleta Oreo, masa de galletas, cheesecake, malta de chocolate)

Mezclas Chex

Mezclas Trail

Regalíz

Rellenos de fruta con espesantes

Tartas

Tiramisú

SOPAS

Bases de sopa y caldo

Crema de mariscos

Caldos, consomé

Mezclas para sopa

Sopas enlatadas

PRODUCTOS DE SOYA Y VEGETARIANOS

Chili vegetariano

"Filete" vegetariano

Hamburguesas vegetarianas (Boca Burgers, Gardenburgers, Morningstar Farms)

Hot dogs y salchichas vegetarianas

Tiras de "pollo" vegetarianas

"Vieiras" vegetarianas

EDULCORANTES

Malta de cebada, extracto de cebada

Dextrina y maltodextrina (?)

Malta, sirope de malta, saborizante de malta.

APÉNDICE B

RECETAS SALUDABLES PARA ENCOGER
LA PANZA DE TRIGO

Eliminar el trigo de tu dieta no es insuperablemente difícil, pero sí requiere algo de creatividad en la cocina, ya que muchos de tus alimentos habituales y favoritos estarán ahora en la lista de alimentos prohibidos. He desarrollado unas recetas saludables, relativamente sencillas, incluyendo algunas que pueden servir para reemplazar platillos familiares que contienen trigo.

Estas recetas fueron creadas según varias reglas:

El trigo es sustituido por opciones saludables. Esto podría parecer obvio, pero la mayoría de los alimentos sin trigo en el mercado o las recetas sin gluten *no* tienen como resultado alimentos realmente saludables. Por ejemplo, sustituir trigo con almidones de maíz, de arroz integral, de papa o de tapioca, algo que se hace frecuentemente en las recetas sin gluten, te generará obesidad y diabetes. En las recetas que se enlistan aquí, la harina de trigo es sustituida por harinas de frutos secos, semilla de linaza molida y harina de coco, alimentos nutritivos que no comparten ninguna de las respuestas anormales desencadenadas por el trigo u otros sustitutos comunes de trigo.

Se evitan las grasas no saludables como aceites hidrogenados, poliinsaturados y oxidados. Las grasas utilizadas en estas recetas tienden a ser más ricas en monoinsaturados y saturados, especialmente el aceite de oliva y el aceite de coco, rico en ácido láurico neutral.

Se mantiene una exposición baja a los carbohidratos. Dado que el esfuerzo de llevar una dieta baja en carbohidratos es más sano por muchas razones, como perder grasa visceral, suprimir el fenómeno inflamatorio, reducir la manifestación de partículas de LDL pequeñas y minimizar o revertir las excepcionalmente comunes tendencias diabéticas, estas recetas son todas bajas en contenido de carbohidratos. La única enlistada más adelante que contiene una cantidad más generosa de carbohidratos es la granola; sin embargo, la receta de granola se modifica fácilmente para adaptarse a tus necesidades.

Se utilizan edulcorantes artificiales. El sacrificio que hago para recrear varios platillos familiares sin azúcar es utilizar los edulcorantes artificiales o no nutritivos que considero más benignos y mejor tolerados por la mayoría. Eritritol, xilitol, sucralosa y stevia están entre los que no impactan los niveles de azúcar ni provocan molestias gastrointestinales, a diferencia del manitol y el sorbitol. También son seguros, puesto que carecen de las consecuencias adversas potenciales para la salud del aspartame y la sacarina. Una mezcla disponible ampliamente de eritrol/stevia (que, de hecho, contiene un componente de stevia llamado rebiana) es Truvia, el edulcorante que utilicé para probar la mayoría de estas recetas.

La cantidad especificada de edulcorante también podría parecer baja y deberá ajustarse a tu preferencia. Dado que la mayoría de la gente que elimina el trigo de su dieta desarrolla una renovada sensibilidad a lo dulce, les parece que gran parte de los alimentos dulces son *repugnantemente* dulces. Por ello, se redujo la dosis de edulcorante en las recetas. Si acabas de empezar tu viaje sin trigo y aún deseas sabor dulce, entonces siéntete libre de incrementar la cantidad de edulcorante artificial por encima de la especificada.

También nota que la potencia de varios edulcorantes, en especial los extractos en polvo de stevia, varía en dulzura, ya que algunos se combinan con rellenos como la maltodextrina o la inulina.

Consulta la etiqueta del edulcorante o usa las siguientes conversiones para determinar el equivalente en sacarosa de tu edulcorante.

1 taza de sacarosa =

1 taza de Stevia Extract in the Raw (y otros extractos mezclados con maltodextrina diseñados para igualar la sacarosa gramo por gramo)

1 taza de Splenda granulada

¼ de taza de extracto en polvo de stevia (por ejemplo, Trader Joe's); sin embargo, más que otros edulcorantes, los extractos en polvo de stevia varían mucho en dulzura. Es mejor consultar la etiqueta para obtener el equivalente en sacarosa para la marca específica que compres.

⅓ de taza + 1½ cucharadas (o aproximadamente 7 cucharadas) de Truvia

2 cucharadas de extracto de stevia líquido

1⅓ tazas de eritritol

1 taza xilitol

Por último estas recetas fueron creadas según un horario de muchas ocupaciones y tiempo limitado y, por tanto, son razonablemente fáciles de preparar. La mayoría de los ingredientes utilizados se consigue con mucha facilidad.

Para estar seguros, por favor toma nota de que cualquiera que padezca enfermedad celíaca o sus equivalentes no intestinales deberá elegir ingredientes que no contengan gluten. Todos los enlistados en las recetas fueron escogidos por estar fácilmente disponibles sin gluten, pero, por supuesto, nunca puedes controlar el comportamiento de cada fabricante de alimentos ni lo que pone en sus productos. Revisa para estar seguro.

SMOOTHIE DE FRUTILLAS Y COCO

Este smoothie es perfecto para un desayuno rápido o como un refrigerio sencillo. Gracias a la leche de coco, te parecerá más sustancioso que la mayoría de los
smoothies. Las frutillas son el único endulzante, lo cual mantiene el azúcar al mínimo.

Sirve para preparar una porción

½ taza de leche de coco
½ taza de yogur natural bajo en calorías
¼ de taza de moras azules, zarzamoras, fresas o cualquier otra frutilla
½ taza de proteína de suero de leche en polvo sin sabor o sabor vainilla
1 cucharada de semillas de linaza molidas (se pueden comprar ya molidas)
½ cucharadita de extracto de coco
4 cubos de hielo

Mezcla leche de coco, yogur, frutillas, proteína de suero de leche, semillas de linaza,
extracto de coco y cubos de hielo. Licúa hasta tener una consistencia homogénea.
Sirve inmediatamente.

GRANOLA

Esta granola servirá para satisfacer el deseo de comer un refrigerio dulce y crujiente, aunque su sabor y su aspecto difieren de la granola convencional. También puedes consumirla como cereal con leche, leche de coco, de soya o de almendras sin azúcar. Las hojuelas de avena (o quinoa) y la fruta seca que incluye esta mezcla pueden tener consecuencias en el nivel de azúcar en la sangre, pero las cantidades son pequeñas y, por lo tanto, es probable que sus efectos sobre ese nivel sean limitados en la mayoría de las personas.

Sirve para preparar seis porciones

½ taza de hojuelas de quinoa u hojuelas de avena estilo tradicional
½ taza de semillas de linaza molidas (se pueden comprar ya molidas)
¼ de taza de semillas de calabaza crudas y peladas (pepitas)
1 taza de anacardos crudos picados
½ taza de jarabe de vainilla sin azúcar (por ejemplo, Torani o DaVinci)
¼ de taza de aceite de nuez
1 taza de nueces pacanas picadas
½ taza de almendras rebanadas
¼ de taza de pasas, cerezas secas o arándanos secos sin azúcar

---

Precalienta el horno a 160°C.

Mezcla la quinoa o las hojuelas de avena, las semillas de linaza molidas, las de calabaza, ½ taza de anacardos, jarabe de vainilla y aceite de nuez en un tazón grande; revuelve y cubre. Extiende la mezcla en una charola para hornear de 20 x 20 centímetros y presiona para formar una capa pareja de aproximadamente 1 centímetro de grueso. Hornea hasta quedar casi seca y crujiente, como 30 minutos. Deja que la mezcla se enfríe en la charola por lo menos una hora.

Mientras tanto, mezcla nueces pacanas, almendras, frutas secas y la restante media taza de anacardos en un tazón grande.

Separa la mezcla ya fría de quinoa y linaza en pequeños pedazos. Incorpora en el tazón de las nueces y la fruta.

CEREAL CALIENTE DE COCO Y SEMILLAS DE LINAZA

Quedarás sorprendido de lo sustancioso que puede ser este simple cereal caliente para el desayuno, sobre todo con leche de coco.

Sirve para preparar de una a dos porciones

½ taza de leche de coco, leche entera, de soya sin descremar o de almendras sin azúcar
½ taza de semillas de linaza molidas (se pueden comprar ya molidas)
½ taza de hojuelas de coco sin azúcar
¼ de taza de nueces picadas, mitades de nueces o semillas de girasol crudas peladas
Canela molida
¼ de taza de fresas, moras azules u otras frutillas rebanadas (opcional)

Mezcla leche, semillas de linaza molidas, hojuelas de coco y nueces o semillas de girasol en un tazón para microondas y hornea durante un minuto. Para servir, si así lo deseas, espolvorea encima un poco de canela y algunas frutillas.

WRAP DE HUEVO Y PESTO PARA EL DESAYUNO

Este delicioso wrap se puede preparar la noche anterior y refrigerar para servirlo como desayuno práctico y sustancioso.

Sirve para preparar una porción

---

1 wrap de semillas de linaza (página 297)
1 cucharada de pesto de albahaca o pesto de tomate deshidratado
1 huevo cocido, sin cáscara y rebanado finamente
2 rebanadas delgadas de tomate
Un puñado de espinacas *baby* o lechuga rallada

Si el wrap está recién hecho, deja enfriar 5 minutos. Luego extiende el pesto en una tira de cinco centímetros en el centro del wrap. Coloca el huevo rebanado en la tira de pesto, seguido de las rebanadas de tomate. Termina con espinaca o lechuga. Enróllalo.

WRAP DE SEMILLAS DE LINAZA

Los wraps hechos con semillas de linaza y huevo son sorprendentemente sabrosos. Una vez que aprendas a hacerlos, podrás tener uno o dos en pocos minutos. Si tienes dos charolas para pay, puedes hacer dos wraps al mismo tiempo y acelerar el proceso (aunque sólo podrás meter al microondas uno a la vez). Los wraps de semillas de linaza pueden refrigerarse y se mantendrán bien algunos días. Se pueden hacer variaciones saludables usando diferentes jugos de vegetales (como espinaca o zanahoria) en lugar del agua necesaria para la receta.

Sirve para preparar una porción

---

3 cucharadas de semillas de linaza molidas (se pueden comprar ya molidas)
¼ de cucharadita de polvo para hornear
¼ de cucharadita de cebolla en polvo
¼ de cucharadita de pimentón
1 pizca de sal de mar fina o sal de apio
1 cucharada de aceite de coco derretido y algo más para engrasar las charolas
1 cucharada de agua
1 huevo grande

Mezcla las semillas de linaza molidas, el polvo para hornear, la cebolla en polvo, el pimentón y la sal en un tazón pequeño. Agrega la cucharada de aceite de coco y revuelve. Agrega el huevo y la cucharada de agua y bate hasta que esté bien incorporado.

Engrasa una charola de vidrio para microondas o de plástico para pay. Vierte en el molde y extiende de forma pareja sobre el fondo. Pon en el microondas durante 2 o 3 minutos a nivel alto hasta que esté cocinado. Deja enfriar 5 minutos.

Para sacarlo, levanta una orilla con una espátula. Si se pega, usa una espátula para hot cakes para aflojarlo suavemente. Voltea el wrap y rellena con los ingredientes que gustes.

WRAP DE PAVO Y AGUACATE

He aquí una de las muchas maneras de usar los wraps de semillas de linaza para preparar un desayuno, una comida o una cena sabrosos y sustanciosos. Una alternativa para hacerlos con una salsa es extender una capa delgada de hummus o pesto en el wrap antes de agregar los otros ingredientes.

Sirve para preparar una porción

---

1 wrap de semillas de linaza **(en la página opuesta),** dejarlo enfriar si se acaba de preparar

3 o 4 rebanadas de pavo asado

2 rebanadas delgadas de queso suizo

¼ de taza de brotes de frijol

½ aguacate Hass finamente rebanado

1 puñado de hojas de espinacas *baby* o lechuga rallada

1 cucharada de mayonesa, mostaza, mayonesa wasabi o aderezo para ensalada sin azúcar

---

Pon el pavo y el queso suizo en el centro del wrap. Extiende brotes de frijol, aguacate y espinaca o lechuga encima. Cubre con un poco de mayonesa, mostaza o tu condimento favorito. Enróllalo.

SOPA MEXICANA DE TORTILLA

Esta sopa no lleva tortilla, es sólo la idea de algo para acompañar las comidas con tortillas. Hice esta receta para mi familia y lamenté no haber hecho el doble, ya que todos quisieron repetir.

Sirve para preparar cuatro porciones

---

4 tazas de caldo de pollo bajo en sodio
¼ de taza de aceite de oliva extravirgen
450 gramos de pechugas de pollo deshuesadas y sin piel, cortadas en trozos de 1.5 centímetros
2 o 3 dientes de ajo picados
1 cebolla española grande, finamente picada
1 pimiento rojo finamente picado
2 tomates finamente picados
3 o 4 chiles jalapeños, sin semillas y finamente picados
Sal de mar fina y pimienta negra molida
2 aguacates Hass
1 taza de queso Monterey Jack o Cheddar rallado (113 gramos)
½ taza de cilantro fresco picado
4 cucharadas de crema agria

Pon a hervir el caldo en una cacerola grande a fuego medio, mantenlo caliente.

Mientras, calienta el aceite en un sartén a fuego medio. Agrega el pollo y el ajo y cocina hasta que el pollo esté dorado durante 5 o 6 minutos.

Agrega al caldo el pollo cocido, la cebolla, el pimiento, los tomates y los jalapeños. Nuevamente pon el caldo a hervir. Hierve a fuego lento, tapa y cocina durante 30 minutos. Agrega sal y pimienta negra al gusto.

Parte los aguacates a la mitad y a lo largo, quita los huesos y la cáscara. Corta a lo largo rebanadas de ¼ de pulgada de ancho.

Sírvela en tazones para sopa poco profundos. Decora cada tazón con aguacate rebanado, queso, cilantro y una cucharada de crema agria.

ENSALADA DE ATÚN Y AGUACATE

Pocas combinaciones muestran tanto sabor y sazón como esta mezcla de aguacate con limón verde y cilantro fresco. Si se prepara con anticipación, es mejor que el aguacate y el limón verde se agreguen justo antes de servirse. La ensalada puede servirse tal cual o se puede añadir un aderezo para ensaladas. Los aderezos de aguacate para ensalada combinan especialmente bien.

Sirve para preparar dos porciones

4 tazas de verduras mixtas o espinacas *baby*
1 zanahoria rallada
113 gramos de atún (en bolsa o enlatado)
1 cucharadita de cilantro fresco picado
1 aguacate deshuesado, pelado y cortado en cubos
2 rodajas de limón verde

Mezcla las verduras y la zanahoria en una ensaladera (o en un recipiente para refrigerador). Agrega el atún y el cilantro y revuelve hasta que esté mezclado. Justo antes de servir, agrega el aguacate y exprime las rodajas de limón verde sobre la ensalada. Revuelve y sirve inmediatamente.

"PASTA" DE CALABACITAS CON HONGOS *BABY* BELLA

Usar calabacitas en lugar de pasta de trigo convencional proporciona un sabor y una textura distintos, pero es delicioso. Como las calabacitas tienen un sabor menos fuerte que la pasta de trigo, entre más sabos tenga la salsa y los acompañamientos, más interesante será la "pasta".

Sirve para preparar dos porciones

1/2 kilo de calabacitas
225 gramos de salchichas sin curar (sin nitritos), carne de res, pavo, pollo o cerdo molida (opcional)
3 a 4 cucharadas de aceite de oliva extravirgen
8 a 10 hongos *baby* bella o cremini, picados
2 a 3 dientes de ajo picados
2 cucharadas de albahaca fresca picada
Sal y pimienta negra molida
1 taza de salsa de tomate o 113 gramos de pesto
¼ de taza de queso parmesano rallado

Pela las calabacitas y córtalas a lo largo en listones usando el pelador hasta llegar al centro de semillas. (Guarda el centro y la cáscara para otra receta, como por ejemplo una ensalada.)

Si usas carne: calienta 1 cucharada de aceite en un sartén grande. Cocina la carne, deshaciéndola con una cuchara, hasta que esté cocida. Escurre la grasa. Agrega 2 cucharadas de aceite al sartén con los hongos y el ajo. Cocina hasta que los hongos estén suaves, de 2 a 3 minutos.

Si no usas carne: calienta 2 cucharadas de aceite en un sartén grande a fuego medio. Agrega los hongos y el ajo y cocina durante 2 o 3 minutos.

En cualquier caso: agrega las tiras de calabacita al sartén y cocina hasta que estén suaves, por no más de 5 minutos. Agrega la albahaca picada, sal y pimienta al gusto.

Cuando la sirvas, cubre con salsa de tomate o pesto y espolvorea el queso parmesano.

PIZZA SIN TRIGO

La "corteza" de esta pizza sin trigo no es suficientemente fuerte para sostenerla en tu mano, pero ciertamente va a satisfacer tu antojo nostálgico por la pizza, sin ninguna de las consecuencias indeseables. Una sola rebanada o dos te dejará satisfecho y a los niños les encantará. Escoge una salsa para pizza embotellada sin jarabe de maíz alto en fructosa o sacarosa.

Sirve para preparar de cuatro a seis porciones

---

1 cabeza de coliflor cortada en pedazos de 2 a 5 centímetros
Aproximadamente ¾ de taza de aceite de oliva extravirgen
2 huevos grandes
3 tazas de queso mozzarella rallado (340 gramos)
Escoge entre los siguientes ingredientes de carne:
226 gramos de salchicha (de preferencia sin curar), pepperoni rebanado (de preferencia sin curar), carne de res, pavo o cerdo molida
340 gramos de salsa para pizza o 2 latas (de 170 gramos cada una) de pasta de tomate
Escoge entre los siguientes ingredientes vegetales:
Pimientos picados (verdes, rojos o amarillos), tomates deshidratados, cebollas blancas o de verdeo picadas, ajo picado, espinaca fresca, aceitunas rebanadas, hongos portobello picados o rebanados, brócoli o espárragos cortados en cubos
Albahaca fresca o seca
Orégano fresco o seco
Pimienta negra
¼ de taza de queso parmesano rallado

En una vaporera o en una olla grande con agua hirviendo, cocina la coliflor hasta que esté suave, durante aproximadamente 20 minutos. Escurre la coliflor y pásala a un tazón grande. Machácala hasta que tenga la consistencia de un puré de papa con pocos grumos. Agrega ¼ de taza del aceite, los huevos y una taza del queso mozzarella y mezcla bien.

Precalienta el horno a 175°C. Toma una charola para pizza o para hornear con bordes grandes y cúbrela ligeramente con una cucharada de aceite de oliva.

Vierte la mezcla de coliflor en la charola para pizza y presiona la "masa" dándole forma de pizza plana de no más de 1.25 centímetros de grueso, haciendo las orillas más gruesas. Hornea durante 20 minutos.

Si usas carne molida, cocínala en un sartén hasta que esté dorada y cocida.

Saca la "corteza" de la pizza del horno (deja el horno encendido) y extiende sobre ella la salsa para pizza o pasta de tomate, las dos tazas restantes de queso mozzarella, los vegetales y la carne, la albahaca, el orégano y la pimienta. Cubre con la ½ taza de aceite de oliva restante y espolvorea con el queso parmesano. Hornea hasta que el queso se derrita, de 10 a 15 minutos.

Corta la pizza en rebanadas y usa una espátula para servirla en los platos.

POLLO CUBIERTO DE NUECES CON TAPENADE

Este platillo es una muy buena entrada para la cena o una excelente comida portátil para el almuerzo o cualquier otro momento. Y se puede preparar en un dos por tres cuando hay prisa, especialmente si tienes sobras de pollo. Sólo aparta una o dos pechugas de la cena de la noche anterior. Si gustas, en lugar de la tapenade, puedes cubrir el pollo con pesto (albahaca o tomate deshidratado) o caponata de berenjena.

Sirve para preparar dos porciones

2 pechugas de pollo de 113 gramos, deshuesadas y sin piel
1 huevo grande
¼ de taza de leche de coco o de vaca
½ taza de nueces molidas (se pueden comprar ya molidas)
3 cucharadas de queso parmesano rallado
2 cucharaditas de cebolla en polvo
1 cucharadita de orégano seco
Sal de mar fina y pimienta negra molida
4 cucharadas de tapenade, caponata o pesto

Precalienta el horno a 175°C. Hornea el pollo hasta cocerlo, durante 30 minutos.

Bate el huevo ligeramente con un tenedor en un tazón poco profundo. Agrega la leche y sigue batiendo.

Revuelve las nueces molidas, el queso parmesano, la cebolla en polvo, el orégano, la sal y la pimienta al gusto.

Pasa el pollo por el huevo y luego por la mezcla de nueces. Coloca en un plato para microondas y métalo en el horno durante 2 minutos a nivel alto.

Cubre con tapenade, caponata o pesto y sirve caliente.

FIDEOS SHIRATAKI SALTEADOS

Los fideos shirataki son un reemplazo versátil de la pasta o fideos, sin trigo por supuesto, hechos de la raíz de konjac. Prácticamente no tienen ningún efecto en el nivel de azúcar en la sangre, ya que los fideos shirataki son bajos en carbohidratos (3 gramos o menos por cada paquete de 226 gramos). A algunos fideos shirataki se les ha agregado tofu y tienen una textura menos chiclosa, más parecida a la pasta con trigo. En mi opinión, saben asombrosamente parecido a los fideos ramen de mi juventud. Como el tofu, los fideos shirataki absorben los sabores y olores de la comida que acompañan, ya que casi no tienen sabor propio.

Aunque esta receta es una manera sencilla de usar los fideos al estilo asiático, los shirataki también se pueden adaptar fácilmente a platillos italianos o de cualquier otro tipo, usándolos en lugar de la pasta de trigo convencional. (Hay un fabricante que también hace los fideos estilo fettuccine, penne rigate o cabello de ángel.)

Sirve para preparar dos porciones

---

3 cucharadas de aceite de ajonjolí tostado
226 gramos de pechuga de pollo deshuesada, lomo de cerdo o tofu firme, cortados en cubos de 2 centímetros
2 a 3 dientes de ajo picados
90 gramos de hongos shiitake frescos rebanados, sin tallos
2 a 3 cucharadas de salsa de soya (sin trigo)
226 gramos de brócoli fresco o congelado cortado en pequeños racimos
113 gramos de brotes de bambú rebanados
1 cucharada de jengibre fresco rallado
2 cucharaditas de semillas de ajonjolí
½ cucharadita de hojuelas de pimiento rojo
2 paquetes de fideos shirataki (de 226 gramos cada uno)

Calienta a fuego medio 2 cucharadas de aceite de ajonjolí en un wok o sartén grande. Agrega la carne o el tofu, el ajo, los hongos shiitake y la salsa de soya y cocina hasta que la carne esté completamente cocinada o el tofu ligeramente dorado por todos lados. (Agrega un poco de agua si el sartén se pone demasiado seco.)

Agrega al wok el brócoli, los brotes de bambú, el jengibre, las semillas de ajonjolí, las hojuelas de pimiento rojo y la cucharada de aceite de ajonjolí restante y revuelve a fuego medio hasta que el brócoli esté suave pero firme, durante 4 o 5 minutos.

Mientras se cocina el brócoli, hierve 4 tazas de agua en una cacerola grande. Pon los fideos shirataki en un colador, enjuágalos con agua fría corriente por unos 15 segundos y escúrrelos. Vierte los fideos en el agua hirviendo y cocina durante 3 minutos. Escurre los fideos y ponlos en el wok con los vegetales. Cocina y revuelve a fuego medio-alto durante 2 minutos.

PASTELES DE CANGREJO

Estos pasteles de cangrejo "empanizados" sin trigo son increíblemente fáciles de preparar. Si se sirven con salsa tártara u otra salsa que se lleve bien y se acompañan con espinacas o lechuga de hojas verdes, este platillo puede servirse fácilmente como plato fuerte.

Sirve para preparar cuatro porciones

---

2 cucharadas de aceite de oliva extravirgen
½ pimiento rojo, cortado en dados finos
¼ de cebolla amarilla, finamente picada
2 cucharadas de chile verde fresco picado o al gusto
¼ de taza de nueces de Castilla molidas
1 huevo grande
1½ cucharaditas de curry en polvo
½ cucharadita de comino molido
Sal de mar fina
1 lata de cangrejo de 170 gramos, escurrido y cortado en láminas
¼ de taza de semillas de linaza molidas (se pueden comprar ya molidas)
1 cucharadita de cebolla en polvo
½ cucharadita de ajo en polvo
Espinacas *baby* o ensalada de verduras mixtas
Salsa tártara (opcional)

Precalienta el horno a 175°C. Forra una charola para hornear con papel aluminio.

Calienta el aceite en un sartén grande a fuego medio. Agrega pimiento, cebolla, chile y cocina hasta que estén suaves, de 4 a 5 minutos. Colócalos aparte para que se enfríen un poco.

Pon los vegetales en un tazón grande. Revuelve con las nueces, el huevo, el curry en polvo, el comino y una pizca de sal de mar. Incorpora el cangrejo a la mezcla y revuelve bien. Forma cuatro tortitas y ponlas en la charola para hornear.

En un tazón pequeño, revuelve las semillas de linaza molidas, la cebolla en polvo y el ajo en polvo. Espolvorea el "empanizado" sobre los pasteles de cangrejo. Hornéalos hasta que se doren y estén bien calientes, durante aproximadamente 25 minutos.

Si así lo deseas, sírvelos sobre una cama de espinacas o una ensalada de verduras con una cucharada de salsa tártara.

CHULETAS DE CERDO EMPANIZADAS CON PARMESANO
ACOMPAÑADAS DE VEGETALES ASADOS CON BALSÁMICO

Las nueces molidas se pueden usar como sustituto del pan molido para hacer una corteza "de pan" a la que fácilmente se le pueden poner hierbas o condimentar como tú gustes.

Sirve para preparar cuatro porciones

1 cebolla blanca finamente rebanada
1 berenjena chica, sin piel, cortada en cubos de 1.25 centímetros
1 pimiento verde rebanado
1 pimiento amarillo o rojo rebanado
2 dientes de ajo picado en trozos gruesos
¼ de taza de aceite de oliva extravirgen o más si se necesita
¼ de taza de vinagre balsámico
Sal de mar (fina o gruesa) y pimienta negra molida
1 huevo grande
1 cucharada de leche de coco
½ taza de almendras o nueces molidas (se pueden comprar ya molidas)
¼ de taza de queso parmesano rallado
1 cucharadita de ajo en polvo
1 cucharadita de cebolla en polvo
4 chuletas de cerdo con hueso (como de 170 gramos cada una)
1 limón finamente rebanado

Precalienta el horno a 175°C.

Mezcla cebolla, berenjena, pimiento y ajo en una molde para hornear grande. Sobre la mezcla anterior, esparce 2 cucharadas de aceite y vinagre. Espolvorea con sal y pimienta negra al gusto y revuelve para cubrir los vegetales. Cubre el molde con papel aluminio y hornea durante 30 minutos.

Mientras, en un tazón poco profundo, bate el huevo con la leche de coco. Mezcla harina de almendra o nuez, queso parmesano, ajo y cebolla en polvo en otro tazón poco profundo. Sazona con sal y pimienta. Sumerge cada chuleta de cerdo en el huevo, cubriendo los dos lados. Después, pasa ambos lados por la mezcla de almendra molida con parmesano.

Calienta 2 cucharadas de aceite en un sartén grande a fuego medio-alto. Agrega las chuletas de cerdo y cocínalas hasta que estén suavemente doradas, de 2 a 3 minutos por lado.

Después de asar los vegetales durante 30 minutos, saca el molde para hornear y pon las chuletas de cerdo encima. Cúbrelas con las rebanadas de limón.

Vuelve a poner el molde en el horno y sin tapar, hasta que las chuletas estén cocidas (deben verse ligeramente rosas en el centro) y hasta que los vegetales estén muy suaves, aproximadamente 30 minutos.

ENSALADA DE ESPINACAS Y HONGOS

Esta sencilla ensalada es fácil de preparar en grandes cantidades (usando múltiplos de las cantidades especificadas) o por anticipado si la vas a usar pronto (por ejemplo, en el desayuno de mañana). Es mejor agregar el aderezo al momento de servir. Si prefieres uno para ensalada comprado, lee la etiqueta: a menudo están hechos con jarabe de maíz alto en fructosa y/o sacarosa. En particular, evita a toda costa los aderezos para ensalada bajos en grasa o sin grasa. Si uno comprado está hecho con aceite saludable y no contiene azúcar o tiene muy poca, úsalo tanto como gustes: rocía un poco, viértelo sobre la ensalada o inúndala con el aderezo cuanto quieras.

Sirve para preparar dos porciones

---

8 tazas de hojas de espinacas *baby*
2 tazas de hongos rebanados, de la variedad que quieras
½ pimiento rojo o amarillo picado
½ taza de cebollines o cebolla roja picada
2 huevos cocidos rebanados
½ taza de mitades de nueces
170 gramos de queso feta en cubos
Vinagreta hecha en casa (aceite de oliva extravirgen y el vinagre de tu preferencia) o un aderezo comprado en tienda

---

Revuelve espinacas, hongos, pimiento, cebollines, huevos, nueces y queso feta en un tazón grande. Agrega el aderezo y revuelve nuevamente o divide la ensalada sin aderezo en dos recipientes herméticos y refrigera. Mezcla con el aderezo al momento de servir.

Variaciones: puedes jugar con esta receta. Agrega hierbas como albahaca o cilantro; sustituye el queso feta con queso de cabra, gouda cremoso o suizo; agrega aceitunas kalamata enteras deshuesadas o un aderezo cremoso (que no contenga azúcares ni jarabe de maíz alto en fructosa) como por ejemplo el "Aderezo ranch sin preocupaciones" que se encuentra en la página XX.

ESPÁRRAGOS CON ACEITE DE OLIVA Y AJO ASADO

Los espárragos contienen muchos beneficios para la salud en un pequeño empaque. El poco esfuerzo adicional de asar el ajo valdrá mucho la pena para avivarlos.

Sirve para preparar dos porciones

---

1 cabeza de ajo
Aceite de oliva extravirgen
225 gramos de espárragos cortados en trozos de 5 centímetros.
1 cucharada de nueces o almendras molidas
½ cucharadita de cebolla en polvo

Precalienta el horno a 200°C.

Quita las capas externas de la cabeza de ajo y luego rebana 1/2 centímetro de la parte de arriba para que los dientes de ajo queden expuestos. Coloca en el centro de un cuadrado de papel aluminio y rocía con aceite de oliva. Sella el ajo en el papel y coloca en una charola poco profunda. Hornea durante 30 minutos. Sácalo del papel aluminio y déjalo enfriar.

Calienta una cucharada de aceite en un sartén grande a fuego medio. Agrega los espárragos y cocina, revolviendo hasta que adquieran un color verde brillante, durante 3 o 4 minutos. Espolvorea con las nueces o almendras molidas y luego con la cebolla en polvo.

Exprime el ajo asado para que salga de la cascarita y coloca en la cacerola. Continúa cocinando los espárragos, revolviendo hasta que estén suaves pero firmes, 1 o 2 minutos.

BERENJENA HORNEADA A LOS TRES QUESOS

Si adoras el queso, te encantará la combinación de sabores de este guisado con tres quesos. Es suficiente para servir como entrada o, en porciones más pequeñas, como guarnición de un filete de res o de pescado a la parrilla. Los sobrantes son excelentes para el desayuno.

Sirve para preparar seis porciones

---

1 berenjena cortada transversalmente en rebanadas de 1.25 centímetros de grueso
½ taza de aceite de oliva extravirgen
1 cebolla amarilla o española picada
2 a 3 dientes de ajos picados
3 a 4 cucharadas de tomates deshidratados
4 a 6 tazas de hojas de espinacas
2 tomates cortados en rodajas
2 tazas de salsa de tomate
1 taza de queso ricotta o requesón
1 taza de queso mozzarela de leche entera rallado (113 gramos)
½ taza de queso parmesano rallado (56 gramos)
4 a 5 hojas de albahaca fresca picadas

Precalienta el horno a 170°C.

Coloca las rebanadas de berenjena en una charola para hornear. Con una brocha, unta los dos lados de las rebanadas con la mayor parte del aceite, aparta 2 cucharadas. Hornea durante 20 minutos. Saca la berenjena, pero deja el horno prendido.

Calienta las 2 cucharadas del aceite restante en un sartén grande a fuego medio. Agrega la cebolla, el ajo, los tomates deshidratados y la espinaca y cocina hasta que la cebolla se suavice.

Esparce las rebanadas de tomate sobre la berenjena. Extiende la mezcla de espinacas por encima. Vacía la salsa de tomate sobre las espinacas.

Mezcla el queso ricotta y el queso mozzarella en un tazón. Extiende la mezcla de queso sobre la salsa de tomate y espolvorea con la albahaca. Espolvorea encima el queso parmesano.

Hornea sin tapar hasta que burbujee y el queso se derrita, durante aproximadamente 30 minutos.

"PAN" DE MANZANA Y NUEZ

Mucha gente que se aventura a seguir una dieta sin trigo, en ocasiones necesita satisfacer un antojo de pan, y esta aromática hogaza alta en proteínas es perfecta para ello. El pan de nuez y manzana es absolutamente maravilloso con queso crema; mantequillas de cacahuate, semillas de girasol, anacardo o almendras; o la tradicional mantequilla láctea (sin sal, si eres sensible a ella). Sin embargo, no sirve para hacer un sándwich, debido a que tiende a desmoronarse al no tener gluten.

A pesar de la inclusión de fuentes de carbohidratos como el puré de manzana, el conteo total de gramos de carbohidratos es de apenas 5 gramos por rebanada. El puré de manzana fácilmente se puede dejar de lado sin sacrificar la calidad del pan.

Sirve para preparar de diez a doce porciones

---

2 tazas de almendras molidas (pueden comprarse ya molidas)

1 taza de nueces picadas

2 cucharadas de semillas de linaza molidas (pueden comprarse ya molidas)

1 cucharada de canela molida

2 cucharaditas de polvo para hornear

½ cucharadita de sal de mar fina

2 huevos grandes

1 taza de puré de manzana sin azúcar

½ taza de aceite de nuez, aceite de oliva extravirgen, de coco o mantequilla derre-
tidos

¼ de taza de crema agria o leche de coco

Precalienta el horno a 170°C. Cubre generosamente con aceite un molde para pan de 20 x 12 centímetros. (El aceite de coco es ideal para esto.)

En un tazón, mezcla almendras molidas, nueces, semillas de linaza molidas, canela, polvo para hornear y sal y revuelve hasta que estén muy bien mezclados.

Agrega huevos, puré de manzana, aceite y crema agria o leche de coco en una taza medidora. Vierte la mezcla sobre los ingredientes secos y revuelve hasta quedar incorporados. Si la mezcla está muy seca, agrega de 1 a 2 cucharadas de leche de coco. Presiona la "masa" sobre el molde y hornea hasta que al picarla con un palillo éste salga seco, aproximadamente durante 45 minutos. Permite que se enfríe en el molde durante 20 minutos, después sácalo. Rebánalo y sírvelo.

Variaciones: considera esta receta como base para panes rápidos, que pueden ser pan de plátano, de calabacitas y zanahoria, entre otros. Por ejemplo, reemplaza el puré de manzana con 1½ tazas de puré de calabaza enlatado y agrega 1½ cucharaditas de nuez moscada para hacer pan de calabaza, perfecto para las fiestas invernales.

MUFFINS DE PLÁTANO Y MORA AZUL

Como la mayoría de las recetas hechas con ingredientes saludables sin trigo, estos muffins tendrán una textura un poco más áspera que los de harina de trigo. El plátano, una fruta conocida por su alto contenido de carbohidratos, da a los muffins algo de su dulzura, y debido a que se distribuye entre 10, el nivel de carbohidratos se mantiene al mínimo. Las moras azules pueden reemplazarse por cantidades equivalentes de frambuesas, arándanos u otras frutillas.

Sirve para preparar de diez a doce muffins

---

2 tazas de almendras molidas (se pueden comprar ya molidas)
¼ de taza de semillas de linaza molidas (se pueden comprar ya molidas)
Edulcorante (puede ser Truvia, extracto de stevia o Splenda) equivalente a ¾ de taza de sacarosa
1 cucharadita de polvo para hornear
1 pizca de sal de mar fina
1 plátano maduro
2 huevos grandes
½ taza de crema agria o leche de coco
¼ de taza de aceite de nuez, de coco u oliva extraligero
1 taza de moras azules frescas o congeladas

Precalienta el horno a 170°C. Engrasa con aceite un molde para 12 muffins.

En un tazón, mezcla las almendras y las semillas de linaza molidas, edulcorante, polvo para hornear, sal y revuelve con una cuchara.

En otro tazón, machaca el plátano hasta que esté suave. Incorpora huevos, crema agria o leche de coco y aceite. Agrega la mezcla de plátano a la mezcla de almendra y revuelve a la perfección. Incorpora las moras azules.

Con una cuchara, pon la masa en los moldes para muffins, llenándolos hasta la mitad. Hornea hasta que al insertar un palillo en el centro de un muffin éste salga seco, aproximadamente durante 45 minutos. Deja enfriar en los moldes de 10 a 15 minutos, luego desmóldalos y pásalos a un exhibidor para que se enfríen por completo.

MUFFINS DE CALABAZA CON ESPECIAS

Me encanta tener estos muffins para el desayuno en el otoño y el invierno. Unta uno con queso crema y no necesitarás nada más para estar satisfecho en una mañana fría.

Sirve para preparar doce muffins pequeños

---

2 tazas de almendras molidas (se pueden comprar ya molidas)
1 taza de nueces picadas
¼ de taza de semillas de linaza (se pueden comprar ya molidas)
Edulcorante (puede ser Truvia, extracto de stevia o Splenda) equivalente a ¾ de taza de sacarosa
2 cucharaditas de canela molida
1 cucharadita de pimienta inglesa molida
1 cucharadita de nuez moscada rallada o en polvo
1 cucharadita de polvo para hornear
1 pizca de sal de mar fina
1 lata de puré de calabaza sin azúcar (450 gramos)
½ taza de crema agria o leche de coco
2 huevos grandes
¼ taza de aceite de nuez, de coco derretido u oliva extraligero

---

Precalienta el horno a 170°C. Engrasa con aceite un molde para 12 muffins.

En un tazón grande, revuelve almendras, nueces, semillas de linaza molidas, edulcorante, canela, pimienta inglesa, nuez moscada, polvo para hornear y sal. En otro tazón grande, revuelve calabaza, crema agria o leche de coco, huevos y aceite.

Revuelve la mezcla de calabaza con la mezcla de almendras y mezcla perfectamente. Con una cuchara, pon la masa en los moldes para muffins, llenándolos hasta la mitad. Hornea hasta que al insertar un palillo en un muffin éste salga seco, aproximadamente 45 minutos.

Deja enfriar en los moldes de 10 a 15 minutos, luego desmóldalos y pásalos a un exhibidor para que se enfríen por completo.

DULCE DE CHOCOLATE Y MANTEQUILLA DE CACAHUATE

Quizá no existe tal cosa como un dulce verdaderamente saludable, pero éste está lo más cerca posible. Ten a la mano una provisión de este postre para satisfacer aquellos ocasionales antojos de chocolate o golosinas.

Sirve para preparar doce porciones

DULCE
2 cucharaditas de aceite de coco derretido
225 gramos de chocolate sin azúcar
1 taza de mantequilla de cacahuate natural a temperatura ambiente
113 gramos de queso crema con 1/3 de grasa menos, a temperatura ambiente
Edulcorante (puede ser Truvia, extracto de stevia o Splenda) equivalente a una taza de sacarosa
1 cucharadita de extracto de vainilla puro
1 pizca de sal
½ taza de cacahuates o nueces tostados sin sal, picados

COBERTURA (OPCIONAL)
½ taza de mantequilla de cacahuate natural a temperatura ambiente
½ taza de cacahuates tostados sin sal, picados

Cubre una cacerola de 20 x 20 cetímetros con el aceite de coco derretido.

Para hacer el dulce: coloca el chocolate en un tazón para microondas y métemelo de 1½ a 2 minutos en intervalos de 30 segundos hasta derretirlo. (Revuelve después de un minuto, ya que el chocolate mantiene su forma aunque ya esté derretido.)

En un tazón para microondas separado, mezcla mantequilla de cacahuate, queso crema, edulcorante, vainilla y sal. Mete al microondas durante un minuto para suavizar, luego revuelve para que todo quede bien mezclado. Incorpora la mezcla de mantequilla de cacahuate al chocolate derretido y revuelve bien. (Si la mezcla se vuelve muy rígida, mete al microondas otros 30 o 40 segundos.)

Extiende el dulce en la cacerola preparada y apártalo para que se enfríe. Si gustas, cubre el dulce con una capa de mantequilla de cacahuate y espolvorea con cacahuates picados.

GALLETAS DE JENGIBRE CON ESPECIAS

Estas galletas sin trigo satisfacerán tu antojo ocasional. Al reemplazar la harina de trigo con harina de coco, se obtiene una galleta un poco más pesada y con menos cohesión, pero una vez que tus amigos y tu familia se familiaricen con esta textura inusual, te pedirán más. Al igual que algunas de las otras recetas de este libro, ésta es básica y puede modificarse de muchas deliciosas maneras. Por ejemplo, los amantes del chocolate pueden agregar chispas de chocolate semidulce y eliminar pimienta inglesa, nuez moscada y jengibre para hacer un equivalente saludable sin el trigo de las galletas de chispas de chocolate.

Sirve para aproximadamente 25 galletas (de 6 centímetros)

2 tazas de harina de coco

1 taza de nueces finamente picadas

3 cucharadas de coco deshidratado

2 cucharadas de Truvia, ½ cucharadita de extracto de stevia en polvo o ½ taza de Splenda granulada

2 cucharaditas de canela molida

1 cucharadita de pimienta inglesa molida

1 cucharadita de jengibre molido

1 cucharadita de nuez moscada rallada o en polvo

1 cucharadita de bicarbonato de sodio

1 taza de crema agria o leche de coco

1 taza de aceite de nuez, de oliva extraligero, de coco derretido o mantequilla derretida

½ taza de jarabe de vainilla sin azúcar (DaVinci y Torani son buenos)

3 huevos grandes ligeramente batidos

1 cucharada de cáscara de limón rallada

1 cucharadita de extracto de almendras puro

Leche, leche de almendras sin azúcar o de soya (opcional)

Precalienta el horno a 170°C. Engrasa una charola para hornear o utiliza papel encerado para hornear.

En un tazón grande, revuelve harina de coco, nueces, coco rallado, edulcorante, canela, pimienta inglesa, jengibre, nuez moscada y bicarbonato de sodio.

Bate crema agria o leche de coco, aceite o mantequilla, jarabe de vainilla, huevos, cáscara de limón y extracto de almendras en una taza medidora de 4 tazas. Agrega la mezcla de huevo a la de harina de coco y revuelve hasta que todo se incorpore. (Si la mezcla está demasiado densa para revolverla, agrega leche, la de almendra sin azúcar o la de soya, una cucharada cada vez hasta obtener la consistencia de masa de pastel.)

Deja caer montoncitos de una pulgada en la charola para hornear y aplánalos. Hornea durante 20 minutos o hasta que un palillo salga limpio. Deja enfriar en un exhibidor.

MOUSSE DE CHOCOLATE OSCURO Y TOFU

Será muy difícil que notes la diferencia entre este postre y un mousse convencional, además proporciona una generosa cantidad de los flavonoides saludables por los que los productos de cacao comienzan a ser reconocidos. Para cualquier persona con sensibilidad a la soya, sustituye con 2 tazas (450 gramos) de yogur griego natural, tanto para el tofu como para la leche de soya.

Sirve para preparar cuatro porciones

---

450 gramos de tofu firme
½ taza de cacao en polvo sin azúcar
¼ de taza de leche de almendras sin azúcar, de soya entera o de vaca entera
Edulcorante (puede ser Truvia, extracto de stevia o Splenda) equivalente a ½ taza de sacarosa
2 cucharaditas de extracto de vainilla puro
2 cucharaditas de extracto de almendra puro
Crema batida
3 a 4 fresas rebanadas o 10 a 12 frambuesas

Pon el tofu, el cacao, la leche de almendras, el edulcorante y los extractos de vainilla y almendra en una licuadora y licúa hasta que la mezcla esté suave y cremosa. Con una cuchara, pon la mezcla en platos para servir.

Corona con crema batida y frutillas.

PASTEL DE ZANAHORIA

De todas las recetas de este libro, ésta es la que más se acerca en sabor a la original que contiene trigo para satisfacer hasta el antojo del más exigente amante del trigo.

Sirve para preparar de ocho a diez porciones

PASTEL

1 taza de harina de coco
Edulcorante (puede ser Truvia, extracto de stevia o Splenda) equivalente a una taza de sacarosa
2 cucharadas de cáscara de naranja rallada
1 cucharada de semillas de linaza molidas
2 cucharaditas de canela molida
1 cucharadita de pimienta inglesa molida
1 cucharadita de nuez moscada rallada o en polvo
1 cucharadita de polvo para hornear
1 pizca de sal de mar fina
4 huevos grandes
½ taza de aceite de coco derretido
1 taza de crema agria
½ taza de leche de coco
2 cucharaditas de extracto de vainilla puro
2 tazas de zanahorias finamente ralladas
1 taza de nueces picadas

GLASEADO

225 gramos de queso crema con 1/3 de grasa menos (Neufchâtel), a temperatura ambiente
1 cucharadita de jugo de limón fresco
1 cucharada de Truvia, 1/8 de cucharadita de extracto de stevia en polvo o ¼ de taza de Splenda granulada

Precalienta el horno a 170°C. Engrasa un molde para hornear de 20 x 20 o de 25 x 25 centímetros.

Para hacer el pastel: en un tazón grande, pon harina de coco, edulcorante, cáscara de naranja, semillas de linaza molidas, canela, pimienta inglesa, nuez moscada, polvo para hornear, sal y mezcla manualmente.

En un tazón mediano, bate huevos, mantequilla derretida o aceite de coco, crema agria, leche de coco y vainilla. Vierte la mezcla de huevo en la de harina de coco.

Utiliza una batidora eléctrica hasta que todo esté mezclado por completo. Incorpora zanahorias y nueces manualmente. Vierte la mezcla en el molde para hornear.

Hornea durante una hora o hasta que un palillo salga limpio. Deja enfriar.

Para hacer el glaseado, combina queso crema, jugo de limón y edulcorante en un tazón y mezcla perfectamente.

Extiende el glaseado sobre el pastel una vez enfriado.

SALSA WASABI

Si todavía no has probado el wasabi, ten cuidado: puede ser extremadamente picante, pero de una manera única e indescriptible. Lo "picante" de la salsa puede ser atemperado si disminuyes la cantidad de polvo de wasabi. (Es mejor ser precavido y usar una cucharadita primero hasta medir lo picante de tu wasabi, así como tu tolerancia.) La salsa de wasabi funciona muy bien como acompañamiento para pescado o pollo. También como salsa para los wraps sin trigo (página XX). Para una versión más asiática, sustituye con 2 cucharadas de aceite de ajonjolí y 1 de salsa de soya (sin trigo) en lugar de mayonesa.

Sirve para preparar dos porciones

---

3 cucharadas de mayonesa
1 a 2 cucharaditas de wasabi en polvo
1 cucharadita de jengibre fresco o seco finamente picado
1 cucharadita de vinagre de arroz o agua

Mezcla todos los ingredientes en un tazón pequeño. Puedes almacenarlo bien tapado en el refrigerador más de cinco días.

CHEESECAKE CLÁSICO DE CORTEZA SIN TRIGO

Esto es motivo de celebración: ¡pastel de queso sin las indeseables consecuencias para la salud o el peso! Las nueces molidas sirven para la base sin trigo de este pastel de queso, aunque también puedes usar nueces o almendras molidas.

Sirve para preparar de seis a ocho porciones

CORTEZA

1½ tazas de nueces molidas
Edulcorante (puede ser Truvia, extracto de stevia o Splenda) equivalente a ½ de taza de sacarosa
1½ cucharaditas de canela molida
6 cucharadas de mantequilla sin sal, derretida y enfriada
1 huevo grande ligeramente batido
1 cucharadita de extracto de vainilla

RELLENO

450 gramos de queso crema con 1/3 menos de grasa, a temperatura ambiente
¾ de taza de crema agria
Edulcorante (puede ser Truvia, extracto de stevia o Splenda) equivalente a ½ taza de sacarosa
1 pizca de sal de mar fina
3 huevos grandes
El jugo de un limón pequeño y una cucharada de cáscara de limón rallada
2 cucharaditas de extracto de vainilla puro

Precalienta el horno a 170°C.

Para hacer la corteza: mezcla nueces molidas, edulcorante y canela en un tazón grande. Incorpora mantequilla derretida, huevo, vainilla y mezcla perfectamente.

Presiona la mezcla en el fondo y elabora los bordes de 4 a 5 centímetros de alto a los lados de un molde para pay de 25 centímetros.

Para hacer el relleno: mezcla queso crema, crema agria, edulcorante y sal en un tazón. Utiliza una batidora eléctrica y bate huevos, jugo de limón, cáscara de limón y vainilla. Bate a velocidad media durante un minuto.

Vierte el relleno en la corteza. Hornea hasta que el centro esté casi firme, aproximadamente durante 50 minutos. Deja enfriar el pastel de queso en un exhibidor. Refrigera hasta que esté bien frío antes de servir.

Variaciones: el relleno puede modificarse en muchísimas formas. Puedes agregar ½ taza de cacao en polvo y cubrir con laminitas de chocolate oscuro o sustituir el limón con jugo y cáscara de limón verde o cubrir con frutillas, hojas de menta y crema batida.

VINAGRETA

Esta receta para vinagreta básica es extremadamente versátil y puede ser modificada de muchas formas con sólo agregar algunos ingredientes, como mostaza Dijon, hierbas picadas (albahaca, orégano, perejil) o tomates deshidratados finamente picados. Si eliges vinagre balsámico, lee la etiqueta cuidadosamente, ya que muchos contienen azúcar. Otras buenas elecciones son el vinagre blanco destilado, el de arroz, de vino blanco o tinto y el de sidra.

Para preparar una taza

¾ de taza de aceite de oliva extravirgen
¼ de taza del vinagre de tu elección
1 diente de ajo finamente picado
1 cucharadita de cebolla en polvo
½ cucharadita de pimienta blanca o negra recién molida
1 pizca de sal de mar

Mezcla los ingredientes en un frasco de 340 gramos con tapa. Ciérralo fuertemente y agita para mezclar. Lo puedes almacenar en el refrigerador durante más de una semana. Agita bien antes de usar.

ADEREZO RANCH SIN PREOCUPACIONES

Cuando haces tu propio aderezo para ensaladas, incluso si usas algunos ingredientes preparados como la mayonesa, tienes mayor control sobre lo que contiene. Aquí tienes un aderezo ranch rápido que sólo contiene ingredientes saludables, siempre y cuando elijas una mayonesa que no contenga trigo, harina o jarabe de maíz alto en fructosa, sacarosa o aceite hidrogenados (la mayoría no los contienen).

Para preparar aproximadamente dos tazas

1 taza de crema agria
½ taza de mayonesa
1 cucharada de vinagre destilado blanco
½ taza de queso parmesano rallado (55 gramos)
1 cucharadita de ajo en polvo o ajo finalmente picado
1½ cucharaditas de cebolla en polvo
1 pizca de sal de mar

En un tazón, mezcla crema agria, mayonesa, vinagre y una cucharada de agua. Incorpora queso parmesano, ajo en polvo, cebolla en polvo y sal. Si quieres un aderezo menos espeso, agrega otra cucharada de agua. Almacena en el refrigerador.

AGRADECIMIENTOS

El camino hacia la iluminación de vivir sin trigo fue todo menos una línea recta. En verdad, fue una lucha zigzagueante, llena de altibajos para hacer las paces con lo que ha sido uno de los mayores errores nutricionales a escala internacional. Varias personas fueron fundamentales para ayudarme a entender estas cuestiones y transmitir este mensaje crucial a una audiencia mayor.

Tengo una deuda de gratitud hacia mi agente y amigo, Rick Broadhead, por haberme escuchado sobre algo que, como supe desde un principio, sonaba como una idea rara. Desde los primeros momentos, Rick estuvo detrás del proyecto al cien por ciento. Él catapultó mi propuesta al convertirla de una mera especulación en un plan completamente desarrollado y a todo vapor. Rick fue más que un agente dedicado, también me aconsejó cómo darle forma al mensaje y transmitirlo de la manera más efectiva, sin mencionar su inquebrantable apoyo moral.

Pam Krauss, mi editora en Rodale, me hizo dar todo mi esfuerzo y me ayudó a transformar mi prosa dispersa en su forma actual. Estoy seguro de que Pam pasó muchas largas noches estudiando detenidamente mis reflexiones, jalándose el cabello, preparándose otra jarra de café nocturno mientras blandía su bolígrafo de tinta verde sobre mi borrador. ¡Te debo un año de galletas nocturnas, Pam!

Hay una lista de personas que merecen mi agradecimiento por haberme proporcionado conocimientos únicos. Elisheva Rogosa de la Heritage Wheat Foundation (www.growseed.org) no sólo me ayudó a entender el papel del trigo antiguo en esta travesía de 10 000 años, sino que también me proporcionó el grano einkorn real que me permitió experimentar de primera mano lo que significa consumir el antepasado directo del grano que consumían los cazadores-recolectores natufianos. Tanto el doctor Allan Fritz, profesor de cultivo de trigo de la Universidad Estatal de Kansas, como el especialista en estadísticas en materia de agricultura y destacado analista de trigo del USDA, doctor Gary Vocke, me proporcionaron datos de sus investigaciones sobre el fenómeno del trigo moderno.

El doctor Peter Green, director del Centro de Enfermedad Celíaca de la Universidad de Columbia en la ciudad de Nueva York, a través de sus innovadores estudios clínicos y comunicaciones personales, aportó el trabajo preliminar que me ayudó a entender de qué manera la enfermedad celíaca entra dentro de un problema mayor que es la intolerancia al trigo. El doctor Joseph Murray, de la Clínica Mayo, no sólo proporcionó estudios extremadamente inteligentes que han ayudado a crear un caso incriminatorio contra la versión moderna del trigo generado por la industria agrícola, sino que me ayudó a entender aspectos que, en mi opinión, demostrarán las fechorías de este Frankengrano que se ha infiltrado en todos los aspectos de la cultura estadounidense.

Dos grupos de personas, demasiadas para nombrarlas y no obstante cerca de mi corazón, son mis pacientes y los seguidores de mi programa en línea para la prevención de la cardiopatía, *Track Your Plaque* (www.trackyourplaque.com). Ellos son la gente de carne y hueso que me ha enseñado muchas lecciones a lo largo del camino, las cuales me ayudaron a moldear y refinar estas ideas. Ellos son quienes me demostraron, una y otra vez, lo maravillosos que son los efectos en la salud al eliminar el trigo.

Mi amigo y gurú de la tecnología, Chris Kliesmet, me acompañó a lo largo de este esfuerzo, permitiéndome reflejar mis ideas en él con su manera de pensar siempre original.

Por supuesto, le debo un número infinito de detalles a mi maravillosa esposa, Dawn, a quien sin duda llevaré a muchos viajes bien merecidos después de sacrificar numerosas salidas familiares y noches juntos durante mi preocupación por llevar a cabo este esfuerzo. Mi amor, te amo y estoy agradecido porque me permitiste llevar a cabo este muy, muy importante proyecto.

Gracias a mi hijo, Bill, quien acaba de comenzar su primer año en la universidad, quien pacientemente me escuchó hablar una y otra vez sobre este tema. ¡Estoy impresionado por tu valor para discutir estas ideas con tus profesores! A mi hija, Lauren, quien anunció su estatus de tenista profesional cuando yo estaba trabajando en este libro, me aseguraré de apoyarte al lado de la cancha en más partidos. Por último, le ofrezco un amable consejo a Jacob, mi hijastro, quien soportó mis interminables regaños como: "¡Deja ese palito de pan!": Deseo verte tener éxito, prosperar y disfrutar del momento sin sufrir décadas de estupor, somnolencia y confusión emocional a causa nada más y nada menos que del sándwich de jamón que te acabas de comer. Aguanta con firmeza y sigue adelante.

REFERENCIAS

CAPÍTULO 2

[1] Rollo F., Ubaldi M., Ermini L., Marota I., "Ötzi's last meals: DNA analysis of the intestinal content of the Neolithic glacier mummy from the Alps" ["Las últimas comidas de Ötzi: análisis del ADN del contenido intestinal de la momia neolítica glaciar de los Alpes"], en *Proc Nat Acad Sci* 2002, 99 (20), 1° de octubre, pp. 12594-12599.

[2] Shewry P. R., "Wheat" ["Trigo"], en *J Exp Botany*, 60 (6), 2009, pp. 1537-1553.

[3] *Idem.*

[4] *Idem.*

[5] Song X., Ni Z. Yao Y. *et al.*, "Identification of differentially expressed proteins between hybrid and parents in wheat (*Triticum aestivum L.*) seedling leaves" ["Identificación de proteínas expresadas diferencialmente entre el híbrido y los padres en las hojas de plantas de trigo (*Triticum aestivum L.*)"], en *Theor Appl Genet*, 118 (2), enero de 2009, pp. 213-225.

[6] Gao X., Liu S. W., Sun Q., Xia G. M., "High frequency of HMW-GS sequence variation through somatic hybridization between *Agropyron elongatum* and common wheat" ["Alta frecuencia de variaciones de secuencia de HMW-GS a través de la hibridación somática entre el *Agropyron elongatum* y el trigo común"], en *Planta*, 23 (2), enero de 2010, pp. 245-250.

[7] Van der Broeck, H. C., de Jong H. C., Salentijn, E. M., *et al.*, "Presence of celiac disease epitopes in modern and old hexaploid wheat varieties: wheat breeding may have contributed to increased prevalence of celiac disease" ["Presencia de epítopes de enfermedad celíaca en variedades de trigo hexaploide modernas y antiguas: la mejora vegetal del trigo puede haber contribuido a incrementar la prevalencia de la enfermedad celíaca"], en *Theor Appli Genet*, 28 de julio de 2010.

[8] Shewry, *J Exp Botany*, 60 (6), 2009, pp. 1537-1553.

[9] Magaña-Gómez, J. A., Calderón de la Barca, A. M., "Risk assessment of genetically modified crops for nutrition and health" ["Evaluación de riesgo de las cosechas modificadas genéticamente para nutrición y salud"], en *Nutr Rev*, 67 (1), 2009, pp. 1-16.

[10] Dubcovsky, J., Dvorak, J., "Genome plasticity a key factor in the success of polyploidy wheat under domestication" ["Plasticidad genómica, un factor clave en el éxito del trigo poliploide en domesticación"], en *Science*, 316, 29 de junio de 2007, pp. 1862-1866.

CAPÍTULO 3

[1] Raeker, R. Ö., Gaines, C. S., Finney, P. L., Donelson, T., "Granule size distribution and chemical composition of starches from 12 soft wheat cultivars" ["Distribución del tamaño del gránulo y composición química de almidones de 12 variedades cultivadas o cultivares de trigo suave"], en *Cereal Chem*, 75 (5), 1998, pp. 721-728.

[2] Avivi, L., "High grain protein content in wild tetraploid wheat, *Triticum dioccoides*" ["Alto contenido de proteínas en los granos de trigo tetraploide silvestre, *Titricum dioccoides*"], en *Quinto Simposium Internacional de Genética del Trigo*, Nueva Delhi, India, del 23 al 28 de febrero de 1978, pp. 372-380.

[3] Cummings, J. H., Englyst, H. N., "Gastrointestinal effects of food carbohydrate" ["Efectos gastrointestinales de los carbohidratos de los alimentos"], en *Am J Clin Nutr*, 61, 1995, pp. 938S-45S.

[4] Foster-Powell, Holt S. H. A., Brand-Miller, J. C., "International table of glycemic index and glycemic load values: 2002" ["Tabla internacional de índice glucémico y valores de carga glucémica: 2002"], en *Am J Clin Nutr*, 76 (1), 2002, pp. 5-56.

[5] Jenkins, D. H. L., Wolever, T. M., Taylor, R. H. *et al.*, "Glycemic index on foods: a physiological basis for carbohydrate exchange" ["Índice glucémico de los alimentos: una base fisiológica para el intercambio de carbohidratos"], en *Am J Clin Nutr*, 34 (3), marzo de 1981, pp. 362-366.

[6] Juntunen, K. S., Niskanen, L. K., Liukkonen, K. H. *et al.*, "Posprandial glucose, insulin, and incretin responses to grain products in healthy subjects" ["Respuestas de la insulina, incretina y glucosa posprandial a productos de granos en sujetos saludables"], *Am J Clin Nutr*, 75(2), febrero de 2002, pp. 254-262.

[7] Järvi, A. E., Karlström, B. E., Granfeldt, Y. E., *et al.*, "The influence of food structure on postprandial metabolism in patients with non-insulin-dependent diabetes mellitus" ["La influencia de la estructura de los alimentos en el

metabolismo posprandial en pacientes con diabetes mellitus no dependiente de insulina"], en *Am J Clin Nutr*, 61 (4), abril de 1995, pp. 837-842.

8 Juntunen *et al.*, *Am J Clin Nutr*, 75 (2), febrero de 2002, pp. 254-262.

9 Järvi *et al.*, *Am J Clin Nutr*, 61 (4), abril de 1995, pp. 837-842.

10 Yoshimoto, Y., Tashiro, J., Takenouchi, T., Takeda, Y., "Molecular structure and some physiochemical properties of high-amylose barley starches" ["Estructura molecular y algunas propiedades fisioquímicas de los almidones de la cebada altos en amilosa"], en *Cereal Chemistry*, 77, 2000, pp. 279-285.

11 Murray, J. A., Watson, T., Clearman, B., Mitros, F., "Effect of a gluten-free diet on gastrointestinal symptoms in celiac disease" ["Efectos de una dieta sin gluten en los síntomas gastrointestinales presentes en la enfermedad celíaca"], en *Am J Clin Nutr*, 79 (4), abril de 2004, pp. 669-673.

12 Cheng, J., Brar, P. S., Lee, A. R., Green, P. H., "Body mass index in celiac disease: beneficial effect of a gluten-free diet" ["Índice de masa corporal en la enfermedad celíaca: efecto benéfico de una dieta sin gluten"], en *J Clin Gastroenterol*, 44 (4), abril de 2010, pp. 267-271.

13 Shewry, P. R., Jones, H. D., "Transgenic wheat: Where do we stand after the first 12 years?" ["Trigo transgénico: ¿en qué punto estamos después de 12 años?"], en *Ann App Biol*, 147, 2005, pp. 1-14.

14 Van Herpen, T., Goryunova, S. V., Van Derschoot, J. *et al.*, "Alpha-gliadin genes from the A, B and D genomes of wheat containing different sets of celiac disease epitopes" ["Genes Alfa-gliadína de genomas A, B y D de trigo con diferentes series de epitopes de enfermedad celíaca"], en *BMC Genomics*, 7, 10 de enero de 2006, p. 1.

15 Molberg Ø, Uhlen A. K., Jensen, T. *et al.*, "Mapping of gluten T-cell epitopes in the bread wheat ancestors: implications for celiac disease" ["Mapeo de epítopos de células T del gluten en los ancestros del pan de trigo: implicaciones para la enfermedad celíaca"], en *Gastroenterol*, 128, 2005, pp. 393-401.

16 Shewry, P. R., Halford, N. G., Belton, P. S., Tatham, A. S., "The structure and properties of gluten: an elastic protein from wheat grain" ["La estructura y propiedades del gluten: una proteína elástica del grano de trigo"], en *Phil Trans Roy Soc London*, 357, 2002, pp. 133-142.

17 Molberg *et al.*, *Gastroenterol*, 2005, pp. 128-393-401.

18 Tatham, A. S., Shewry, P. R., "Allergens in wheat and related cereals" ["Alergenos en el trigo y cereales relacionados"], en *Clin Exp Allergy*, 38, 2008, pp. 1712-1726.

CAPÍTULO 4

[1] Dohan, F. C., "Wheat 'consumption' and hospital admissions for schizophrenia during World war II. A preliminary report" ["El 'consumo' de trigo y las admisiones al hospital a causa de esquizofrenia durante la Segunda Guerra Mundial. Un reporte preliminar"], 18 (1), enero de 1966, pp. 7-10.

[2] Dohan, F. C., "Coeliac disease and schizophrenia" ["Enfermedad celíaca y esquizofrenia"], en *Brit Med J*, 7 de julio de 1973, pp. 51-52.

[3] Dohan F. C., "Hypothesis: Genes and neuroactive peptides from food as cause of schizophrenia" ["Hipótesis: Genes y péptidos neuroactivos de los alimentos como causa de la esquizofrenia"], en Costa, E. y M. Trabucchi (eds.), *Advances in Biochemical Psychopharmacology* [*Avances en picofarmacología bioquímica*], 22, Nueva York, Raven Press, 1980, pp. 535-548.

[4] Vlissides, D. N., Venulet, A., Jenner, F. A., "A double-blind gluten-free/gluten-load controlled trial in a secure ward population" ["Una prueba controlada doble ciego sin gluten/con gluten en un sector seguro de la población"], en *Br J Psych*, 148, 1986, pp. 447-452.

[5] Kraft, B. D., West, E. C., "Schizophrenia, gluten, and low-carbohydrate, ketogenic diets: a case report and review of the literature" ["Esquizofrenia, gluten y bajos carbohidratos, dietas ketogénicas: un reporte de caso y revisión de la literatura"], en *Nutr Metab*, 6, 2009, p. 10.

[6] Cermak, S. A., Curtin, C., Bandini, L. G., "Food selectivity and sensory sensitivity in children with autism spectrum disorders" ["Selectividad de alimentos y sensibilidad sensorial en niños con trastorno del espectro autista"], en *J Am Diet Assoc*, 110 (2), febrero de 2010, pp. 238-246.

[7] Knivsberg, A. M., Reicheltm, K. L., Hoien, T., Nodland, M., "A randomized, controlled study of dietary intervention in autistic syndromes" ["Un estudio controlado y aleatorio de intervención de la dieta en síndromes de autismo"], en *Nutr Neurosci*, 5, 2005, pp. 251-261.

[8] Millward, C., Ferriter, M., Calver, S. *et al.*, "Gluten- and casein free diets for autistic spectrum disorder" ["Dietas sin gluten ni caseína para el trastorno del espectro autista"], en *Cochrane Database Syst Rev*, 2, 16 de abril de 2008, CD003498.

[9] Whiteley, P., Haracopos, D., Knisberg, A. M. *et al.*, "The ScanBrit randomized controlled, single-blind study of gluten- and casein-free dietary intervention for children with autism spectrum disorders" ["Estudio ScanBrit controlado, aleatorio y simple ciego de la intervención de la dieta sin gluten ni caseína en niños con trastorno del espectro autista"], en *Nutr Neurosci*, 13 (2), abril de 2010, pp. 87-100.

[10] Niederhofer, H., Pittschieler, K., "A preliminary investigation of ADHD symptoms in persons with celiac disease" ["Una investigación preliminar

de los síntomas de TDAH en personas con enfermedad celíaca"], en *J Atten Disord*, 10 (2), noviembre de 2006, pp. 200-204.

[11] Zioudrou, C., Streaty R. A., Klee, W. A., "Opioid peptides derived from food proteins. The exorphins" ["Péptidos opioides derivados de las proteínas de los alimentos. Las exorfinas"], en *J Biol Chem*, 254 (7), 10 de abril de 1979, pp. 2446-2449.

[12] Pickar D., Vartanian, F., Bunney, W. E. Jr. *et al.*, "Short-term naloxone administration in schizophrenic and manic patients. A World Health Collaborative Study" ["Administración de naloxona a corto plazo en pacientes esquizofrénicos y maníacos"], en *Arch Gen Psychiatry*, 39 (3), marzo de 1982, pp. 313-319.

[13] Cohen, M.R., Cohen, R.M., Pickar, D., Murphy, D.L., "Naloxone reduces food intake in humans" [La naloxona reduce el consumo de alimentos en los seres humanos]. *Psychosomatic Med*, 1985, marzo/abril; 47(2):132-138.

[14] Drewnowski, A., Krahn, D. D., Demitrack, M. A., *et al.* "Naloxone, an opiate blocker, reduces the consumption of sweet high-fat foods in obese and lean female binge eaters" [La naloxona, un bloqueador de opiáceos reduce el consumo de alimentos dulces altos en grasa en mujeres obesas y delgadas que suelen atracarse de comida]. *Am J Clin N utr*, 1995; 61:1206-1212.

CAPÍTULO 5

[1] Flegal, K. M., Carroll, M. D., Ogden, C. L., Curtin, L. R., "Prevalence and trends in obesity among US adults" ["Prevalencia y tendencias en obesidad entre adultos de Estados Unidos"], 1999-2008, en *JAMA*, 303 (3), 2010, pp. 235-241.

[2] Flegal, K. M., Carroll, M. D., Kuczmarski, R. J., Johnson, C. L., "Overweight and obesity in the United States: prevalence and trends" ["Sobrepeso y obesidad en Estados Unidos: prevalencia y tendencias"], 1960-1994, en *Int J Obes Relat Metab Disord*, 22 (1), 1998, pp. 39-47.

[3] Costa D., Steckel, R. H., "Long-term trends in health, welfare, and economic growth in the United States" ["Tendencias a largo plazo en salud, bienestar y crecimiento económico en Estados Unidos"], en Steckel, R. H., Floud, R. (eds.), *Health and Welfare during Industrialization* [*Salud y Bienestar durante la Industrialización*], University Chicago Press, 1997, pp. 47-90.

[4] Klöting N., Fasshauer, M., Dietrich, A. *et al.*, "Insulin sensitive obesity" ["Obesidad sensible a la insulina"], en *Am J Phisiol Endocrinol Metab*, 22 de junio de 2010 [publicación digital anterior al impreso].

[5] DeMarco, V. G., Johnson, M. S., Whaley-Connell, A. T., Sowers, J. R., "Cytokine abnormalities in the etiology of the cardiometabolic syndrome"

["Anomalías de citoquina en la etiología del síndrome cardiometabólico"], en *Curr Hypertens Rep*, 12 (2), abril de 2010, pp. 93-98.

6 Matsuzawa Y., "Establishment of a concept of visceral fat syndrome and discovery of adiponectin", ["Establecimiento de un concepto de síndrome de grasa visceral y descubrimiento de adiponectina"], en *Proc Jpn Acad Ser B Phys Buiol Sci*, 86 (2), 2010, pp. 131-141.

7 *Idem*.

8 Funahashi, T., Matsuzawa, Y., "Hypoadiponectinemia: a common basis for diseases associated with overnutrition" ["Hipoadiponectinemia: una base común para enfermedades asociadas con la sobrenutrición"], en *Curr Atheroscler Rep*, 8 (5), septiembre de 2006, pp. 433-438.

9 Després, J., Lemieux, I., bergeron, J. *et al.*, "Abdominal obesity and the metabolic syndrome: contributions to global cardiometabolic risk", en *Arterioscl thromb Vasc Biol*, 28, 2008, pp. 1039-1049.

10 Lee., Y., Pratley, R. E., "Abdominal obesity and cardiovascular disease risk: the emerging role of the adipocyte" ["Obesidad abdominal y riesgo de enfermedades cardiovasculares: el papel emergente de los adipocitos"], en *J Cardiopulm Rehab Prev*, 27, 2007, pp. 2-10.

11 Lautenbach A., Budde, A., Wrann, C. D., "Obesity and the associated mediators leptin, estrogen and IGF-I enhance the cell proliferation and early tumorigenesis of breast cancer cells" ["Obesidad y los mediadores de leptina asociados, estrógenos e IGF-I mejoran la proliferación de células y la tumorigénesis temprana en células de cáncer de mama"], en *Nutr Cancer*, 61 (4), 2009, pp. 484-491.

12 Endogenous Hormones and Breast Cancer Collaborative Group [Grupo Colaborativo de Hormonas Endógenas y Cáncer de Mama], "Endogenous sex hormones and breast cancer in postmenopausal women: reanalysis of nine prospective studies" ["Hormonas sexuales endógenas y cáncer de mama en mujeres postmenopáusicas: análisis repetido de nueve estudios prospectivos"], en *J Natl cancer Inst*, 94, 2002, pp. 606-616.

13 Johnson R. E., Murah, M. H., "Gynecomastia: pathophysiology, evaluation, and management" ["Ginecomastia: patofisiología, evaluación y control"], en *Mayo Clinic Proc*, 84 (11), noviembre de 2009, pp. 1010-1015.

14 Phynnönen, P. A., Isometsä, E. T., Verkasalo, M. A. *et al.*, "Gluten-free diet may alleviate depressive and behavioral symptoms in adolescents with celiac disease: a prospective follow-up case-series study" ["La dieta sin gluten puede aliviar síntomas depresivos y de comportamiento en adolescentes con enfermedad celíaca: un estudio de seguimiento prospectivo a series de casos"], en *BMC Psychiatry*, 5, 2005, p. 14.

[15] Green, P., Stavropoulos, S., Pangi, S. *et al.*, "Characteristics of adult celiac disease in the USA: results of a national survey" ["Características de la enfermedad celíaca en Estados Unidos: resultados de una encuesta nacional"], en *Am J Gastroenterol*, 96, 2001, pp. 126-131.

[16] Cranney, A., Zarkadas, M., Graham, I. D. *et al.*, "The Canadian Celiac Health Survey" ["La Encuesta de Salud Celíaca de Canadá"], en *Dig Dis Sci* (5294), abril de 2007, pp. 1087-1095.

[17] Barera, G., Mora, S., Brambill, A. P. *et al.*, "Body composition in children with celiac disease and the effects of a gluten-free diet: a prospective case-control study" ["Composición corporal en niños con enfermedad celíaca y efectos de una dieta sin gluten: un estudio prospectivo de caso y control"], en *Am J Clin Nutr*, 72 (1), julio de 2000, pp. 71-75.

[18] Cheng, J., Brar, P. S., Lee, A. R., Green, P. H., "Body mass index in celiac disease: beneficial effect of a gluten-free diet" ["Índice de masa corporal en la enfermedad celíaca: efecto benéfico de una dieta sin gluten"], en *Am J Gastroenterol*, 44 (4), abril de 2010, pp. 267-271.

[19] Dickey, W., Kearney, N., "Overweight in celiac disease: prevalence, clinical characteristics, and effect of a gluten-free diet" ["Sobrepeso en la enfermedad celíaca: predominio, características clínicas y efecto de una dieta sin gluten"], en *Am J Gastroenterol*, 101 (10), octubre de 2006, pp. 2356-2359.

[20] Murray, J. A., Watson, T., Clearman, B., Mitros, F., "Effect of a gluten-free diet on gastrointestinal symptoms in celiac disease" ["Efecto de una dieta sin gluten en síntomas gastrointestinales en la enfermedad celíaca"], en *Am J Clin Nutr*, 79 (4), abril de 2004, pp. 669-673.

[21] Cheng *et al.*, *J Clin Gastroenterol*, 44 (4), abril de 2010, pp. 267-271.

[22] Barrera, G. *et al.*, *Am J Clin Nutr*, 72 (1), julio de 2000, pp. 71-75.

[23] Venkatasubramani, N., Telega, G., Werlin, S. L., "Obesity in pediatric celiac disease" ["Obesidad en pacientes con enfermedad celíaca pediátrica"], en *J Pediat Gastrolenterol Nutr*, 12 de mayo de 2010 [Publicación digital anterior al impreso].

[24] Bardella, M. T., Fredella, C., Prampolini, L. *et al.*, "Body composition and dietary intakes in adult celiac disease patients consuming a strict gluten-free diet" ["Composición corporal y consumos alimenticios en enfermedad celíaca en pacientes adultos que tienen una dieta estricta sin gluten"], en *Am J Clin Nutr*, 72 (4), octubre de 2000, pp. 937-939.

[25] Smecuol, E., González, D., Mautalen, C. *et al.*, "Longitudinal study on the effect of treatment on body composition and anthropometry of celiac disease patients" ["Estudio longitudinal sobre el efecto del tratamiento en la composición del cuerpo y la antropometría de pacientes con enfermedad celíaca"], en *Am J Gastroenterol*, 92 (4), abril de 1997, pp. 639-643.

331

[26] Green, P., Cellier, C., "Celiac disease" ["Enfermedad celíaca"], en *New Engl J Med*, 25 de octubre de 2007, pp. 357-1731-1743.

[27] Foster G. D., Wyatt, H. R., Hill, J. O. *et al.*, "A randomized trial of a low-carbohydrate diet for obesity" ["Prueba aleatoria de una dieta baja en carbohidratos para la obesidad"], en *N Engl J Med*, 348, 2003, pp. 2082-2090.

[28] Samaha, F. F., Iqbal, N., Seshadri, P. *et al.*, "A low-carbohydrate as compared with a low-fat diet in sever obesity" ["Una dieta baja en carbohidratos en comparación con una dieta baja en grasa en la obesidad severa"], en *N Engl J Med*, 348, 2003, pp. 2074-2081.

CAPÍTULO 6

[1] Paveley, W. F., "From Aretaeus to Crosby: a history of coeliac disease" ["De Areteo a Crosby: una historia de la enfermedad celíaca"], en *Brit Med J*, 297, 24-31 de diciembre de 1988, pp. 1646-1649.

[2] Van Berge-Henegouwen, Mulder, C., "Pioneer in the gluten free-diet: Willem-Karel Dicke 1905-1962 over 50 years of gluten free diet" ["Williem-Karel Dicke, pionero en la dieta sin gluten, 1905-1962, más de 50 años de dieta sin gluten"], en *Gut*, 34, 1993, pp. 1473-1475.

[3] Barton, S. H., Kelly, D. G., Murray, J. A., "Nutritional deficiencies in celiac disease" ["Deficiencias nutricionales en la enfermedad celíaca"], en *Gastroenterol Clin N Am*, 2007, pp. 36-93-108.

[4] Fasano, A., "Systemic autoimmune disorders in celiac disease" ["Trastornos autoinmunes sistémicos en la enfermedad celíaca"], en *Curr Opin Gastroenterol*, 22 (6), 2006, pp. 674-679.

[5] Fasano, A., Berti, I., Gerarduzzi, T. *et al.*, "Prevalence of celiac disease in at-risk and not-at-risk groups in the United States: a large multicenter study" ["Prevalencia de la enfermedad celíaca en grupos de riesgo y sin riesgo en Estados Unidos: un amplio estudio multicentros"], en *Arch Intern Med*, 163 (3), 10 de febrero de 2003, pp. 286-292.

[6] Farrell, R. J., Kelly, C. P., "Celiac sprue" ["Celiaquía"], en *N Engl J Med*, 34 (683), 2002, pp. 180-188.

[7] Garampazzi, A., Rapa A., Mura, S. *et al.*, "Clinical pattern of celiac disease is still changing" ["El patrón clínico de la enfermedad celíaca sigue cambiando"], en *J Ped Gastroenterol Nutr*, 45, 2007, pp. 611-614.

[8] Steens, R., Csizmadia, C., Goerge, E. *et al.*, "A national prospective study on childhood celiac disease in the Netherlands 1993-2000: An increasing recognition and a changing clinical picture" ["Un estudio prospectivo nacional en niños con enfermedad celíaca en los Países Bajos 1993-2000: un

mayor reconocimiento y una imagen clínica cambiante"], en *J Pediatr*, 2005, pp. 147-239-243.

⁹ McGowan, K. E., Castiglione, D. A., Butzner, J. D., "The changing face of childhood celiac disease in North America: impact of serological testing" ["El rostro cambiante de la enfermedad celíaca infantil en Norte América: impacto de la prueba serológica"], en *Pediatrics*, 124 (6), diciembre de 2009, pp. 1572-1578.

¹⁰ Rajani S., Huynh, H. Q., Turner, J., "The changing frequency of celiac disease diagnosed at the Stollery Children's Hospital" ["La frecuencia cambiante de la enfermedad celíaca diagnosticada en el Hospital Infantil Stollery"], en *Can J Gastroenterol*, 24 (2), febrero de 2010, pp. 109-112.

¹¹ Bottaro, G., Cataldo, F., Rotolo, N. *et al.*, "The clinical pattern of subclinical/silent celiac disease: an analysis on 1026 consecutive cases" ["El patrón clínico de la enfermedad celíaca subclínica/silente: un análisis en 1026 casos consecutivos"], en *Am J Gastroenterol*, 94 (3), marzo de 1999, pp. 691-696.

¹² Rubio-Tapia, A., Kyle, R. A., Kaplan, E. *et al.*, "Increased prevalence and mortality in undiagnosed celiac disease" ["Prevalencia aumentada y mortalidad en casos de enfermedad celíaca no diagnosticada"], en *Gastroenterol*, 137 (1), julio de 2009, pp. 88-93.

¹³ Lohi, S., Mustalahti, K., Kaukinen, K. *et al.*, "Increasing prevalence of celiac disease over time" ["Prevalencia aumentada de la enfermedad celíaca con el tiempo"], en *Aliment Pharmacol Ther*, 26, 2007, pp. 1217-1225.

¹⁴ Van der Windt, D., Jellema, P., Mulder, C. J. *et al.*, "Diagnostic testing for celiac disease among patients with abdominal symptoms: a systematic review" ["Prueba de diagnóstico de enfermedad celíaca entre pacientes con síntomas abdominales: una revisión sistemática"], en *J Am Med Assoc*, 303 (17), 2010, pp. 1738-1746.

¹⁵ Johnston, S. D., McMillan, S. A., Collins, J. S. *et al.*, "A comparison of antibodies to tissue transglutaminase with conventional serological tests in the diagnosis of coeliac disease" ["Una comparación de anticuerpos contra transglutaminasa tisular con pruebas serológicas convencionales en el diagnóstico de enfermedad celíaca"], en *Eur J Gastroenterol Hepatol*, 15 (9), septiembre de 2003, pp. 1001-1004.

¹⁶ Van der Windt *et al.*, *J Am Med Assoc*, 303 (17), 2010, pp. 1738-1746.

¹⁷ Johnston, S. D. *et al.*, *Eur J Gastroenterol Hepatol*, 15 (9), septiembre de 2003, pp. 1001-1004.

¹⁸ Van der Windt *et al.*, *J Am Med Assoc*, 303 (17), 2010, pp. 1738-1746.

¹⁹ NIH Consensus Development Conference on Celiac Disease [Conferencia de los NIH para la Generación de Consenso sobre la Enfermedad Celíaca], en *NIH Consens State Sci Statements*, 21 (1), 28-30 de junio de 2004, pp. 1-23.

[20] Mustalahti, K., Lohiniemi, S., Collin, P. *et al.*, "Gluten-free diet and quality of life in patients with screen-detected celiac disease" ["Dieta sin gluten y calidad de vida de pacientes con enfermedad celíaca detectada"], en *Eff Clin Pract* 202, 5 (3), mayo-junio, pp. 105-113.

[21] Ensari., A., Marsh, M. N., Morgan, S. *et al.*, "Diagnosing coeliac disease by rectal gluten challenge: a prospective study based on immunopathology, computerized image analysis and logistic regression analysis" ["Diagnóstico de la enfermedad celíaca a través del reto rectal del gluten: un estudio prospectivo basado en inmunopatología, análisis de imagen computarizada y análisis de regresión logística"], en *Clin Sci* (Londres), 101 (2), agosto de 2001, pp. 199-207.

[22] Bach, J. F., "The effect of infections on susceptibility to autoimmune and allergic disease" ["El efecto de las infecciones en la susceptibilidad a enfermedades autoinmunes y alérgicas"], en *N Engl Med*, 347, 2002, pp. 911-920.

[23] Van den Broeck, H. C., de Jong, H. C., Salentijn, E. M. *et al.*, "Presence of celiac disease epitopes in modern and old hexaploid wheat varieties: Wheat breeding may have contributed to increased prevalence of celiac disease" ["Presencia de epítopes de enfermedad celíaca en variedades de trigo hexaploides modernas y antiguas"], en *Theor Appl Genet*, 28 de julio de 2010 [Publicación digital anterior al impreso].

[24] Drago, S., El Asmar, R., Di Pierro, M. *et al.*, "Gliadin, zonulin and gut permeability: effects on celiac disease and nonceliac intestinal mucosa and intestinal cell lines" ["Gliadina, zonulina y permeabilidad del intestino: efectos en la enfermedad celíaca y en la mucosa intestinal no celíaca y en las líneas célulares intestinales"], en *Scand J Gastroenterol*, 41, 2006, pp. 408-419.

[25] Guttman, J. A., Finlay, B. B., "Tight junctions as targets of infection agents" ["Las uniones estrechas como blanco de agentes infecciosos"], en *Biochim Biophys Acta*, 1788 (4), abril de 2009, pp. 832-841.

[26] Parnell N., Ciclitira, P. J., "Celiac disease" ["Enfermedad celíaca"], en *Curr Opin Gastroenterol*, 15 (2), marzo de 1999, pp. 120-124.

[27] Peters U., Asling, J., Gridley, G. *et al.*, "Causes of death in patients with celiac disease in a population-based Swedish cohort" ["Causas de muerte en pacientes con enfermedad celíaca en cohortes suecas basadas en población"], en *Arch Intern Med*, 163, 2003, pp. 1566-1572.

[28] Hafström, I., Ringertz, B., Spängberg, A. *et al.*, "A vegan diet free of gluten improves the signs and symptoms of rheumatoid arthritis: the effects on arthritis correlate with a reduction in antibodies to food antigens" ["Una dieta vegana sin gluten mejora los signos y síntomas de artritis reumatoide: los efectos en la artritis se relacionan con una reducción en los anticuerpos contra los antígenos de los alimentos"], en *Rheumatology* (Oxford), 40 (10), octubre de 2001, pp. 1175-1179.

[29] Peters *et al.*, *Arch Intern Med*, 163, 2003, pp. 1566-1572.

[30] Barrera, G., Bonfanti, R., Viscardi, M. *et al.*, "Occurrence of celiac disease after onset of type 1 diabetes: a 6-year prospective longitudinal study" ["Ocurrencia de enfermedad celíaca después del inicio de diabetes tipo 1: un estudio longitudinal prospectivo de 6 años"], en *Pediatrics*, 109, 2002, pp. 833-838.

[31] Ascher, H., "Coeliac disease and type 1 diabetes: an affair still with much hidden behind the veil" ["Enfermedad celíaca y diabetes tipo 1: un asunto con muchos aspectos aún escondidos tras el velo"], en *Acta Paediatr*, 90, 2001, pp. 1217-1225.

[32] Hadjivassiliou, M., Sanders, D. S., Grünewald, R. A. *et al.*, "Gluten sensitivity: from gut to brain" ["Sensibilidad al gluten: del intestino al cerebro"], en *Lancet*, 9, marzo de 2010, pp. 318-330.

[33] Hadjivassiliou, Grünewald, R. A, Lawden, M. *et al.*, "Headache and CNS white matter abnormalities associated with gluten sensitivity" ["Dolor de cabeza y anomalías en sustancia blanca del sistema nervioso central asociadas con la sensibilidad al gluten"], en *Neurology*, 56 (3), 13 de febrero de 2001, pp. 385-388.

[34] Barton, S. H., Kelly, D. G., Murray, J. A., *Gastroenterol Clin N Am*, 36, 2007, pp. 93-108.

[35] Ludvigsson, J. F., Montgomery, S. M., Ekbom A. *et al.*, "Small-intestinal histopathology and mortality risk in celiac disease" ["Histopatología del intestino delgado y riesgo de mortalidad en la enfermedad celíaca"], en *J Am Med Assoc*, 302 (11), 2009, pp. 1171-1178.

[36] West, J., Logan, R., Smith, C. *et al.*, "Malignancy and mortality in people with celiac disease: population based cohort study" ["Malignidad y mortalidad en personas con enfermedad celíaca: estudio basado en una población base"], en *Brit Med J*, 21 de julio de 2004: doi:10.1136/bmj.38169.486701.7C.

[37] Askling, J., Linet, M., Gridley, G. *et al.*, "Cancer incidence in a population-based cohort of individuals hospitalized with celiac disease or dermatitis herpetiformis" ["Incidencia de cáncer en una cohorte basada en población de individuos hospitalizados con enfermedad celíaca o dermatitis herpetiforme"], en *Gastroenterol*, 123 (5), noviembre de 2002, pp. 1428-1435.

[38] Peters *et al.*, *Arch Intern Med*, 163, 2003, pp. 1566-1572.

[39] Ludvigsson *et al.*, *J Am Med Assoc*, 302 (11), 2009, pp. 1171-1178.

[40] Holmes, G. K. T., Prior, P., Lane, M. R. *et al.*, "Malignancy in celiac disease: effect of a gluten free diet" ["Malignidad en la enfermedad celíaca: efecto de una dieta sin gluten"], en *Gut*, 30, 1989, pp. 333-338.

41 Ford, A. C., Chey, W. D., Talley, N. J. *et al.*, "Yield of diagnostic tests for celiac disease in individuals with symptoms suggestive of irritable bowel syndrome: systematic review and meta-analysis" ["Resultados de las pruebas de diagnóstico de enfermedad celíaca en individuos con síntomas que sugieren síndrome del intestino irritable: revisión sistemática y meta-análisis"], en *Arch Intern Med*, 169 (7), 13 de abril, pp. 651-658.

42 *Idem.*

43 Bagci, S., Ercin, C. N., Yesilova, Z. *et al.*, "Levels of serologic markers of celiac disease in patients with reflux esophagitis" ["Niveles de marcadores serológicos de enfermedad celíaca en pacientes con reflujo gastroesofágico"], en *World J Gastroenterol*, 12 (41), 7 de noviembre de 2006, pp. 6707-6710.

44 Usai, P., Manca, R., Cuomo, R. *et al.*, "Effect of gluten-free diet and co-morbidity of irritable bowel syndrome-type symptoms on health-related quality of life in adult coeliac patients" ["Efecto de una dieta sin gluten y comorbilidad de síntomas tipo síndrome del intestino irritable en la calidad de vida relacionada con la salud de los pacientes celíacos adultos"], en *Dig Liver Dis*, 39 (9), septiembre de 2007, pp. 824-828.

45 Collin, P. M., Mustalahti, K., Kyrönpalo, S. *et al.*, "Should we screen reflux oesophagitis patients for coeliac disease?" ["¿Debemos revisar a los pacientes con reflujo gastroesofágico para ver si padecen enfermedad celíaca?"], en *Eur J Gastroenterol Hepatol*, 16 (9), septiembre de 2004, pp. 917-920.

46 Cuomo, A., Romano, M., Rocco, A. *et al.*, "Reflux oesophagitis in adult coeliac disease: beneficial effect of a gluten free diet" ["Reflujo gastroesofágico en enfermedad celíaca en adultos: efectos benéficos de una dieta sin gluten"], en *Gut*, 52 (4), abril de 2003, pp. 514-517.

47 *Idem.*

48 Verdu, E. F., Armstrong, D., Murray, J. A., "Between celiac disease and irritable bowel syndrome: the 'no man's land' of gluten sensitivity" ["Entre la enfermedad celíaca y el síndrome del intestino irritable: la 'tierra de nadie' de la sensibilidad al gluten"], en *Am J Gastroenterol*, 104 (6), junio de 2009, pp. 1587-1594.

CAPÍTULO 7

1 Zhao, X., 434-PP. Presentado en las Sesiones Científicas número 70 de la Asociación Americana de Diabetes, 25 de junio de 2010.

2 Franco, O. H., Steyerberg, E. W., Hu, F. B. *et al.*, "Associations of diabetes mellitus with total life expectancy and life expectancy with and without cardiovascular disease" ["Asociaciones de la diabetes mellitus con la esperanza de vida total y la esperanza de vida con y sin enfermedad cardiovascular"], en *Arch Intern Med*, 167 (11), 11 de junio de 2007, pp. 1145-1151.

[3] Daniel, M., Rowley, K. G., McDermott, R. et al., "Diabetes incidence in an Australian aboriginal population: a 8-year follow-up study" ["Incidencia de diabetes en una población aborigen australiana: un estudio de seguimiento de 8 años"], en Diabetes Care, 22, 1999, pp. 1993-1998.

[4] Ebbesson, S. O., Schraer, C. D., Risica, P. M. et al., "Diabetes and impaired glucose tolerance in three Alaskan Eskimo populations: the Alaska-Siberia Project" ["Diabetes y afectación de la tolerancia a la glucosa en tres poblaciones esquimales de Alaska: el proyecto Alaska-Siberia"], en Diabetes Care, 21, 1998, pp. 563-569.

[5] Cordain, L., "Cereal grains: Humanity's double-edged sword" ["Granos de cereales: la espada de dos filos de la humanidad"], en Simopoulous A. P. (ed.), "Evolutionary aspects of nutrition and health" ["Aspectos evolutivos de la nutrición y la salud"], World Rev Nutr Diet, 84, 1999, pp. 19-73.

[6] Reaven, G. M., "Banting Lecture 1988: Role of insulin resistance in human disease" ["Conferencia Banting de 1988: Papel de la resistencia a la insulina en la enfermedad humana"], en Diabetes, 37, 1988, pp. 1595-1607.

[7] Crawford, E. M., "Death rates from diabetes mellitus in Ireland 1833-1983: a historical commentary", ["Tasas de mortalidad por diabetes mellitus en Irlanda 1833-1983: un comentario histórico"], en Ulster Med J, 56 (2), octubre de 1987, pp. 109-115.

[8] Ginsberg, H. N., MacCallum, P. R., "The obesity, metabolic syndrome, and type 2 diabetes mellitus pandemic: Part I. increased cardiovascular disease risk and the importance of atherogenic dyslipidemia in persons with the metabolic syndrome and type 2 diabetes mellitus" ["La pandemia de la obesidad, el síndrome metabólico y la diabetes mellitus tipo 2. Parte I. Aumento en el riesgo de enfermedad cardiovascular y la importancia de dislipidemia aterogénica en personas con síndrome metabólico y diabetes mellitus tipo 2"], en J Cardiometab Syndr, 4 (2), 2009, pp. 113-119.

[9] Centros para el Control de Enfermedades. Acta nacional de diabetes 2011, en http://apps.nccd.cdc.gov/DDTSTRS/FactSheet.aspx.

[10] Ginsberg et al., J Cardiometab Syndr, 4, 2009, pp. 113-119.

[11] Centros para el Control de Enfermedades, "Overweight and obesity trends among adults" ["Tendencias de obrepeso y obesidad en adultos"], 2011: http://www.cdc.gov/obesity/data/index.html.

[12] Wang, Y., Beydoun, M. A., Liang et al., "Will all Americans become overweight or obese? Estimating the progression and cost of the US obesity epidemic" ["¿Todos los norteamericanos tendrán sobrepeso u obesidad? Estimando de la progresión y los costos de la epidemia de obesidad en Estados Unidos"], en Obesity (Silver Spring), 16 (10), octubre de 2008, pp. 2323-2330.

[13] USDA, "U. S. Per capita wheat use" ["Uso per cápita de trigo en Estados Unidos"], en http://www.ers.usda.gov/amberwaves/september08/findings/wheatflour.htm.

[14] Macor C., Ruggeri, A., Mazzonetto, P. *et al.*, "Visceral adipose tissue impairs insulin secretion and insulin sensitivity but not energy expenditure in obesity" ["El tejido adiposo visceral disminuye la secreción de insulina y la sensibilidad a la insulina pero no el gasto de energía en la obesidad"], en *Metabolism*, 197, 46 (2), febrero, pp. 123-129.

[15] Marchetti, P., Lupi, R., Del Guerra S. *et al.*, "The beta-cell in human type 2 diabetes" ["Las células beta en la diabetes tipo 2 en seres humanos"], en *Adv Exp Med Biol*, 654, 2010, pp. 501-514.

[16] *Idem.*

[17] Wajchenberg, B. L., "Beta-cell failure in diabetes and preservation by clinical treatment" ["Alteración de las células beta en la diabetes y preservación mediante tratamiento clínico"], en *Endocr Rev*, 28 (2), abril de 2007, pp. 187-218.

[18] Banting, F. G., Best, C. H., Collip, J. B. *et al.*, "Pancreatic extracts in the treatment of diabetes mellitus: preliminary report" ["Extractos pancreáticos en el tratamiento de diabetes mellitus: un reporte preliminar"], en *Can Med Assoc J*, 12 (3), marzo de 1922, pp. 141-146.

[19] Westman, E. C., Vernon, M. C., "Has carbohydrate-restriction been forgotten as a treatment for diabetes mellitus? A perspective on the ACCORD study design" ["¿Acaso se ha olvidado la restricción de carbohidratos como tratamiento para la diabetes mellitus? Una perspectiva sobre el diseño de estudio ACCORD"], en *Nutr Metab*, 5, 2008, p. 10.

[20] Volek, J. S., Sharman, M., Gómez, A. *et al.*, "Comparison of energy-restricted very low-carbohydrate and low-fat diets on weight loss and body composition in overweight men and women" ["Comparación de dietas muy bajas en carbohidratos con restricción de energía y dietas bajas en grasa en la pérdida de peso y la composición corporal en hombres y mujeres con sobrepeso"], en *Nutr Metab* (Londres), 1 (1), 8 de noviembre de 2004, p. 13.

[21] Volek, J. S., Phinney, S. D., Forsythe, C. E. *et al.*, "Carbohydrate restriction has a more favorable impact on the metabolic syndrome than a low-fat diet" ["La restricción de carbohidratos tiene un impacto más favorable en el síndrome metabólico que una dieta baja en grasa"], en *Lipids*, 44 (4), abril de 2009, pp. 297-309.

[22] Ster, L., Iqbal, N., Seshadri, P. *et al.*, "The effects of a low-carbohydrate versus conventional weight loss diets in severely obese adults: one-year follow-up of a randomized trial" ["Los efectos de una dieta baja en carbohidratos versus dietas convencionales para perder peso en adultos con obesidad severa:

seguimiento de un año a una prueba aleatorizada"], en *Ann Intern Med*, 140, 2004, pp. 778-785.

[23] Samaha, F. F., Iqbal, N., Seshadri, P. *et al.*, "A low-carbohydrate as compared with a low-fat diet in severe obesity" ["Una dieta baja en carbohidratos en comparación con una dieta baja en grasa en la obesidad severa"], en *N Engl J Med*, 348, 2003, pp. 2074-2081.

[24] Gannon, M. C., Nuttall, F. Q., "Effect of a high-protein, low-carbohydrate diet on blood glucose control in people with type 2 diabetes" ["Efecto de una dieta alta en proteínas, baja en carbohidratos en el control de la glucosa de la sangre en personas con diabetes tipo 2"], en *Diabetes*, 53, 2004, pp. 2375-2382.

[25] Stern *et al.*, *Ann Intern Med*, 140, 2004, pp. 778-785.

[26] Boden, G., Sargrad, K., Homko, C. *et al.*, "Effect of a low-carbohydrate diet on appetite, blood glucose levels and insulin resistance in obese patients with type 2 diabetes" ["Efecto de una dieta baja en carbohidratos en el apetito, los niveles de glucosa en la sangre y la resistencia a la insulina en pacientes obesos con diabetes tipo 2"], en *Ann Intern Med*, 142, 2005, pp. 403-411.

[27] Ventura A., Neri, E., Ughi, C. *et al.*, "Gluten-dependent diabetes-related and thyroid related autoantiobodies in patients with celiac disease" ["Autoanticuerpos dependientes del gluten, relacionados con la diabetes y relacionados con la tiroides en pacientes con enfermedad celíaca"], en *J. Pediatr*, 2000, 137-263-5.

[28] Vehik, Hamman, R. F., Lezotte, D. *et al.*, "Increasing incidence of type 2 diabetes in 0- to 17-year old in Colorado youth" ["Incremento en la incidencia de diabetes tipo 2 en personas de 0 a 17 años en la juventud de Colorado"], en *Diabetes Care*, 30 (3), marzo de 2007, pp. 503-509.

[29] DIAMOND Project Group, "Incidence and trends of childhood type 1 diabetes worldwide 1990-1999" ["Incidencia y tendencias de la diabetes tipo 1 infantil a nivel mundial 1990-1999"], en *Diabet Med*, 23 (8), agosto de 2006, pp. 857-866.

[30] Hansen, D., Bennedbaek, F. N., Hansen, L. K. *et al.*, "High prevalence of coeliac disease in Danish children with type 1 diabetes mellitus" ["Alta prevalencia de enfermedad celíaca en niños daneses con diabetes mellitus tipo 1"], en *Acta Pediatr*, 90 (11), noviembre de 2001, pp. 1238-1243.

[31] Barera, G., Bonfanti, R., Viscrdi, M. *et al.*, "Occurrence of celiac disease after onset of type 1 diabetes: A 6-year prospective longitudinal study" ["Ocurrencia de enfermedad celiaca tras el inicio de la diabetes tipo 1: Un estudio prospectivo longitudinal de 6 años"], en *Pediatrics*, 109, 2002, pp. 833-838.

[32] *Idem.*

33 Funda, D. P., Kaas, A., Bock, T. *et al.*, "Gluten-free diet prevents diabetes in NOD mice" ["Una dieta sin gluten previene la diabetes en ratones NOD"], en *Diabetes Metab Res Rev*, 15, 1999, pp. 323-327.

34 Maurano, F., Mazzarella, G., Luongo, D. *et al.*, "Small intestinal enteropathy in non-obese diabetic mice fed a diet containing wheat" ["Enteropatía del intestino Delgado en ratones diabéticos sin obesidad alimentados con una dieta que contiene trigo"], en *Diabetologia*, 48 (5), mayo de 2005, pp. 931-937.

35 Westman, E. C., Yancy, W. S., Mavropoulos, J. C. *et al.*, "The effect of a low-carbohydrate, ketogenic diet versus a low-glycemic index diet on glycemic control in type 2 diabetes mellitus" ["El efecto de una dieta baja en carbohidratos, cetogénica versus una dieta de bajo índice glicémico para el control glicémico en la diabetes mellitus tipo 2"], en *Nutr Metab*, 5, 9 de diciembre de 2008, p. 36.

CAPÍTULO 8

1 Wyshak, G. "Teenaged girls, carbonated beverage consumption, and bone fractures" ["Chicas adolescentes, consumo de bebidas carbonatadas y fracturas de huesos"], en *Arch Pediatr Adolesc Med*, 154 (6), junio de 2000, pp. 610-613.

2 Remer, T., Manz, F., "Potential renal acid load foods and its influence on urine pH" ["Carga ácida potencial renal de los alimentos y su influencia en el pH de la orina"], en *J Am Diet Assoc*, 95, 1995, pp. 791-797.

3 Alexy, U., Remer, T., Manz, F. *et al.*, "Long-term protein intake and dietary potential renal acid load are associated with bone modeling and remodeling at the proximal radius in healthy children" ["El consumo de proteínas a largo plazo y la carga ácida renal potencial de la dieta se asocian con el modelado y remodelado de los huesos en el radio proximal de niños saludables"], en *Am J Clin Nutr*, 82 (5), noviembre de 2005, pp. 1107-1114.

4 Sebastian, A., Frassetto, L. A., Sellmeyer, D. E. *et al.*, "Estimation of the net acid load of the diet of ancestral preagricultural *Homo sapiens* and their hominid ancestors" ["Estimación de la carga ácida neta de la dieta del *Homo sapiens* ancestral previo a la agricultura y sus ancestros homínidos"], en *Am J Clin Nutr*, 76, 2002, pp. 1308-1316.

5 Kurtz, I., Maher, T., Hulter, H. N. *et al.*, "Effect of diet on plasma acid-base composition in normal humans" ["Efecto de la dieta en la composición ácido-base del plasma en seres humanos normales"], en *Kidney Int*, 24, 1983, pp. 670-680.

6 Frassetto, L., Morris, R. C., Sellmeyer, D. E. *et al.*, "Diet evolution and aging" ["Evolución de la dieta y envejecimiento"], en *Eur J Nutr*, 40, 2001, pp. 200-213.

[7] *Idem.*

[8] Frassetto, L. A., Todd, K. M., Morris, R. C. Jr., Sebastian, A., "Worldwide incidence of hip fracture in elderly women: relation to consumption of animal and vegetable foods" ["Incidencia a nivel mundial de fractura de cadera en mujeres ancianas: relación con el consumo de alimentos animales y vegetales"], en *J Gerontol A Biol Sci Med Sci*, 55, 2000, M585-92.

[9] Van Staa, T. P., Dennison, E. M., Leufkens, H. G. *et al.*, "Epidemiology fractures in England and Wales" ["Epidemiología de las fracturas en Inglaterra y Gales"], en *Bone*, 29, 2001, pp. 517-522.

[10] Grady, D., Rubin, S. M., Petitti, D. B. *et al.*, "Hormone therapy to prevent disease and prolong life in postmenopausal women" ["Terapia hormonal para prevenir enfermedades y prolonger la vida en mujeres posmenopáusicas"], en *Ann Intern Med*, 117, 1992, pp. 1016-1037.

[11] Dennison, E., Mohamed, M. A., Cooper, C., "Epidemiology of osteoporosis" ["Epidemiología de la osteoporosis"], en *Rheum Dis Clin N Am*, 32, 2006, pp. 617-629.

[12] Berger, C., Langsetmo, L., Joseph, L. *et al.*, "Change in bone mineral density as a function of age in women and men and association with the use of antiresorptive agents" ["Cambio en la densidad mineral de los huesos en función de la edad en mujeres y hombres y asociación con el uso de agentes antirresortivos"], en *CMAJ*, 178, 2008, pp. 1660-1668.

[13] Massley, L. K., "Dietary animal and plant protein and human bone health: a whole foods approach", ["Proteínas animales y vegetales de la dieta y salud ósea en los seres humanos: perspectiva desde los alimentos integrales"], en *J Nutr*, 133, 862S-5S.

[14] Sebastian *et al.*, *Am J Clin Nutr*, 76, 2002, pp. 1308-1316.

[15] Jenkins, D. J., Kendall, C. W., Vidgen *et al.*, "Effect of high vegetable protein diets on urinary calcium loss in middle-aged men and women" ["Efecto de las dietas altas en proteínas vegetales en la pérdida de calcio a través de la orina en hombres y mujeres de edad media"], en *Eur J Clin Nutr*, 57 (2), febrero de 2003, pp. 376-382.

[16] Sebastian *et al.*, *Am J Clin Nutr*, 76, 2002, pp. 1308-1316.

[17] Denton, D., *The Hunger for Salt*, Nueva York, Springer-Verlag, 1962.

[18] Sebastian *et al.*, *Am J Clin Nutr*, 76, 2002, pp. 1308-1316.

[19] Asociación Americana de Cirujanos Ortopédicos. Actas sobre reemplazo de cadera, en http://www.aaos.org/research/stats/Hip_Facts.pdf.

[20] Sacks, J. J., Luo, Y. H., Helmick, C. G., "Prevalence of specific types of arthritis and other rheumatic conditions in the ambulatory health care system in the United States, 2001-2005" ["Prevalencia de tipos específicos de

artritis y otras enfermedades reumáticas en el sistema de salud ambulatorio de Estados Unidos, 2001-2005"], en *Arthr Care Res*, 62 (4), abril, pp. 460-464.

[21] Katz, J. D., Agrawal, S., Velasquez, M., "Getting to the heart of the matter: osteoarthritis takes place as part of the metabolic syndrome" ["Hasta el meollo del asunto: la osteoartirits tiene lugar como parte del síndrome metabólico]", en *Curr Opin Rheumatol*, 28 de junio de 2010. [Publicación digital antes que el impreso.]

[22] Dumond, H., Presle, N., Terlain, B. *et al.*, "Evidence for a key role of leptin in osteoarthiritis" ["Evidencia del papel clave de la leptina en la osteoartirits"], en *Arthr Rheum*, 48 (11), noviembre de 2003, pp. 3118-3129.

[23] Wang, Y., Simpson, J. A., Wluka, A. E. *et al.*, "Relationship between body adiposity measures and risk of primary knee and hip replacement for osteoarthritis: a prospective cohort study" ["Relación entre la medidas de adiposidad corporal y riesgo de reemplazo primario de rodilla y cadera en la osteoartritis: un estudio prospectivo de cohorte"], en *Arthr Res Ther*, 11, 2009, R31.

[24] Toda, Y., Toda, T., Takemura, S. *et al.*, "Change in body fat, but not body weight or metabolic correlates of obesity, is related to symptomatic relief of obese patients with knee osteoarthritis after a weight control program" ["El cambio en la grasa corporal, pero no en el peso corporal ni en las correlaciones metabólicas de la obesidad, se relaciona con alivio sintomático de pacientes obesos con osteoartritis de rodilla después de seguir un programa de control de peso"], en *J Rheumatol*, 25 (11), noviembre de 1998, pp. 2181-2186.

[25] Christensen, R., Astrup, A., Bliddal, H. *et al.*, "Weight loss: the treatment of choice for knee osteoarthritis? A randomized trial" ["Pérdida de peso: ¿el tratamiento que hay que elegir para la osteoartritis de rodilla?"], en *Osteoarthr Cart*, 13 (1), enero de 2005, pp. 20-27.

[26] Anderson, A. S., Loeser, R. F., "Why is osteoarthritis an age-related disease?" ["¿Por qué la osteoarthritis es una enfermedad relacionada con la edad?"], en *Best Prac Res Clin Rheum*, 24, 2010, pp. 15-26.

[27] Meyer, D., Stavropolous, S., Diamond, B. *et al.*, "Osteoporosis in a North American adult population with celiac disease" ["Osteoporosis en una población de adultos con enfermdad celíaca en Norteamérica"], en *Am J Gastroenterol*, 96, 2001, 112-119.

[28] Mazure, R., Vázquez, H., González, D. *et al.*, "Bone mineral affection in asymptomatic adult patients with celiac disease" ["Afección mineral ósea en pacientes adultos asintomáticos con enfermedad celíaca"], en *Am J Gastroenterol*, 89 (12), diciembre de 1994, pp. 2130-2134.

[29] Stenson, W. F., Newberry, R., Lorenz, R. *et al.*, "Increased prevalence of celiac disease and need for routine screening among patients with osteoporosis" ["Aumento en la prevalencia de la enfermedad celíaca y necesidad de

exámenes de rutina entre los pacientes con osteoporosis"], en *Arch Intern Med*, 165 (4), 28 de febrero de 2005, pp. 393-399.

[30] Bianchi, M. L., Bardella, M. T., "Bone in celiac disease" ["Los huesos en la enfermedad celíaca"], en *Osteoporos Int*, 19, 2008, pp. 1705-1716.

[31] Fritzsch, J., Hennicke, G., Tannapfel, A., "Ten fractures in 21 years" ["Diez fracturas en 21 años"], en *Unfallchirug*, 1058 (11), noviembre de 2005, pp. 994-997.

[32] Vásquez, H., Mazure, R., González, D. *et al.*, "Risk of fractures in celiac disease patients: a cross-sectional, case-control study" ["Riesgo de fracturas en pacientes con enfermedad celíaca: un estudio transversal de control de casos"], en *Am J Gastroenterol*, 95 (1), enero de 2000, pp. 183-189.

[33] Lindh, E., Ljunghall, S., Larsson, K., Lavö, B., "Screening for antibodies against gliadin patients with osteoporosis" ["Buscando anticuerpos contra la gliadina en pacientes con osteoporosis"], en *J Int Med*, 231, 1992, pp. 403-406.

[34] Hafström, I., Ringertz, B., Spangberg, A. *et al.*, "A vegan diet free of gluten improves the signs and symptoms of rheumatoid arthritis: the effects on arthritis correlate with a reduction in antibodies to food antigens" ["Una dieta vegana sin gluten mejora los signos y síntomas de artritis reumatoide: los efectos en la artritis se relacionan con una reducción en los anticuerpos contra los antígenos de la comida"], en *Rehumatol*, 2001, pp. 1175-1179.

CAPÍTULO 9

[1] Bengmark, S., "Advanced glycation and lipoxidation end products –amplifiers of inflammation: The role of food" ["Glicación avanzada y desechos de lipoxidación —amplificadores de inflamación: El papel de los alimentos"], en *J Parent Enter Nutr*, 31 (5), septiembre-octubre de 2007, pp. 430-440.

[2] Uribarri, J., Cai, W., Peppa, M. *et al.*, "Circulating glycotoxins and dietary advanced glycation end products: Two links to inflammatory response, oxidative stress and aging" ["Glicotoxinas circulantes y desechos de glicación avanzada dietaria: Dos nexos con la respuesta inflamatoria, el estrés oxidativo y el envejecimiento"], en *J. Gastroenterol*, 62A, abril de 2007, pp. 427-433.

[3] Epidemiology of Diabetes Interventions and Complications (EDIC), "Design, implementation, and preliminary results of a long-term follow-up of the Diabetes Control and Complications. Trial cohort" ["Diseño, implementación y resultados preliminares de un seguimiento a largo plazo del control y complicaciones de la diabetes. Prueba en cohorte"], en *Diabetes Care*, 22 (1), enero de 1999, pp. 99-111.

[4] Kilhovd, B. K., Giardino, I., Torjesen, P. A. *et al.*, "Increased serum levels of the specific AGE-compound methylglyoxal-derived hydroimidazolone

in patients with type 2 diabetes" ["Incremento en los niveles de suero del compuesto específico PGA de hidroimidazolona derivada del metilglioxal en pacientes con diabetes tipo 2"], en *Metabolism*, 52, 1003, pp. 163-167.

5 Monnier, V. M., Battista, O., Kenny, D. *et al.*, "Skin collagen glycation, glycoxidation, and crosslinking are lower in subjects with long-term intensive versus conventional therapy of type 1 diabetes: Relevance of glycated collagen product versus HbA1c as markers of diabetic complications" ["La glicación del colágeno de la piel, la glicoxidación y los enlaces cruzados son menores en sujetos con terapia intensive a largo plazo que con terapia convencional para la diabetes tipo 1: Relevancia del producto de colágeno glicado versus HbA1c como marcadores de complicaciones diabéticas"], en Grupo de Estudio Auxiliar sobre el Colágeno de la Piel. Ensayo de Control y Complicaciones de la Diabetes. *Diabetes*, 48, 1999, pp. 870-880.

6 Goh, S., Cooper, M. E., "The role of advanced glycation end products in progression and complications of diabetes" ["El papel de los desechos de glicación avanzada en la progresión y las complicaciones de la diabetes"], en *J Clin Endocrinol Metab*, 93, 2008, pp. 1143-1152.

7 Uribarri, J., Tuttle, K. R., "Advanced glycation end products and nephrotoxicity of high-protein diets" ["Desechos de glicación avanzada y nefrotoxicidad de dietas altas en proteínas"], en *Clin J Am Soc Nephrol*, 1, 2006, pp. 1293-1299.

8 Bucala R., Makita, Z., Vega, G. *et al.*, "Modification of low density lipoprotein by advanced glycation end products contributes to the dyslipidemia of diabetes and renal insufficiency" ["Modificación de lipoproteínas de baja densidad a causa de desechos de glicación avanzada contribuyen a la dislipidemia de diabetes e insuficiencia renal"], en *Proc Natl Acad Sci USA*, 91, 1994, pp. 9441-9445.

9 Stitt, A. W., He, C., Friedman, S. *et al.*, "Elevated AGE-modified Apo B in sera of euglycemic, normolipidemic patients with atherosclerosis: relationship to tissue AGE's" ["Apo B modificados por PGA elevados en sueros de pacientes euglicémicos normolipidémicos con atherosclerosis: relación con los PGA del tejido"], en *Mol Med*, 3, 1997, pp. 614-627.

10 Moreira, P. I., Smith, M. A., Zhu, X. *et al.*, "Oxidative stress and neurodegeneration" ["Estrés oxidativo y neurodegeneración"], en *Ann NY Acad Sci*, 1043, 2005, pp. 543-552.

11 Nicolls, M. R., "The clinical and biological relationship between type 2 diabetes mellitus and Alzheimer's disease" ["Relación clínica y biológica entre la diabetes mellitus tipo 2 y el Alzheimer"], en *Curr Alzheimer Res*, 1, 2004, pp. 47-54.

12 Bengmark, *J Parent Enter Nutr*, 31 (5), septiembre-octubre de 2007, pp. 430-440.

[13] Seftel, A. D., Vaziri, N. D., Ni Z. *et al.*, "Advanced glycation end products in human penis: elevation in diabetic tissue, site of deposition, and posible effect through iNOS ore NOS" ["Desechos de glicación avanzada en el pene humano: elevación en el tejido diabético, sitio de depósito y posible efecto a través de iNOS o NOS"], en *Urology*, 50, 1997, pp. 1016-1026.

[14] Stitt, A. W., "Advanced glycation: an important pathological event in diabetic and age related ocular disease" ["Glicación avanzada: un evento patológico importante en enfermedad ocular relacionada con la diabetes y con la edad"], en *Br J Ophtalmol*, 85, 2001, pp. 746-753.

[15] Uribarri, J., *Gerontol*, 62A, abril de 2007, pp. 427-433.

[16] Vlassara, H., Cai, W., Crandall *et al.*, "Inflammatory mediators are induced by dietary glycontoxins, a major risk for complications of diabetic angiopathy" ["Los mediadores de inflamación son inducidos por las glicotoxinas de la dieta, un riesgo importante para complicaciones de la angiopatía diabética"], en *Proc Natl Acad Sci USA*, 99, 2002, pp. 15596-15601.

[17] Negrean, M., Stirban, A., Stratmann, B. *et al.*, "Effects of low —and high advanced glycation endproduct meals on macro— and microvascular endothelial function and oxidative stress in patients with type 2 diabetes mellitus" ["Efectos de comidas que generan productos de glicación avanzada altos y bajos en la función endothelial macro y microvascular y estrés oxidativo en pacientes con diabetes mellitus tipo 2"], en *Am J Clin Nutr*, 85, 2007, pp. 1236-1243.

[18] Goh *et al.*, *J Clin Endocrinol Metab*, 93, 2008, pp. 1143-1152.

[19] Asociación Americana de Diabetes, en http:77www.diabetes.org/diabetes-basics/diabetes-statistics.

[20] Saki, M., Oimomi, M., Kasuga, M., "Experimental studies on the role of fructose in development of diabetic complications" ["Estudios experimentales sobre el papel de la fructuosa en el desarrollo de complicaciones diabéticas"], en *Kobe J Med Sci*, 48 (5), 2002, pp. 125-136.

[21] Goldberg, T., Cai, W., Peppa, M. *et al.*, "Advanced glycoxidation end products in commonly consumed foods" ["Desechos de glicoxidación avanzada en alimentos que se consumen comúnmente"], en *J Am Clin Nutr*, 85, 2007, pp. 1236-1243.

[22] Negrean *et al.*, *Am. J. Clin Nutr*, 85, 2007, pp. 1236-1243.

[23] Sarwar, N., Aspelund, T., Eiriksdottir, G. *et al.*, "Markers of dysglycaemia and risk of coronary heart disease in people without diabetes: Reykjavik prospective study and systematic view" ["Marcadores de disglicemia y riesgo de enfermedades coronarias en personas sin diabetes: estudio prospectivo y visión sistemática en Reikiavik"], en *PLos Med*, 785, 25 de mayo de 2010: e1000278.

[24] Comité Internacional de Expertos, "International Expert Committee report on the role of the HbA1c assay in the diagnosis of diabetes" ["Reporte del Comité Internacional de Expertos en el papel del ensayo de la HbA1c en el diagnóstico de la diabetes"], en *Diabetes Care*, 32, 2009, pp. 1327-1344.

[25] Khaw, K. T., Wareham, N. *et al.*, "Glycated hemoglobin, diabetes, and mortality in men in Norfolk cohort of European Prospective Investigation of Cancer and Nutrition (EPIC-Norfolk)" ["Hemoglobina glicada, diabetes y mortalidad en la cohorte de hombres en Norfolk del Estudio Prospectivo Europeo sobre Cáncer y Nutrición"], en *Brit Med J*, 322 (7277), 6 de enero de 2001, pp. 15-18.

[26] Gerstein, H. C., Swedberg, K., Carlsson, J. *et al.*, "The hemoglobin A1c level as a progressive risk factor for cardiovascular death, hospitalization for heart failure, or death in patients with chronic heart failure: an analysis of the Candesartan in Heart Failure: Assessment of Reduction in Mortality and Morbidity (CHARM) program" ["El nivel de hemoglobin A1c como factor de riesgo progresivo para enfermedad cardiovascular, hospitalización por insuficiencia cardiaca o muerte en pacientes con insuficiencia cardíaca crónica: un análisis del Candesartán en la Insuficiencia Cardíaca: Evaluación de la reducción de mortalidad y mordbilidad (CHARM, por sus siglas en inglés)"], en *Arch Med Intern*, 168 (15), 11 de agosto de 2008, pp. 1699-1704.

[27] Khaw *et al.*, *Brit Med J*, 322 (7277), 6 de enero de 2001, pp. 15-18.

[28] Swami-Mruthinti, S., Shaw, S. M., Zhao, H. R. *et al.*, "Evidence of a glycemic threshold for the development of cataracts in diabetic rats" ["Evidencia de umbral glicémico para el desarrollo de cataratas en ratas con diabetes"], en *Curr Eye Res*, 18 (6), junio de 1999, pp. 423-429.

[29] Rowe, N. G., Mitchell, P. G., Cumming, R. G., Wans, J. J., "Diabetes, fasting blood glucose and age-related cataract: the Blue Mountains Eye Study ["Diabetes, glucose en sangre en ayunas y cataratas relacionadas a la edad: el estudio ocular Blue Mountains"], en *Ophtalmic Epidemiol*, 7 (2), junio de 2000, pp. 103-114.

[30] Sperduto, R. D., Seigel, D., "Senile lens and senile macular changes in a population-based sample" ["Cristalinos seniles y degeneraciones maculares seniles en una muestra de población base"], en *Am J Ophtalmol*, 90 (1), julio de 1980, pp. 86-91.

[31] Stitt *et al.*, *Mol Med*, 3, 1997, pp. 617-627.

[32] Ishibashi, T., Kawaguchi, M., Sugimoto, K. *et al.*, "Advanced glycation end product–mediated matrix metalloproteinase-9 and apoptosis via reninan-giotensin in type 2 diabetes" ["Matriz de metaloproteinasa 9 mediada por desechos de glicación avanzada y apoptosis a través de renina-angiotensina en diabetes tipo 2"], en *J Atheroscler Thromb*, 17 (6), 2010, pp. 578-589.

[33] Vlassara, H., Torreggiani, M., Post, J. B. *et al.*, "Role of oxidants/inflammation in declining renal function in chronic kidney disease and normal aging" ["Papel de oxidantes/inflamación en la disminución de funciones renales en enfermedades renales crónicas y el envejecimiento normal"], en *Kidney Int Suppl* (114), diciembre de 2009, S3-11.

CAPÍTULO 10

[1] Stalenhoef, A. F., de Graaf, J., "Association of fasting and nonfasting serum triglycerides with cardiovascular disease and the role of remnant-like proteins and small dense LDL" ["Asociación de triglicéridos en suero en ayunas y no en ayunas con enfermedades cardiovasculares y el papel de proteínas tipo remanentes y LDL pequeñas y densas"], en *Curr Opin Lipidol*, 19, 2008, pp. 355-361.

[2] Lamarche, B., Lemieux, I., Després, J. P., "The small, dense LDL phenotype and the risk of coronary heart disease: epidemiology, patho-physiology and therapeutic aspects" ["El fenotipo de LDL pequeñas y densas y el riesgo de enfermedades cardiacas coronarias: epidemiología, patofisiología y aspectos terapéuticos"], en *Diabetes Metb*, 25 (3), septiembre de 1999, pp. 199-211.

[3] Packard, C. J., "Triacylglycerol-rich lipoproteins and the generation of small, dense low-density lipoprotein" ["Lipoproteínas ricas en triacilglicerol y generación de lipoproteínas pequeñas y densas de baja densidad"], en *Biochem Soc Trans*, 31, 2003, pp. 1066-1069.

[4] De Graaf, J., Hak-Lemmers, H. L., Hectors, M. P. *et al.*, "Enhanced susceptibility to in vitro oxidation of the dense low density lipoprotein subfraction in healthy subjects" ["Aumento de la susceptibilidad a la oxidación in vitro de la subfracción densa de lipoproteína de baja densidad en sujetos saludables"], en *Arterioscler Thromb*, 11 (2), marzo-abril de 1991, pp. 298-306.

[5] Younis, N., Sharma, R., Soran, H. *et al.*, "Glycation as an atherogenic modification of LDL" ["La glicación como modificación aterogénica del LDL"], en *Curr Opin Lipidol*, 19 (4), agosto de 2008, pp. 378-384.

[6] Zambon, A., Hokanson, J. E., Brown, B. G., Brunzell, J. D., "Evidence for a new pathophysiological mechanism for coronary artery disease regression: hepatic lipase-mediated changes in LDL density" ["Evidencia de un nuevo mecanismo patofisiológico de regresión de enfermedades en las arterias coronarias: cambios hepáticos mediados por la lipasa en la densidad de las LDL"], en *Circulation*, 99 (15), 20 de abril de 1999, pp. 1959-1964.

[7] Ginsberg, H. N., "New perspectives on atherogenesis: role of abnormal triglyceride-rich lipoprotein metabolism" ["Nuevas perspectivas sobre aterogénesis: papel de un metabolismo anormal de lipoproteínas ricas en triglicéridos"], en *Circulation*, 106, 2002, pp. 2137-2142.

[8] Stalenhoef et al., Curr Opin Lipdiol, 19, 2008, pp. 355-361.

[9] Ford, E. S., Li, C., Zhgao, G. et al., "Hypertriglyceridemia and its pharmacologic treatment among US adults" ["Hipertrigliceridemia y su tratamiento farmacológico en adultos norteamericanos"], en Arch Intern Med, 169 (6), 23 de marzo de 2009, pp. 572-578.

[10] Superko, H. R., "Beyond LDL cholesterol reduction" ["Más allá de la reducción del colesterol LDL"], en Circulation, 94 (10), 15 de noviembre de 1996, pp. 2351-2354.

[11] Lemieux, I., Couillard, C., Pascot, A. et al., "The small, dense LDL phenotype as a correlate of posprandial lipemia in men" ["El fenotipo de LDL pequeñas y densas como una correlación de la lipemia posprandial en hombres"], en Atherosclerosis, 153, 2000, pp. 423-432.

[12] Nordestgaard, B. G., Benn, M., Schnohr, P. et al., "Nonfasting triglycerides and risk of myocardial infarction, ischemic heart disease, and death in men and women" ["Triglicéridos no en ayunas y riesgo de infarto al miocardio, cardiopatía isquémica y muerte en hombres y mujeres"], en JAMA, 298 (3), 18 de julio de 2007, pp. 299-308.

[13] Sniderman, A. D., "How, when, and why to use apolipoprotein B in clinical practice" ["Cómo, cuándo y por qué usar la apolipoproteína B en la práctica clínica"], en Am J Cardiol, 90 (8A), 17 de octubre de 2002, pp. 48i-54i.

[14] Otvos, J. D., Jeverajah, E. J., Cromwell, W. C., "Measurement issues related to lipoprotein heterogeneity" ["Problemas de medición relacionados con la heterogeneidad de las lipoproteínas"], en Am J Cardiol, 90 (80A), 17 de octubre de 2002, pp. 22i-29i.

[15] Parks, E. J., Hellerstein, M. K., "Carbohydrate-induced hypertriacylglycerolemia: Historical perspective and review of biological mechanisms" ["Hipertriacilglicerolemia inducida por carbohidratos: Perspectiva histórica y revisión de mecanismos biológicos"], en Am J Clin Nutr, 71, 2007, pp. 412-423.

[16] Hudgins, L. C., "Effect of high-carbohydrate feeding on triglyceride and saturated fatty acid synthesis" ["Efecto de una alimentación alta en carbohidratos en la síntesis de triglicéridos y ácidos grasos saturados"], en Proc Soc Exp Biol Med, 225, 2000, pp. 178-183.

[17] Savage, D. B., Semple, R. K., "Recent insights into fatty liver, metabolic dyslipidaemia and their links to insulin resistance" ["Revelaciones recientes del hígado graso, la dislipidemia metabólica y sus vínculos con la resistencia a la insulina"], en Curr Opin Lipidol, 21 (4), agosto de 2010, pp. 329-336.

[18] Therond, P., "Catabolism of lipoproteins and metabolic syndrome" ["Catabolismo de las lipoproteínas y síndrome metabólico"], en Cur Opin Clin Nutr Metab Care, 12, 2009, pp. 366-371.

[19] Centros para el Control de la Diabetes, "Dietary intake for adults 20 years of age and over" [Consumo alimenticio para adultos de 20 años en adelante], en http://www.cdc.gov/nchs/fastats/diet.htm, 2010.

[20] Capeau, J., "Insulin resistance and steatosis in humans" ["Resistencia a la insulina y esteatosis en seres humanos"], en Diabetes Metab, 34, 2008, pp. 649-657.

[21] Adiels, M., Olofsson, S., Taskinen, R., Borén, J., "Overproduction of very low-density lipoproteins is the hallmark of the dyslipidemia in the metabolic syndrome" ["La sobreproducción de lipoproteínas de muy baja densidad es el preámbulo de la dislipidemia en el síndrome metabólico"], en Ateroscler Thromb Vasc Biol, 28, 2008, pp. 1225-1236.

[22] Westman, E. C., Yancy, W. S. Jr., Mavropoulos, J. C. et al., "The effect of a low carbonate, ketogenic diet versus a low-glycemic index diet on glyucemic control in type 2 diabetes mellitus" ["Los efectos de una dieta cetogénica baja en carbonatos versus una dieta de bajo índice glicémico en el control glicémico en la diabetes mellitus tipo 2"], en Nutr Metab, Londres, 5, 19 de diciembre de 2008, p. 36.

[23] Temelkova-Kurktschiev, T., Hanefeld, M., "The lipid triad in type 2 diabetes: prevalence and relevance of hypertriglyceridaemia/low high-density lipoprotein syndrome in type 2 diabetes" ["La triada lipídica en la diabetes tipo 2: prevalencia y relevancia de la hipertrigliceridemia/ síndrome de bajas lipoproteínas de alta densidad en diabetes tipo 2"], en Exp Clin Endocrinol Diabetes, 112 (2), febrero de 2004, pp. 75-79.

[24] Krauss, R. M., "Atherogenic lipoprotein phenotype and diet-gene interactions" ["Fenotipo de lipoproteína aterogénica e interacciones de la dieta en los genes"], en J Nutr, 131 (2), febrero de 2001, pp. 340S-343S.

[25] Wood, R. J., Volek, J. S., Liu, Y. et al., "Carbohydrate restriction alters lipoprotein metabolism by modifying VLDL, LDL and HDL subfraction distribution and size in overweight men" ["La restricción de carbohidratos altera el metabolismo de las lipoproteínas al modificar la distribución de las subfracciones de VLDL, LDL y HDL y la talla en hombres con sobrepeso"], en J Nutr, 136, 2006, pp. 384-389.

CAPÍTULO 11

[1] Hadjivassiliou, M., Sanders, D. S., Grünewald, R. A. et al., "Gluten sensitivity: from gut to brain" ["Sensibilidad al gluten desde el intestino hasta el cerebro"], en Lancet, 9, marzo de 2010, pp. 318-330.

[2] Holmes, G. N., Anderman, F., Naccarato, S. et al. (eds.), Epilepsy and other neurological disorders in coeliac disease [Epilepsia y otros trastornos neurológicos en la enfermedad celíaca], Londres, John Libbey, 1997, pp. 251-264.

3 Hadjivassiliou, M., Grünewald, R. A., Sharrack, B. *et al.*, "Gluten ataxia in perspective: epidemiology, genetic susceptibility and clinical characteristics" ["La ataxia por gluten en perspectiva: epidemiología, susceptibilidad genética y características clínicas"], en *Brain*, 126, 2003, pp. 685-691.

4 Cooke, W., Smith, W., "Neurological disorders associated with adult coeliac disease" ["Trastornos neurológicos asociados con la enfermedad celíaca en adultos"], en *Brain*, 89, 1996, pp. 683-722.

5 Hadjivassiliou, M., Boscolo, S., Davies-Jones, Ġ. A. *et al.*, "The humoral response in the pathogenesis of gluten ataxia" ["La respuesta humoral en la patogénesis de la ataxia por gluten"], en *Neurology*, 58 (8), 23 de abril de 2002, pp. 1221-1226.

6 Bürk, K., Bösch, S., Müller, C. A. *et al.*, "Sporadic cerebellar ataxia associated with gluten sensitivity" ["Ataxia cerebellar esporádica asociada con la sensibilidad al gluten"], en *Brain*, 124, 2001, pp. 1013-1019.

7 Wilkinson, I. D., Hadjivassiliou, M., Dickinson, J. M. *et al.*, "Cerebellar abnormalities on proton MR spectroscopy in gluten ataxia" ["Anomalías cerebelares en espectroscopía por resonancia mangética de proton en la ataxia por gluten"], en *J Neurol Neurosurg Psychiatry*, 76, 2005, pp. 1011-1013.

8 Hadjivassiliou, M., Davies-Jones G., Sanders, D. S., Grünewald, R. A., "Dietary treatment of gluten ataxia" ["Tratamiento alimenticio para la ataxia por gluten"], en *Brain*, 126, 2003, pp. 685-691.

9 Hadjivassiliou *et al.*, *Brain*, 126, 2003, pp. 685-691.

10 *Idem.*

11 Hadjivassiliou, M., Kandler, R. H., Chattopadhyay, A. K. *et al.*, "Dietary treatment of gluten neuropathy" ["Tratamiento alimenticio para la neuropatía por gluten"], en *Muscle Nerve*, 34 (6), diciembre de 2006, pp. 762-766.

12 Bushara, K. O., "Neurological presentation of celiac disease" ["Presentación neurológica de la enfermedad celíaca"], en *Gastroenterol*, 128, 2005, pp. S92-S97.

13 Hadjivassiliou, M. *et al.*, *Lancet*, 9, marzo de 2010, pp. 318-330.

14 Hu, W. T., Murray, J. A., Greenway, M. C. *et al.*, "Cognitive impairment and celiac disease" ["Problemas cognitivos y enfermedad celíaca"], en *Arch Neurol*, 63, 2006, pp. 1440-1446.

15 *Idem.*

16 Hadjivassiliou, M. *et al.*, *Lancet*, 9, marzo de 2010, pp. 318-330.

17 Peltola, M., Kaukinen, K., Dastidar, P. *et al.*, "Hippocampal sclerosis in refractory temporal lobe epilepsy is associated with gluten sensitivity" ["La esclerosis del hipocamo en epilepsia refractaria de lóbulo temporal se asocia

con la sensibilidad al gluten"], en *J Neurol Neurosurg Psychiatry*, 80 (6), junio de 2009, pp. 626-630.

[18] Cronin, C. C., Jackson, L. M., Freighery, C. *et al.*, "Coeliac disease and epilepsy" ["Enfermedad celíaca y epilepsia"], en *QJM*, 91, 1998, pp. 303-308.

[19] Chapman, R. W., Laidlow, J. M., Colin-Jones, D. *et al.*, "Increased prevalence of epilepsy in celiac disease" ["Prevalencia aumentada de epilepsia en la enfermedad celíaca"], en *Brit Med J*, 2, 1978, pp. 250-251.

[20] Mavroudi, A., Karatza, E., Papastravrou, T. *et al.*, "Successful treatment of epilepsy and celiac disease with a gluten-free diet" ["Tratamiento exitoso de la epilepsia en la enfermedad celíaca con una dieta sin gluten"], en *Pediatr Neurol*, 33, 2005, pp. 292-295.

[21] Harper, E., Moses, H., Lagrange, A., "Occult celiac disease presenting as epilepsy and MRI changes that responded to gluten-free diet" ["La enfermedad celíaca oculta que se presenta como epilepsia y cambios de RMI que respondieron a una dieta sin gluten"], en *Neurology*, 68, 2007, p. 533.

[22] Ranua, J., Luoma, K., Auvinen, A. *et al.*, "Celiac disease-related antibodies in an epilepsy cohort and matched reference population" ["Anticuerpos relacionados con la enfermedad celíaca en una cohorte con epilepsia y en una población de referencia emparejada"], en *Epilepsy Behav*, 6 (3), mayo de 2005, pp. 388-392.

CAPÍTULO 12

[1] Smith, R. N., Mann, N. J., Braue, A. *et al.*, "A low-glycemic-load diet improves symptoms in acne vulgaris patients: a randomized controlled trial" ["Una dieta con baja carga glicémica mejora los síntomas en pacientes con acné vulgaris: una prueba controlada aleatorizada"], en *Am J Clin Nutr*, 86 (1), julio, pp. 107-115.

[2] Cordain, L., Lindeberg, S., Hurtado, M. *et al.*, "Acne vulgaris: A disease of Western civilization" ["Acné vulgaris: una enfermedad de la civilización occidental"], en *Arch Dermatol*, 138, diciembre de 2002, pp. 1584-1590.

[3] Miyagi, S., Iwama, N., Kawabata, T., Hasegawa, K., "Longevity and diet in Okinawa, Japan: the past, present and future" ["Longevidad y dieta en Okinawa, Japón: pasado, presente y futuro"], en *Asia Pac J Public Health*, 15, suplemento, 2003, S3-9.

[4] Cordain, *Arch Dermatol*, 138, diciembre de 2002, pp. 1584-1590.

[5] Bendiner, E., "Disastrous trade-off: Eskimo health for white civilization" ["Intercambio desastroso: salud esquimal por civilización blanca"], en *Hosp Pract*, 9, 1974, pp. 156-189.

6 Steiner, P. E., "Necropsies on Okinawans: anatomic and pathologic observations" ["Necropsias en okinawenses: observaciones anatómicas y patológicas"], en *Arch Pathol*, 42, 1946, pp. 359-380.

7 Schaefer, O., "When the Eskimo comes to town" ["Cuando el esquimal viene a la ciudad"], en *Nutr Today*, 6, 1971, pp. 8-16.

8 Fulton, J. E., Plewig, G., Kligman, A. M., "Effect of chocolate on acne vulgaris" ["Efecto del chocolate en el acné vulgaris"], en *JAMA*, 210 (11), 15 de diciembre de 1969, pp. 2071-2074.

9 Rudman, S. M., Philpott, M. P., Thomas, G., Kealey, T., "The role of IGF-I in human skin and its appendages: morphogen as well as mitogen?" ["El papel del IGF-I en la piel humana y sus extremidades: ¿morfógeno y mitógeno?"], en *J Invest Dermatol*, 109 (6), diciembre de 1997, pp. 770-777.

10 Cordain, *Arch Dermatol*, 138, diciembre de 2002, pp. 1584-1590.

11 Franks, S., "Polycystic ovary syndrome" ["Síndrome de ovario poliquístico"], en *N Engl J Med*, 13, 2003, pp. 853-861.

12 Tan, S., Hahn, S., Benson, S. *et al.*, "Metformin improves polycystic ovary syndrome symptoms irrespective of pre-treatment insuline resistance" ["La metformina mejora los síntomas del síndrome de ovario poliquístico independientemente de la resistencia a la insulina previa al tratamiento"], en *Eur J Endocrinol*, 157 (5), noviembre de 2007, pp. 669-676.

13 Cordain, L., "Implications for the role of diet in acne" ["Implicaciones del papel de la dieta en el acné"], *Semin Cutan Med Surg*, 24 (2), junio de 2005, pp. 84-91.

14 Frid, H., Nilsson, M., Holst, J. J., Björck, I. M., "Effect of whey on blood glucose and insulin responses to composite breakfast and lunch meals in type 2 diabetic subjects" ["Efecto del trigo en la glucosa ensangre y respuestas insulínicas a desayunos y almuerzos compuestos en sujetos con diabetes tipo 2"], en *Am J Clin Nutr*, 82 (1), julio de 2005, pp. 69-75.

15 Adebamowo, C. A., Spiegelman, D., Danby, F. W. *et al.*, "High school dietary dairy intake and teenage acne" ["Consumo de lácteos en la dieta de la secundaria y acné adolescente"], en *J Am Acad Dermatol*, 52 (2), febrero de 2005, pp. 207-214.

16 Abulnaja, K. O., "Changes in the hormone and lipid profile of obese adolescent Saudi females with acne vulgaris" ["Cambios en el perfil hormonal y lipídico de adolescentes obesas sauditas con acné vulgaris"], en *Braz J Med Biol Res*, 42 (6), junio de 2009, pp. 501-505.

17 Smith, R. N., Mann, N. J., Braue, A. *et al.*, "A low-glycemic-load diet improves symptoms in acne vulgaris patients: a randomized controlled trial" ["Una dieta con baja carga glicémica mejora los síntomas en pacientes con

acné vulgaris: una prueba controlada aleatorizada"], en *Am J Clin Nutr*, 86 (1), julio de 2007, pp. 107-115.

[18] Abenavoli, L., Leggio, L., Ferrulli, A. *et al.*, "Cutaneous manifestations in celiac disease" ["Manifestaciones cutáneas en la enfermedad celíaca"], en *World J Gastroenterol*, 12 (6), 16 de febrero de 2006, pp. 843-852.

[19] Junkins-Hopkins, J., "Dermatitis herpetiformis: Pearls and pitfalls in diagnosis and management" ["Dermatitis herpetiforme: pros y contras en el diagnóstico y el manejo"], en *J Am Acad Dermatol*, 63, 2001, pp. 526-528.

[20] Abenavoli *et al.*, *World J Gastroenterol*, 12 (6), 16 de febrero de 2006, pp. 843-852.

[21] Kong, A. S., Williams, R. L., Rhyne, R. *et al.*, "Acanthosis nigricans: high prevalence and association with diabetes in a practice-based research network consortium: a PRImary care Multi-Etnich network (PRIME Net) study" ["Acanthosis nigricans: alta prevalencia y asociación con la diabetes en un consorcio de investigación basado en la práctica: estudio de red multiétnica de cuidado PRImario (PRIME Net)"], en *J Am Board Fam Med*, 23 (4), julio-agosto de 2010, pp. 476-485.

[22] Corazza, G. R., Andreani, M. L., Venturo, N. *et al.*, "Celiac disease and alopecia areata: report of a new association" ["Enfermedad celíaca y alopecia areata: reporte de una nueva asociación"], en *Gastroenterol*, 109 (4), octubre de 1995, pp. 1333-1337.

[23] Gregoriou, S., Papafragkaki, D., Kontochristopoulos, G. *et al.*, "Cytokines and other mediators in alopecia areata" ["Citocinas y otros mediadores en la alopecia areata"], en *Meditors Inflamm*, 928030, 2010.

CAPÍTULO 13

[1] Trepanowski, J.F., Bloomer, R.J., "The impact of religious fasting on human health" [El impacto del ayuno religioso en la salud humana]. *Nutr J*, 2010, 22 de noviembre; 9:57.

[2] Kendall, C. W., Josse, A. R., Esfahani, A., Jenkins, D. J., "Nuts, metabolic syndrome and diabetes" ["Nueces, síndrome metabólico y diabetes"], en *Br J Nutr*, 104 (4), agosto de 2010, pp. 465-473.

[3] Astrup, A., Dyerberg, J., Elwood, P. *et al.*, "The role of reducing intakes of saturated fat in the prevention of cardiovascular disease: where does the evidence stand in 2010?" ["El papel de reducir el consume de grasa saturada en la prevención de enfermedades cardiovasculares: ¿en dónde se encuentra la evidencia en el 2010?"], en *Am J Clin Nutr*, 93 (4), abril de 2011, pp. 684-688.

[4] Ostman, E. M., Liljeberg Elmstähl, H. G., Björck, I. M., "Inconsistency between glycemic and insulinemic responses to regular and fermented milk

products" ["Inconsistencia entre las respuestas glicémicas e insulinémicas a los productos lácteos normales y fermentados"], en *Am J Clin Nutr*, 74 (1), julio de 2001, pp. 96-100.

EPÍLOGO

[1] Diamond, J., "The worst mistake in the history of human race" ["El peor error en la historia de la raza humana"], en *Discover*, mayo de 1987, pp. 64-66.

Adicto al pan, de William Davis
se terminó de imprimir en mayo 2015 en
Drokerz Impresiones de México, S.A. de C.V.
Venado N° 104, Col. Los Olivos, C.P. 13210,
México, D. F.